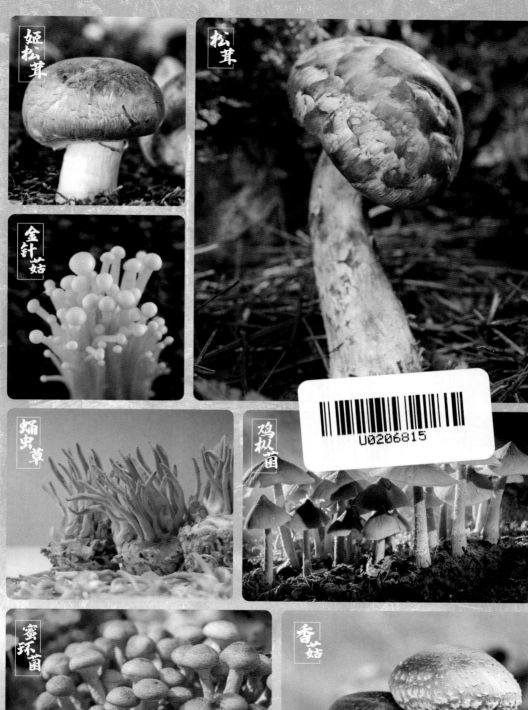

姬松茸

松茸

金针菇

蛹虫草

鸡枞菌

U0206815

蜜环菌

香菇

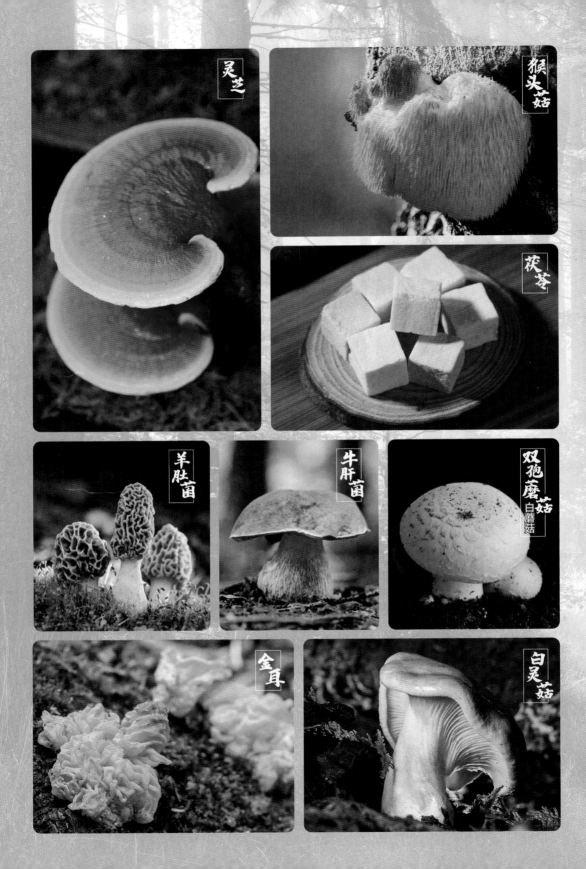

灵芝

猴头菇

茯苓

羊肚菌

牛肝菌

双孢蘑菇
白蘑菇

金耳

白灵菇

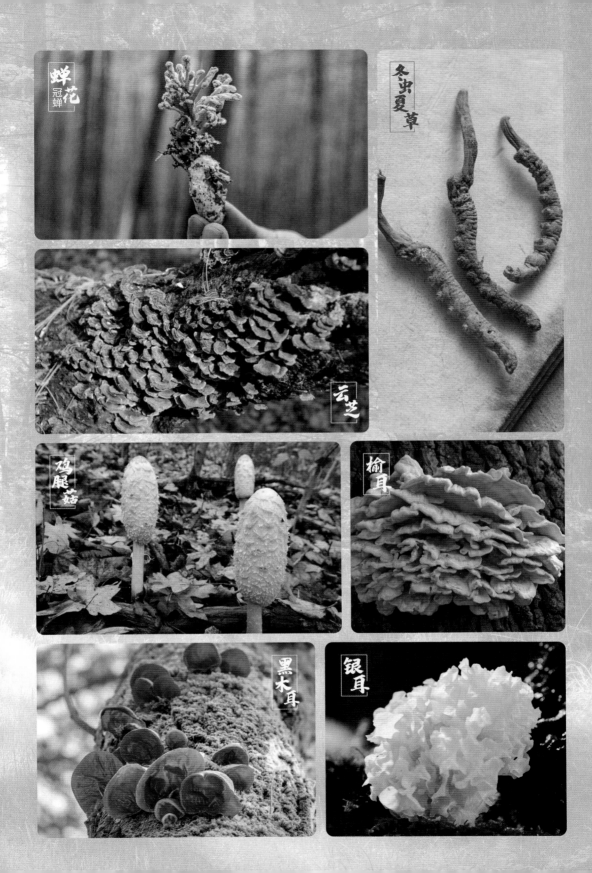

蝉花
冠蝉

冬虫夏草

云芝

鸡腿菇

榆耳

黑木耳

银耳

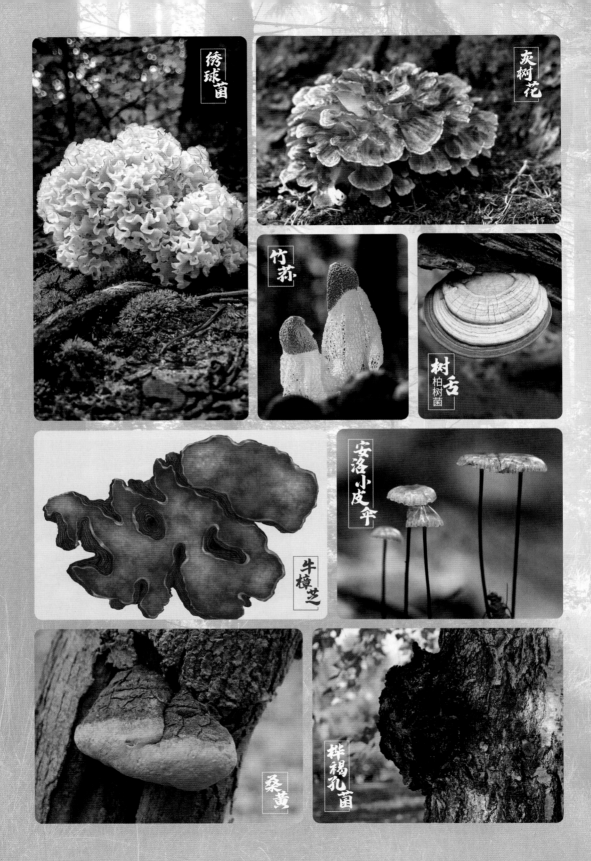

绣球菌

灰树花

竹荪

树舌
柏树菌

牛樟芝

安洛小皮伞

桑黄

桦褐孔菌

食用菌

营养健康功能的现代研究

张劲松　主　编

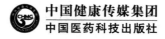

中国健康传媒集团

中国医药科技出版社

内 容 提 要

食用菌富含人体所需的七大营养素（蛋白质、脂肪、糖类、维生素、矿物质、水、纤维素），而且其营养素的比例符合 21 世纪健康食品的标准，即高蛋白、高膳食纤维、低脂肪、富含矿物质、富含维生素，对人体健康具有重要意义。

本书精心挑选了我国主要的 30 种食用菌，系统介绍了其活性成分、药理作用及其产品和应用方面的研究结论和重要进展，以期为相关领域的科研人员、企业的研发人员，特别是广大的食用菌产品消费者，提供一本可以较全面了解食用菌营养功能的书籍，也期望本书能为食用菌的科学普及贡献微薄之力。

图书在版编目（CIP）数据

食用菌营养健康功能的现代研究 / 张劲松主编 . — 北京：中国医药科技出版社，2023.12
ISBN 978-7-5214-3798-0

Ⅰ . ①食… Ⅱ . ①张… Ⅲ . ①食用菌类—食品营养 Ⅳ . ① R151.3

中国国家版本馆 CIP 数据核字（2023）第 042197 号

美术编辑　陈君杞
版式设计　也　在

出版　**中国健康传媒集团** | 中国医药科技出版社

地址　北京市海淀区文慧园北路甲 22 号

邮编　100082

电话　发行：010-62227427　邮购：010-62236938

网址　www.cmstp.com

规格　710 × 1000mm $\frac{1}{16}$

印张　17

字数　290 千字

版次　2023 年 12 月第 1 版

印次　2023 年 12 月第 1 次印刷

印刷　三河市万龙印装有限公司

经销　全国各地新华书店

书号　ISBN 978-7-5214-3798-0

定价　**39.00 元**

获取新书信息、投稿、为图书纠错，请扫码联系我们。

编委会

主　编　张劲松

副主编　刘艳芳　冯　杰　李立桢

编　委（按姓氏笔画排序）

　　　　王金艳　石　如　刘利平

　　　　孙江雪　周　帅　彭　晶

序 言

食用菌在中国已有几千年的食用历史，我国是世界上最早利用食用菌的国家，早在 800 多年前，吴三公就在世界上首次发明"剁花法"等技术实现人工干预栽培香菇。目前我国是食用菌最大的生产国和消费国，食用菌产业在我国精准脱贫攻坚战中发挥了非常重要的作用，为贫困地区的百姓脱贫致富做出了巨大的贡献，"小木耳，大产业"已经得到广泛的认可和赞扬。

在国家政策的支持下，我国食用菌产业近年来呈现暴发式增长，但也出现了产品价格剧烈波动的问题，在乡村振兴的新形势下，食用菌产业必须由过去的低价格竞争转型为高品质、高附加值的竞争，形成"小蘑菇，大健康"的新产业，才能促进食用菌产业的高质量发展。

众所周知，食用菌不仅具有高蛋白、高膳食纤维、低脂肪、富含矿物质、富含维生素的特点，被国际营养学家推荐为"世界十大健康食品"之一，而且还含有多糖、三萜、黄酮、甾醇等多种活性成分，具有增强人体免疫力、抗肿瘤、降"三高"（高血压、高血糖、高血脂）、保肝、解毒等多种功效，是开发成功能性食品的材料。因此向大健康产业转型是食用菌产业未来发展的方向，也是产业在乡村振兴中发挥其功能的新途径。

随着对食用菌营养健康功能的研究越来越深入，人们利用各种先进技术和手段从食用菌中发现了越来越多的活性成分，并揭示了其功效和发挥作用的机制。然而大众对食用菌营养功能的相关知识还知之甚少，有时还会受各种错位信息的误导，因此非常希望有专家学者撰写出既有科学性又能方便大众了解学习食用菌知识的书籍。

为了满足社会大众的需求，由有着 60 多年历史、长期从事食用菌领域研究的专业机构、"国家食用菌工程技术研究中心"的依托单位——上海市农业科学院食用菌研究所所长张劲松研究员领衔的专家团队，精心编撰了这本食用菌营养健康知识的专业科普书籍。上海市农业科学院食用菌研究所在食用菌领域有着专业、权威的地位和众多科研成果，本书精心挑选了我国主要的 30 种食用菌，汇集国内外主要的科研文献资料，对这些食用菌的功能成分、药理作用及其产品和应用等做了科学介绍。我相信，本书的出版一定可以帮助更多的读者科学了解食用菌的专业知识以及加深对食用菌的认识，一定能为推动食用菌产业向大健康产业转型贡献一份力量！

在此书即将付梓面世之际，写此小文，表示祝贺！并向读者们推荐此书。

上海市农业科学院副院长

2023 年 2 月

谭琦，博士生导师，二级研究员，国家食用菌产业技术体系首席科学家。现任上海市农业科学院副院长，兼任 WSMBMP（世界食用菌生物学与产品学会）主席、科技部国家食用菌工程技术研究中心主任、全国植物新品种测试标准化技术委员会委员、农业农村部蔬菜专家指导组成员。选育国家认定香菇新品种 10 个，地方认定香菇品种 22 个；获得授权发明专利 30 余项；制定国家标准 1 项，行业标准 5 项；在国内外期刊发表论文二百余篇，出版著作 3 本；获国家科技进步二等奖 2 项，省部级科技进步一等奖 4 项（主持 3 项），省部级二、三等奖 16 项（主持 4 项）。享受国务院特殊津贴专家，上海市领军人才、山东省泰山产业领军人才。

前　言

本书针对我国主要的 30 种食用菌，系统介绍了不同食用菌的活性成分、药理作用及其产品和应用等方面的研究成果，全书按食用菌不同的种源进行介绍。本书是由从事食用菌活性成分、营养功能和加工技术等方面研究近 30 年的张劲松研究员总体设计，同时邀请在食药用菌相关领域的一线青年科研工作者一起，历时近两年，在参考大量国内外最新研究成果的基础上，梳理、总结、编撰而成。

依据中国共产党的二十大精神，要建设社会主义现代化强国，其中很重要的一个目标是推进健康中国建设，把保障人民健康放在优先发展的战略位置；现代化最重要的指标是人民健康，这是人民幸福生活的基础。《"健康中国 2030"规划纲要》提出，推进健康中国建设要坚持预防为主，推行健康生活方式，减少疾病发生。"健康中国"既是我国面向未来建设社会主义现代化强国的国策，又是老百姓对幸福生活期盼的保证。

随着我国城市化的进程以及人民生活水平的大幅度提高，许多"城市病"也伴随而来，吃出来的疾病已经成为导致死亡的主要原因之一，如高血压、糖尿病、肥胖症、脂肪肝等都是与过度饮食和非健康饮食方式有关，如何通过更营养健康的食物来调节人体健康，预防疾病的发生已经成为国策。慢病防治已纳入《"十四五"国民健康规划》《关于促进中医药传承创新发展的意见》和《国民营养计划（2017—2030 年）》等多个国家的重要规划中，"治未病"是大势所趋，是提高百姓健康的上策。在各类食物资源中，食用菌是"药食同源"的优质资源，是营养又健康的"明星"食物。

目前，我国是世界第一大食用菌生产国和消费国。2021年我国食用菌总产量已达4061万吨，产值达3464亿元，食用菌已经成为家家户户日常经常食用的农产品之一。研究发现，食用菌富含人体所需的七大营养素（蛋白质、脂肪、糖类、维生素、矿物质、水、纤维素），而且其营养素的比例符合21世纪健康食品的标准，即高蛋白、高膳食纤维、低脂肪、富含矿物质、富含维生素，但是大众对食用菌的认识多停留在其是一种蔬菜的水平，而对它们的营养健康功能，特别是含有哪些活性成分及如何发挥对人体有益功能的知识知之甚少，究其原因是因为缺少针对普通消费者的既有专业性又有科普性的相关书籍。

我们组织科研人员编写《食用菌营养健康功能的现代研究》一书，目的是想给大众读者提供一本可以较系统了解不同食用菌活性成分和药理作用研究最新进展的书籍，以提高大家对食用菌营养健康功能的认识，使大家在日常生活中自觉多吃食用菌，以提高自身的健康水平。为了提高科学性，本书引用了大量的原始研究文献，提炼和总结了食用菌营养健康方面的最新进展；为了提高科普性，本文在撰写时尽量用通俗易懂的语言叙述科学的研究结论，以期能为大众读者提供一本易于阅读和理解的食用菌营养健康知识的书籍。

书中如有疏漏或欠妥之处，恳请广大读者批评指正，以期再版时能更加完善。

编者
2023 年 2 月

目　录

概论

松茸

灰树花

绣球菌

猴头菌

鸡腿菇

金针菇

双孢蘑菇

香菇

黑木耳

银耳

冬虫夏草

树舌灵芝

蝉花

安络小皮伞

姬松茸

蛹虫草

食用菌
营养健康功能的现代研究

牛樟芝

桦褐孔菌

金耳

鸡枞菌

蜜环菌

云芝

羊肚菌

牛肝菌

白灵菇

榆耳

食用菌
营养健康功能的现代研究

概 论

从食用菌大国迈向食用菌强国
——让千年蕈菌守护国人健康，助力"健康中国"

"健康中国"既是我国面向未来的国策，又是老百姓的期盼

21世纪，什么最珍贵？健康最珍贵！随着全球人口的不断增长，当今人类的健康面临着前所未有的挑战。由于缺乏饮食对健康影响的深刻认识，人类健康的总体质量在下降。因此，人们已经把注意力转向了如何通过食物的营养平衡及其保健作用实现生命最佳的健康状态。

慢病防治已纳入多个国家的重要规划

随着我国近30年来社会经济的高度发展，食物供给的极大丰富，伴随着工业化、城镇化、老龄化进程的加快，我国慢性病发患者数快速上升。2017年，国务院办公厅发布了《中国防治慢性病中长期规划（2017—2025年）》，这是首次以国务院名义印发的慢性病防治规划（以下简称《规划》）。

《规划》所称慢性病主要包括心脑血管疾病、癌症、慢性呼吸系统疾病、糖尿病、口腔疾病以及内分泌、肾脏、骨骼、神经等疾病。我国居民慢性病死亡人数占总死亡人数的比例高达86.6%，造成的疾病负担已占总疾病负担的70%以上，这表明我国已出现"慢病井喷"的危机，并且慢病、亚健康人群呈现越来越年轻化的趋势。

慢性病已成为严重威胁我国居民健康、影响国家经济社会发展的重大公共卫生问题，因此国家高度重视慢性病的防治工作，在国民经济和社会发展的《"十三五"规划纲要》和《"健康中国2030"规划纲要》中

均提出了"实施慢性病综合防控战略"的任务要求，并明确了"降低重大慢性病过早死亡率"的发展目标。在《"十四五"国民健康规划》《关于促进中医药传承创新发展的意见》和《国民营养计划（2017—2030年）》等各类国家颁布的文件中，都表明了"全方位、全周期保障人民健康"的政策指向，拟通过实施中医药治未病健康工程、国民营养计划和合理膳食行动等措施，大力推进健康中国建设，不断提高人民健康水平，以实现"把保障人民健康放在优先发展的战略位置"的理念。

国家大力推进的健康中国建设，是实现"不断满足人民日益增长的美好生活需要"的必由途径，也是全面建成小康社会、基本实现社会主义现代化的重要基础，更是全面提升中华民族健康素质、实现人民健康与经济社会协调发展的国家战略的具体体现。

"治未病"是大势所趋，是提高百姓健康的上策

随着我国经济的发展，人们生活水平的提高，膳食结构和生活环境都发生了很大的变化，因为摄入更多的能量和运动的减少，糖尿病、高血压和高脂血症等"富贵病""城市病"，以及阿尔茨海默病等老年病也随之增多，据《中国心血管健康与疾病报告 2020》报告，我国心血管疾病患病率处于持续上升阶段，目前我国心血管疾病患者大约有 3.3 亿，其中高血压患者有 2.45 亿、冠状动脉粥样硬化性心脏病（简称冠心病）患者 1139 万。根据国际知名的咨询公司德勤咨询发布的《2020 年健康医疗预测报告》，在总人口为 13 亿多的中国人中，高脂血症患者达 1 亿多人，糖尿病患者达 9240 万人，超重或者肥胖症患者达 7000 万至 2 亿人，血脂异常患者约 1.6 亿人，脂肪肝患者约 1.2 亿人。有研究数据显示：平均每 30 秒就有一个人罹患癌症，平均每 30 秒就有一个人罹患糖尿病，平均每 30 秒至少有一个人死于心脑血管疾病。各项数据显示，我国每年仅用于心脑血管疾病的治疗经费达 3000 亿元人民币，可见慢性病疾病已日益成为我国医疗系统和老百姓的沉重负担。

在发展较发达的地区，因生活节奏加快，工作压力加大，亚健康人群越来越多，因饮食结构变化导致的疾病谱变化和健康意识的不断增强，人们的饮食观念已由"美味享受型"向"养生保健型"转变，医疗观念也由"病后治疗型"转变为"预防保健型"，以疾病预防（治未病）和健康促进为基本内容的保健养生，已经深入人心，成为人们预防慢性

疾病、保持健康的重要途径。

我国现存最早的医书《黄帝内经》中就已提出了药食同源的观点，并有"是故圣人不治已病治未病，不治已乱治未乱，此之谓也"的论述，提出了"治未病"的思想，阐明了"治未病"的重要性，成为中医养生学的核心。现代医学也认为，要保持人体健康，防病优于治病，通过预防手段如通过使用功能性食品预防疾病的发生是提高人们健康水平的上策。

此外，《中共中央关于制定国民经济和社会发展第十四个五年规划和二〇三五年远景目标的建议》指出，把保障人民健康放在优先发展的战略位置，坚持预防为主的方针，深入实施健康中国行动，完善国民健康促进政策，织牢国家公共卫生防护网，为人民提供全方位全生命期健康服务。《"十四五"国民健康规划》指出，把预防摆在更加突出的位置，聚焦重大疾病、主要健康危险因素和重点人群健康，强化防治结合和医防融合；全方位干预健康问题和影响因素，实施国民营养计划和合理膳食行动，倡导树立珍惜食物的意识和养成平衡膳食的习惯。

因此，不论是基于我国传统"治未病"思想，还是基于现代预防医学理论，通过提前干预来提高人民健康水平的营养健康产业，是一件功在当代、利在千秋的大健康产业。通过不断满足人民群众营养健康需求，提高全民健康水平，将为建设健康中国奠定坚实的基础。

食用菌是"药食同源"的优质资源，也是营养又健康的食物

"药食同源"的传统思想是祖先赐予的防病良策。"药食同源"思想是中华文化遗产中的璀璨明珠，在我国有着悠久的历史，中医学自古以来就有"药食同源"的理论，认为许多食物既是食物也是药物，食物和药物一样具有防治疾病的作用，"药食同源"思想是中国古人的食物保健思想的体现。

"空腹食之为食物，患者食之为药物"是唐朝时期《黄帝内经太素》一书中的观点，即是对"药食同源"思想的反映。现代营养学和药理学都证实营养素与活性成分的并存是"药食同源"的物质基础。对"药食同源"理论的普遍认同，使我国保健食品产业拥有了源于民间的强大认同与需求，成为带动保健食品研发和产业发展升级的原动力。由此可见，"药食同源"功能食品的研发及其产业发展可以说是中医食疗、养

生保健的现代化思路、方法与途径。

因此，现在针对养生保健产品必须具有"安全、营养、功效"的明确诉求，既要发挥我国传统"药食同源"理论与资源的优势，也要借鉴现代生物学、现代营养学等的研究手段与方法，从分子水平揭示"药食同源"资源对慢病与亚健康人群的明确影响，还要利用现代食品制造业的发展成果与技术，按照不同产品类型的需求和标准，研发科技含量高、具有较强竞争力和中国特色的功能性食品，这是目前我国功能性食品产业面临的机遇与挑战。

功能保健产品的开发是符合我国大健康观念与民众消费需求的，是社会进步和经济发展的必然产物，也是解决新世纪人们健康问题的一种重要手段。

随着人们对"食品裨益健康"这一观点的理解和认同，对食品及其营养功能成分预防疾病价值的认识也在不断加深。如今食品的功能已不仅仅被认定为只是提供能量的物质，它还可以帮助预防诸如糖尿病、心脏病、动脉硬化、高血压、骨质疏松、关节炎、癌症等疾病。其实，许多国家如美国、日本等国，已将食用菌等功能性食品的研究作为新世纪增强本国国际竞争力具有战略意义的研究方向，认为功能性食品将是未来食品和健康产业结合发展的新经济增长点，是 21 世纪推动食品产业和人类健康发展的一个重要支柱产业。

因此，对我国丰富的特色食用菌进行系统的深度挖掘和开发利用，既符合我国传统"药食同源"理念，从而达到以食补食疗增强体质、防治疾病的目的，又可在一定程度上降低医疗成本，减轻社会人口老龄化带来的防病养老的巨大经济负担。针对不同人群的健康需求，从农业大健康资源中着力开发保健食品、营养强化食品、营养平衡食品等新型营养健康的功能性食品，是发挥我国"药食同源"资源优势、落实"治未病"健康理念、提高全民健康水平的有效途径。

食用菌具有食用、保健或药用的价值，在我国具有悠久的使用历史。早在 6000~7000 年前的仰韶文化时期，我们的祖先就已采食食用菌作为食物了。2000 年前的《礼记》《吕氏春秋》和《齐民要术》等古籍文献中都有食用菇类的记载。东汉时期的《神农本草经》记载了 365 种药物，其中就有灵芝、茯苓、猪苓、雷丸、桑耳、木耳等 10 多种药用真菌；南北朝时期陶弘景的《本草经集注》和《名医别录》中增添了马勃和蝉花等；明代李时珍的《本草纲目》记载了灵芝、茯苓、木耳、银耳、蝉花、雷丸、槐耳、猪苓、香蕈、马勃、柳耳、皂荚菌、天花蕈、羊肚菜、鬼盖、鬼笔、竹荪、桑黄、雪蚕等 40 余种药用真菌。我国古籍中已经明确记载了食用菌是"药食同源"的重要资源。

众所周知，科学家将世界上的生物分为植物、动物和菌物。食用菌既不是动物，也不是植物，它是菌物中的一员，现代研究发现食用菌具有独特的营养和保健作用。我国是食用菌生产第一大国，年产量超过4000 多万吨，占世界食用菌总产量的 75% 以上，资源丰富，为食用菌营养功能食品开发和利用提供了大量的优质原料。食用菌是人类的三大食物之一，是联合国粮食及农业组织（FAO）推荐的 21 世纪最合理的膳食结构"一荤、一素、一菇"的主要膳食之一。同时，食用菌也已成为我国宇航员的食品。

食用菌是特别有营养的食物，因为其富含人体所需的七大营养素（蛋白质、脂肪、糖类、维生素、矿物质、水、纤维素），而且其营养素的比例符合 21 世纪健康食品的标准，即高蛋白、高膳食纤维、低脂肪、富含矿物质、富含维生素，特别适合糖尿病、高血压、高脂血症患者人群对食物营养的需求。另外，因为其含有的蛋白质、糖类、膳食纤维等营养素的结构与动物、植物不同（如组成食用菌蛋白的氨基酸种类齐全，比例比较平衡，特别是人体自身不能合成的 8 种必需氨基酸比例很高），所以是人类理想的优质蛋白质资源。在日常饮食中，通过摄入食用菌，可以有效调节摄入营养的均衡，因而食用菌成为健康饮食"一荤、一素、一菇"的主要膳食之一。

食用菌是特别健康的食物，因为其除了含有与其他食物类似的营养成分外，还含有一些特殊的活性成分，如食用菌中的多糖具有提高人体免疫力、保护胃黏膜的作用，三萜成分具有助睡眠、抗病毒、降血糖、降血压、保护神经细胞的作用，黄酮成分具有抗氧化的作用等。目前，以食用菌为原料已经开发出多种不同的有助于人们身体健康的产品，如香菇多糖可制成抗肿瘤的药物，灵芝的三萜成分可开发出有助于安神的中药，灵芝多糖可开发出有助于提高免疫力的保健食品等。科学研究已证实，平时多吃食用菌，可以通过食疗的途径有效提高身体的健康水平，特别适合一些身体处于亚健康的人群。大量的科学研究发现，茯苓多糖、香菇多糖、黑木耳多糖、银耳多糖等食用菌多糖在提高人体免疫力方面效果显著，因此可以通过多吃食用菌提高身体的免疫力，以帮助预防各种因免疫力低下造成的疾病，如肿瘤、流行性感冒（简称流感）、新型冠状病毒肺炎（简称新冠肺炎）等。

食用菌具有多种多样的生物活性，在调节免疫、预防疾病等方面作用显著

因食用菌集营养、功能、安全性于一身，具有开发成功能性食品的明显优势，已成为我国重点开发的大健康资源之一。大量研究发现，食用菌具有调节免疫、抗肿瘤、保肝、降血糖、降血压、降血脂、镇痛、安神、保护神经细胞等作用，对人体的免疫系统、消化系统、呼吸系统、泌尿系统、内分泌系统、神经系统和循环系统都有显著的调节作用。

食用菌的核心生物活性之一是调节免疫功能。数以千计的权威科研成果证实，大多数的食用菌如香菇、松茸、银耳、猴头菇、金针菇、姬松茸、白桦茸、灵芝、云芝、冬虫夏草等中的多糖物质对人体免疫功能具有双向调节作用。此外，还有萜类、核苷以及不饱和脂肪酸等类活性物质，在调节人体免疫细胞活性等方面也具有不同的作用。食用菌具有显著增强人体免疫力的作用，在预防、治疗疾病，特别是对慢性病效果显著。

大家都知道人饿了吃馒头或米饭会给身体提供能量，为什么？这是因为馒头和米饭中含有植物大量生产的一类多糖——淀粉。淀粉是植物主要的储能物质之一，淀粉多糖属 α- 多糖，其是由 α-（1→4）- 糖苷键连接的葡聚糖。人体摄入淀粉，可以被人体中的 α- 淀粉酶降解成葡萄糖，葡萄糖被人体吸收后可作为人体的能量来源。另外，动物在肝脏内也会大量合成一类多糖——糖原。糖原是动物的主要储能物质之一，其是由 α-（1→4）- 糖苷键连接的多分枝葡聚糖，与植物多糖相比含有较多的支链。

同理，食用菌也会大量产生一类多糖——真菌多糖。真菌多糖是食用菌细胞壁的组成成分，是由 β-（1→3）- 糖苷键连接的葡聚糖。食用菌中的 β- 葡聚糖进入消化系统后，不会被分解为葡萄糖，而是通过肠道吸收进入血液，然后与免疫细胞膜上的受体相结合，从而产生激活

人体免疫力的效果。而当人体的免疫系统被激活后，就能产生对抗病毒侵害的作用。

为什么吃米饭长肉，而吃食用菌可以提高人体的免疫力呢？因为人体内各种类型的免疫细胞构筑起了"免疫大军"，包括巨噬细胞、树突细胞、B细胞、T细胞、自然杀伤细胞（NK细胞）等。当T识别细胞发现有细菌、病毒等病原体入侵人体时，会向巨噬细胞发出指令，让巨噬细胞将其吞噬；但当免疫细胞处于抑制状态时，会对病原体和肿瘤细胞等视而不见，任其发展。食用菌在被人体摄入后，会在小肠中被肠道微生物分解，产生大小不同的 $\beta-(1\to3)-$ 葡聚糖片段，$\beta-(1\to3)-$ 葡聚糖及其片段会通过小肠细胞的胞饮作用，被转运到人体的血液中。

现代科学研究已经证实，在人体的巨噬细胞、树突细胞、B细胞、T细胞等免疫细胞的表面都有专门识别 $\beta-(1\to3)-$ 葡聚糖的受体，这可以让人体免疫细胞和葡聚糖结成同盟。例如，当 $\beta-(1\to3)-$ 葡聚糖遇到B记忆细胞，就会刺激人体的B细胞开启一系列的免疫反应，从而产生激活人体免疫系统的效果。这是人类在长期与真菌共同生存过程中进化而来的对抗病原体侵害的免疫防御机制，也是许多食用菌具有调节免疫力活性的原因，还是吃食用菌为什么可以提高人体免疫力的科学道理。我国获批准的大部分食用菌保健食品中，有助于增强免疫力是食用菌保健食品的第一大功能。

从全球范围看，大健康产业正处于快速发展阶段，而伴随着我国经济水平的不断提高，我国政府和广大民众对健康的重视程度也日渐提升。为推进健康中国建设，提高人民健康水平，中共中央、国务院印发了《"健康中国2030"规划纲要》，指出要优化生存环境、推动全民健身、增强民众的健康意识和素质，把健康服务的重心前移；从预防的角度入手，让大家更多地掌握健康生活的方法，做到让更多人"不生病"或者"少生病"。

目前，中国的健康产业开始进入高速发展期，特别是2020年新冠肺炎疫情的催化作用，更使得我国的健康产业发展充满上升空间，尤其是具有免疫调节功能产品的需求出现暴发性增长。捍卫免疫力，就是守住人体健康长城。在"大健康"理念的引导下，人们的健康观念正在发生根本性的改变。人们越来越重视养生和身体健康，已经从满足基本生理需要的吃饱，向均衡营养摄入的健康生活方式转变；从有病治病，向无病预防、提高健康质量的方向转变。这些变化都促进了大健康产业的迅猛发展。

现在我国功能性食品的市场已经从 1.0 时代的"补不足"，变为寻求增强不同类型的健康功能即"定向调"的 2.0 时代，市场对产品功能和质量控制的要求越来越高。因此，为响应国家的"健康中国"战略，满足民众对提高健康水平的迫切需求，食用菌源大健康产品的开发也必须以适应市场和消费者的需求变化为原则，创造出更多的具有明确功效和稳定质量的营养功能产品，以充分发挥食用菌提高大众健康的重要作用，为健康中国建设贡献一份力量。

食用菌
营养健康功能的现代研究

松茸

Tricholoma matsutake（S. Ito & S. Imai）Singer

现代医学研究发现，松茸具有多种药理作用和保健价值，如抗肿瘤、抗突变、抗辐射、增强免疫、保肝、抗菌、促进胃肠以及延缓衰老等功效，有"蘑菇之王"的美称[1]。

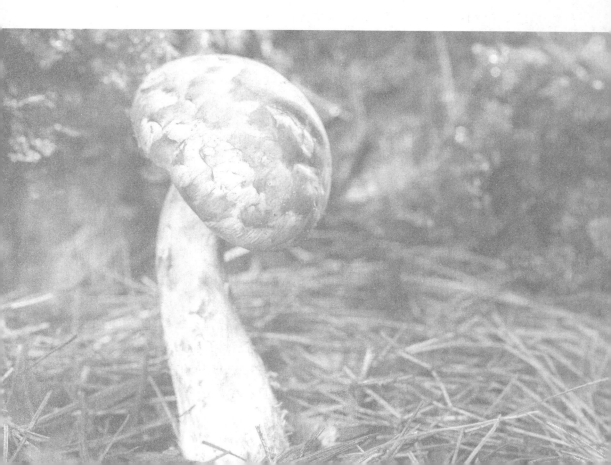

松茸，中文学名松口蘑，别名有松菌、松蘑、鸡丝菌、大花菌、大脚菇、青岗菌，是极其珍稀名贵的食用菌，有"蘑菇之王"的美誉，也是我国珍稀濒危食药用真菌，宋代《经史证类备急本草》中有其记载。据《中华本草》记载，松茸甘、平、无毒，舒经活络、理气化痰、利湿别浊，适用于腰腿疼痛、手足麻木、经络不舒、痰多气短、小便淋沥。松茸肉质肥厚、香气宜人、味道鲜美，含有多糖、多肽、蛋白、挥发性成分等多种活性物质。松茸主要产自于寒温带，因为其生长需要特殊的生态环境和气候条件，所以迄今为止还没有完全实现人工栽培。中国松茸的产地分布在云南、四川、西藏、黑龙江、吉林、辽宁、台湾等地，产量占世界 90% 以上，其中云南松茸产量占国内产量的 70% 以上，出口量占全国 80% 以上，分布在香格里拉（中甸）等海拔 1600~3200m 的温带，寒温带的云南松、华山松与栎树、杜鹃等混交林的密林地上，常单生或群生。世界其他产松茸的地方有日本、朝鲜、北美等地，占世界产量不到 10%。现在松茸已经成为全球化的天然滋补类真菌，其深加工产品主要集中在欧洲和日本，国内尚处于起步阶段，仅有少数的食品、保健食品和化妆品的开发和极个别的药品开发。

松茸的活性成分

多糖

松茸多糖是由 10 个或 10 个以上的单糖通过糖苷键连接而成的高分子聚合物。松茸中的多糖成分丰富、结构多样，具有多种药理作用，如可以抑制肿瘤细胞增殖、诱导肿瘤细胞凋亡、具有显著的抗肿瘤活性等，因而受到强烈关注。

多糖是松茸中主要的活性物质，利用不同方法栽培的松茸多糖往往结构也不同。研究表明，松茸多糖主要由 5 种单糖组成，分别为 D- 葡萄糖醛酸、D- 木糖、D- 半乳糖、D- 甘露糖、D- 葡萄糖，另外还可能含有 D- 阿拉伯糖。松茸中的多糖组分复杂，结构独特。已有研究表明，松茸多糖主要是葡聚糖，包括 α- 葡聚糖和 β- 葡聚糖。大量的实验都已证实 β-（1→3）- 葡聚糖具有显著的抗肿瘤活性；而以 α-（1→4）- 糖苷键连接为主链，α-（1→6）和 α-（1→2）糖苷键连接为支链的多糖与蛋白结合形成的糖蛋白（MPG-1）也具有免疫调节活性[2]。松茸含有人体所需的各种营养，具有综合提高免疫力的功效，特别是松茸中富含的双链松茸多糖，能激活人体 T 细胞，对非特异性免疫和特异性免疫具有增强作用，对身体虚弱、术后、产后人群快速提高免疫力具有一定的功效[3]。

多肽、蛋白质类

研究显示，松茸中蛋白质和氨基酸的含量极高，含有 18 种氨基酸、14 种人体必需的微量元素、49 种营养物质以及多种肽类物质等稀有元素。在新鲜松茸中含有约 17% 的粗蛋白、8.7% 的纯蛋白、5.8% 的粗脂肪，氨基酸总量为 7.4%，谷氨酸的含量约占总含量的 17.5%，游离氨基酸以丝氨酸、丙氨酸为主[4]。

经研究表明，松茸的氨基酸含量较香菇、平菇、双孢蘑菇、草菇、金针菇、黑木耳、银耳等菌类高。不仅如此，松茸中蛋氨酸含量最高。蛋氨酸是一种可以参与组成血红蛋白、组织及血清，促进脾脏、胰脏及淋巴的功能且与生物体内各种含硫化合物的代谢密切相关的氨基酸。由于其含有甲基，可以对有毒物或药物进行甲基化修饰而起解毒的作用，可用于防治慢性或急性肝炎、肝硬化等肝脏疾病[5]，所以松茸具有保肝护肝的功效。松茸中还含有丰富的赖氨酸，能够弥补谷物食物中赖氨酸缺乏的现象。赖氨酸是一种能提高机体对钙吸收与积累的必需氨基酸，具有促进骨骼生长及人体发育、增强机体免疫力的作用[6]。松茸中小分子肽的含量较高，易被人体吸收，特别适用于术后患者和身体虚弱人群[7]。

挥发性物质

松茸中的挥发性物质主要以 C8 类物质为主，种类丰富，差异性明显。松茸的挥发性成分主要包括醇类、酯类、醛类、酮类和其他类等，但不同产地、不同加工方式得到的松茸挥发性成分亦有所不同。

有学者[8]采用顶空固相微萃取联合气相色谱－质谱联用技术对松茸中的挥发性成分进行分析研究，鉴定出 48 种风味化合物，占挥发性成分总量的 91.44%，并发现松茸中主要的芳香成分是桂酸甲酯、3- 甲基丁酸、2，6- 二甲基吡嗪、2，5- 二甲基吡嗪和 1- 辛烯 3- 醇。不同产地的松茸挥发性成分中，共有的主要挥发性成分为 C8 类化合物（3-

辛酮、1- 辛烯 -3- 醇、反 -2- 辛烯醛、苯乙醛）及其他脂肪族化合物（己醛、苯甲醛、壬醛、右旋萜二烯、肉桂酸甲酯），占所检测到的挥发性成分含量的 70% 以上[9]。对西南地区的云南和四川等产区松茸的挥发性物质进行比较发现，因海拔、气候环境等外界条件的不同，使得不同产区、不同产品形态和不同处理方式的松茸的主要挥发性物质及含量表现出明显差异。松茸的香味不是由单一化合物呈现出来的，而是多种挥发性化合物在数量上平衡的综合效果[10, 11]。

矿物质和维生素

松茸中含有多种矿物质，有学者对四川 3 个地区松茸中的矿物质进行检测，均检测出 9 种元素[12, 13]，除马尔康地区 Cu 含量低于 Mn 以外，3 个地区松茸中矿物质含量顺序均为：$K > Fe > Mg > Ca > Zn > Cu > Mn > Cd > Pb$。此外，松茸中还富含多种维生素，包括维生素 PP、维生素 C、维生素 B_1、维生素 B_2 等。

松茸醇

松茸体内含有一种其他任何植物都没有的特殊双链生物活性物质——松茸醇。它具有超强抗基因突变能力和强抗癌作用，能自动识别肿瘤细胞所分泌的毒素，靶向性地与肿瘤细胞靠近、结合，通过溶解肿瘤细胞膜和破坏脂质双层进入细胞内，封闭肿瘤细胞的转体蛋白受体，阻断肿瘤细胞的蛋白质合成，使肿瘤细胞不能分裂繁殖。松茸醇是一种独一无二的抗癌活性物质，只存在于松茸体内[14, 15]。

松茸的药理作用

调节免疫

松茸提取物能加强特异性和非特异性的免疫，提高免疫力差的小鼠的免疫力，使之恢复到正常标准[16]。有研究发现，松茸中的 α- 葡聚糖蛋白具有清除肿瘤细胞和阻止病毒侵入的作用，进而可以提高生物体的免疫功能[17]。

松茸多糖可以激活 T 细胞，具有增强特异性免疫和非特异性免疫的作用，并且还能够产生抗应激作用[18]。松茸多糖组分（TMC-2）调节免疫作用的机制是通过调节 PI3K/Akt、MAPK（ERK 和 p38）信号传导通路以及表面受体（dectin-1 和 TLR-2）的参与[19]。在一项比较松茸多糖片段与免疫脂多糖（LPS）的免疫刺激作用的研究中发现，松茸 β- 葡聚糖衍生物与脂多糖的免疫刺激作用相似，主要是通过激活与 NF-κB 相连的多个信号传导途径实现的[20]。从松茸中分离的多糖单体（TMP-A）可以通过激活 B 淋巴细胞、T 淋巴细胞和巨噬细胞而产生免疫调节活性作用[21]。

研究表明，松茸提取物（多糖为主）具有增强特异性免疫和非特异性免疫功能，并且还具有抗应激作用，对连续注射可的松和环磷酰胺（CTX）药物诱导免疫功能低下的小鼠具有明显改善效果[18]。另有研究发现，松茸水提物和正丁醇提取物均能显著增强小鼠免疫功能[22]。松茸多糖中 TMC-2 组分可以激活脾淋巴细胞、巨噬细胞和单核细胞，从而发挥免疫调节作用，该作用机制是通过激活核因子 -κB 通路和其他信号通路共同发挥调节免疫作用[19]。

抗肿瘤

松茸具有较强的抗肿瘤活性，机制研究表明，其活性物质可与肿瘤细胞靶向性地结合，通过毁坏脂质双层和溶解肿瘤细胞膜进入细胞内，使肿瘤细胞的转体蛋白受体封闭，并将其蛋白质的合成过程阻断，最终使肿瘤细胞不能进行分裂繁殖而致死亡[23]。

据报道，松茸含有一种名叫 MTSGS1 的活性糖蛋白，其在体外实验中具有直接杀伤肿瘤细胞的功能，且在体内仍有良好的抗肿瘤活性，其机制为该糖蛋白能引起癌细胞形态异常，从而形成凋亡小体[24]。松茸多糖 TMP-B 可有效抑制 S180 癌细胞的增殖，诱导 L929 细胞的凋亡[25]。另外，以松茸为原料开发出的松茸精，在小鼠肉瘤 S180 和小鼠宫颈癌 U14 两种肿瘤上都具有明显的抑制效果，对小鼠艾氏腹水癌也表现出一定的抗癌作用[26]。研究表明，松茸多糖可抑制人神经胶质瘤细胞 U87、人宫颈癌 HeLa、人胰腺导管上皮癌（PANC-1）以及人乳腺癌细胞（MCF-7）生长，可能通过上调 p53mRNA 表达水平，引起上述细胞 S 期阻滞[27]。松茸多糖能增强抗癌药 5- 氟尿嘧啶介导的肝癌细胞 H22 的生长，显著提高血清中肿瘤坏死因子（TNF）-α、白细胞介素（IL）-2、干扰素（IFN）-γ 因子的水平，增强脾脏中免疫 T 细胞 CD4+ 和 CD8+

频率和 NK 细胞活性[28]。

抗氧化

生物的活动必定会伴随能量与代谢的过程，生物体内发生氧化过程会生成不受控制的自由基，这些自由基为超氧化物阴离子，与粥样硬化、癌症等疾病相联系[29]。研究表明，松茸中多糖自由基的清除力十分强，有抗氧化能力，不仅能够抗衰老，还能提高人的免疫力[30]。

研究发现，松茸中的活性成分包括多酚类物质，这类物质因拥有羟基取代的高反应活性与自由基的吞噬能力而具有很好的抗氧化活性[31]。有研究通过水提多糖、水提以及醇提多酚比较松茸提取物的抗氧化活性[32]，发现其醇提松茸多酚具有最强的还原能力，在最大浓度下对羟基自由基和卵磷脂脂质体清除率分别为 59.00% 和 47.03%。研究发现，使用不同溶剂提取松茸，提取物都具有一定的抗氧化活性，其中乙酸乙酯和水的提取物抗氧化活性较强，且抗氧化活性与多糖、多酚和黄酮含量有一定相关性[33]。有学者通过超临界流体萃取法提取松茸，发现松茸提取物对 1，1- 二苯基 -2- 苦肼基（DPPH）自由基具有较强的清除能力，清除率最高可达 73%，且其清除能力超越了芦丁[34]。此外，据报道，采用超声波提取法得到的松茸多糖，不仅对羟基与超氧阴离子自由基均具有较大的清除作用，而且稍强于茶多酚在抑制脂质过氧化方面的作用[35]。

抗菌

松茸中含有的挥发性成分具有抗菌效果，能够抑制病原微生物生长[36]。据报道，松茸里有一种名叫蒎烯的抗菌物质，可以阻止病毒繁殖[37]。另外，蒎烯和苯菌灵联合使用，对枯草杆菌与青霉菌有明显抑制作用[38]。研究发现，在松茸发酵物和菌丝体中分别提取出的松茸多糖，在体外实验里都表现出了明显抑制病原菌的效果，并且有浓度依赖性，当质量分数在 1% 以上时，对金黄色葡萄球菌也有明显抑制作用。

抗辐射

松茸多糖能够有效降低辐射损伤小鼠造血干细胞、造血基质细胞的敏感性，减轻细胞周期紊乱，对造血系统损伤具有保护作用[39]。松茸多糖对辐射所致的小鼠免疫功能损伤有明显的保护作用，并能促进免疫功能的恢复。此外，松茸多糖对辐射损伤小鼠的血清抗氧化系统有明显的保护作用[40, 41]。

抗衰老

D-半乳糖诱导的衰老模型组小鼠的脑、胸腺和脾脏指数明显下降，经松茸多糖治疗后各指数明显升高，且松茸多糖还提高了衰老小鼠血清和脑组织超氧化物歧化酶（SOD）和谷胱甘肽过氧化物酶（GSH-Px）的活性，抑制了丙二醛（MDA）水平的升高，表明松茸多糖能有效对抗小鼠脑组织萎缩，提高机体免疫功能，延缓衰老[42]。

美白

松茸提取物可以提亮肤色，具有美白效果，还可以细嫩皮肤，让皮肤更紧致。松茸含有维持人体新陈代谢的重要营养元素，能够帮助身体增强免疫力，让身体各项功能正常运转。松茸中含有丰富的维生素，能够促进皮肤细胞的分裂和再生，减缓胶原蛋白分解，使皮肤状态趋向年轻化。松茸还具有养颜美白的效果。酪氨酸酶是黑色素合成的关键酶，松茸中的粗多糖对酪氨酸酶具有很好的抑制作用，可以通过干预黑色素沉积的发生过程而达到美白肌肤的目的。

研究发现，松茸提取物能够抑制酪氨酸酶活性，减少黑色素合成，从而达到美白效果，其效果甚至与光甘草定相当[43, 44]。研究还发现，松茸多糖中的 TMSP-5 亚组分 Ⅱ 对酪氨酸酶具有一定的抑制作用，其作用机制为通过抑制酪氨酸酶的活性，阻断多巴及多巴胺的形成，进而抑制黑色素合成，达到美白的效果[44]。松茸菌丝体多糖对酪氨酸酶单酚酶和二酚酶均有抑制作用，并且对黑色素细胞生长也有一定的影响[45]。

其他作用

此外，松茸还具有抗突变、促进肠胃蠕动、保肝护肝、延年益寿、降脂、降糖及降压等功效[46~49]。

松茸的产品和应用

我国松茸的主要产地分布在四川、云南、西藏交界，以及东北地区。云南香格里拉的松茸，最早是被日本人发现的，因此在国际市场名气较大。中国是松茸的主要出口大国，日本是松茸消费的第一大国。目前，市场上松茸的产品形态主要有药品、保健食品、功能性食品和普通食品。其中，我国批准的含松茸原料的复方松茸胶囊，功能主治为益气健脾、滋补肝肾，适用于脾肺两虚及肝肾亏损所致的神疲乏力、面色无华、形体消瘦、食欲不振、自汗、头晕耳鸣、腰膝酸软、心悸失眠。

另外，松茸风味独特、营养丰富、味道鲜美，营养价值极高。除了传统干品、罐头产品、盐渍产品之外，还开发出一些功能性食品，如松茸蜜膏，适用于病后体虚及贫血、营养不良、神经衰弱、体弱多病患者。此外还有松茸林蛙油、松茸保健酒等，这些功能性食品不仅具有很高的营养价值，还对人体健康有好处。现在市场上的松茸食品有鲜品、烘干产品、冻干产品和各类加工产品。近年来，随着市场需求的增加，松茸罐头、松茸酱、松茸精、松茸酱油、松茸醋等加工产品的种类也越来越多。松茸的提取物已被开发成不同的新型产品，如松茸速溶冲剂和松茸片（压片糖果）等。

参考文献

[1]Tidke G, Rai MK. Biotechnological potential of mushrooms: drugs and dye production[J]. International Journal of Medicinal Mushrooms, 2006, 8（4）: 351-360.

[2]Hoshi H, Yagi Y, Iijima H, et al. Isolation and characterization of a novel immunomodulatory α-glucan-protein complex from the mycelium of *Tricholoma matsutake* in basidiomycetes[J]. Journal of Agricultural and Food Chemistry, 2005, 53（23）: 8948-8956.

[3] 高瑞希, 李竣, 柴万鹏, 等. 松茸多糖成分分析 [J]. 华中师范大学学报（自然科学版）, 2013, 47（5）: 658-660.

[4]Kuwata S. Purification of antifungal proteins from edible mushrooms and isolation of their genes[J]. Meiji Daigaku Kagaku Gijutsu Kenkyusho Nenpo, 2002（44）: 77-78.

[5] 张燕, 赖于民. 松茸氨基酸含量分析及营养价值评价 [J]. 食品研究与开发, 2016, 37（3）: 14-18.

[6]Zhai FH, Wang Q, Han JR. Nutritional components and antioxidant properties of seven kinds of cereals fermented by the basidiomycete *Agaricus blazei*[J]. Journal of Cereal Science, 2015（34）: 23-25.

[7] 么宏伟, 佟立君. 松茸食药用价值研究进展 [J]. 安徽农业科学, 2015, 43（5）: 67-69.

[8] 谷镇, 杨焱, 冯涛, 等. 固相微萃取结合 GC/MS 联用技术研究野松茸干品的挥发性成分 [J]. 天然产物研究与开发, 2012, 24（8）: 1063-1066.

[9] 李强, 张利, 李小林, 等. 四川 5 个产区松茸挥发性成分比较研究 [J]. 天然产物研究与开发, 2015, 27（8）: 1368-1373.

[10]Hou Y, Ding X, Hou W, et al. Anti-microorganism, anti-tumor, and immune activities of a novel polysaccharide isolated from *Tricholoma matsutake*[J]. Pharmacognosy Magazine, 2013, 9（35）: 244-249.

[11]Van Gevelt T. The role of state institutions in non-timber forest product commercialisation: a case study of *Tricholoma matsutake* in South Korea[J]. International Forestry Review, 2014（4）: 54-57.

[12]杨曙光. 杨梅、水蜜桃、松茸减压保鲜及机制研究 [D]. 南京：南京师范大学，2015.

[13]Li Q, Zhang L, Li W, et al. Chemical compositions and volatile compounds of Tricholoma matsutake from different geographical areas at different stages of maturity[J]. Food Science and Biotechnology, 2016，25（1）: 71-77.

[14]刘博. 松茸多糖的分离纯化与抗肿瘤活性研究 [D]. 哈尔滨：哈尔滨工业大学，2007.

[15]吴镝. 松茸提取物抗肿瘤作用的研究 [D]. 长春：长春中医药大学，2008.

[16]Lu J, Meng Q, Ren X, et al. Extraction and antitumor activity of polysaccharides from Tricholoma matsutake[J]. Journal of Biotechnology, 2008（136）: S469.

[17]You Q, Yin X, Zhang S, et al. Extraction, purification, and antioxidant activities of polysaccharides from Tricholoma mongolicum Imai[J]. Carbohydrate Polymers, 2014（99）: 1-10.

[18]高菊珍，张红宇. 松茸的免疫增强作用和抗应激作用研究 [J]. 中药药理与临床，1997，13（1）: 38-39.

[19]Byeon SE, Lee J, Lee E, et al. Functional activation of macrophages, monocytes and splenic lymphocytes by polysaccharide fraction from Tricholoma matsutake[J]. Archives of Pharmacal Research, 2009，32（11）: 1565-1572.

[20]Kim JY, Byeon SE, Lee YG, et al. Immunostimulatory activities of polysaccharides from liquid culture of pine-mushroom Tricholoma matsutake[J]. Journal of Microbiology and Biotechnology, 2008，18（1）: 95-103.

[21]李健. 松茸多糖（TMP-A）体外免疫调节活性研究 [D]. 南充：西华师范大学，2016.

[22]Yin X, You Q, Jiang Z. Immunomodulatory activities of different solvent extracts from Tricholoma matsutake（S. Ito et S. Imai）singer（higher basidiomycetes）on normal mice[J]. International Journal of Medicinal Mushrooms, 2012，14（6）: 549-556.

[23]吴镝. 松口蘑提取物抗肿瘤作用的研究综述 [J]. 中国社区医师（综合版），2007，9（14）: 15.

[24]刘萍，陶文沂，孙志浩，等. 松茸菌丝体糖蛋白MTsGs1抗癌活性及作用机制的研究 [J]. 药物生物技术，2001，8（5）: 284-287.

[25]Hou Y, Ding X, Hou W, et al. Structure elucidation and antitumor activity of a new polysaccharide from Maerkang Tricholoma matsutake[J]. International Journal of Biological Sciences, 2017，13（7）: 935-948.

[26]裴以川，陆伟东，顾静芝，等. 松茸精的抗肿瘤和强壮作用实验研究 [J]. 中国名族民间医药杂志，1999（6）: 345-346.

[27]张治业. 松茸多糖对不同肿瘤细胞系的体外抗肿瘤作用 [J]. 山东医药，2011，51（13）: 70-71.

[28]Ren M, Ye L, Hao X, et al. Polysaccharides from Tricholoma matsutake and Lentinus edodes enhance 5-fluorouracil-mediated H22 cell growth inhibition[J]. Journal of Traditional Chinese Medicine, 2014，34（3）: 309-316.

[29]Cho IH, Choi HK, Kim YS. Difference in the volatile composition of pine-mushrooms（Tricholoma matsutake Sing.）according to their grades[J]. Journal of Agricultural and Food Chemistry, 2006，54（13）: 4820-4825.

[30]You QH, Yin XL. Enzyme assisted extraction of polysaccharides from the fruit of Comus officinalis [J]. Carbohydrate Polymers, 2013，（98）: 607-610.

[31]张云竹，王芳，谭秀霞. 番石榴中多酚物质的提取 [J]. 食品研究与开发，2007，28（4）: 40-44.

[32]黄俊丽，张懋. 松茸、黑牛肝菌、双孢白蘑菇提取物体外抗氧化性试验研究 [J]. 食品与生物技术学报，2011（3）: 27-32.

[33]尹秀莲，游庆红，蒋中海，等. 松茸不同溶剂提取物及其抗氧化活性 [J]. 食品与发酵工业，2011，37（5）: 194-198.

[34]张丽平，蒋旎，余晓琴. 松茸超临界CO₂提取物的抗氧化活性研究 [J]. 中国食用菌，2013，32（5）: 53-54.

[35]张娅，李宝才，项朋志，等. 松茸多糖超声提取物抗氧化活性研究 [J]. 化学与生物工程，2011，28（9）: 75-77+82.

[36]Suzuki T, Matsunage K. Tricholoma extract as an infection preventive or therapeutic agent and food containing it[P]. US 2004126393, 2004-07-01.

[37]程卫东，盛耘，路斌. 松茸抗癌的研究进展 [J]. 中国保健食品，2004（6）: 20-21.

[38]Tsuruta T. Studies on the artificial reproduction of Tricholoma matsutake（S. Ito et Imai）Sing. VII. Antibiotic activities of volatile substances extracted from a" Shiro" of T. matsutake[J]. Transactions of the Mycological Society of Japan, 1979（20）: 211-219.

[39]王宏芳，林晓晨，李雪静，等. 松茸多糖对X射线照射小鼠造血功能的保护作用 [J]. 吉林大学学报（医学版），2008，34（5）: 751-754.

[40]王宏芳，李雪静，浦昀，等. 松茸多糖对辐射损伤小鼠免疫功能的保护作用 [J]. 西安交通大学学报（医学版），2010，31（3）: 388-390.

[41]王宏芳，李雪静，徐坤，等. 松茸多糖对受照小鼠抗氧化系统的保护作用 [J]. 西安交通大学学报（医学版），2011，32（1）: 72-74.

[42]刘刚，王辉，张洪. 松茸多糖对D-半乳糖所致小鼠衰老模型的影响 [J]. 中国药理学通报，2012，28（10）: 1439-1442.

[43]赵珍，王瑞雪，钟雁，等. 松茸及多种植物提取物的美白功效研究 [J]. 世界临床药物，2014，35（9）: 533-537.

[44]王琪，王领，何聪芬，等. 松茸多糖TMSP-5亚组分Ⅱ的美白活性及途径研究 [J]. 天然产物研究与开发，2015，

27（1）：134-138.

[45] 郑爽. 松茸液体发酵产物的美白作用的研究 [D]. 长春：吉林农业大学，2014.

[46] 吴映明，冯肇松. 松口蘑对小鼠肠胃运动的实验研究 [J]. 广东教育学院学报，2004，24（2）：90-94.

[47] 刘金庆，张松，杨小兵，等. 5 种珍稀食药用真菌活性提取物对果蝇寿命影响的研究 [J]. 生命科学研究，2006，10（2）：166-171.

[48] 刘金庆，张松，梅晓灯，等. 5 种食药用真菌复合提取物抗衰老的研究 [J]. 华南师范大学学报，2007（4）：110-113.

[49]Ohtsuru M, Horio H, Masui H. Screening of various mushrooms with inhibitory activity of adipocyte conversion[J]. Journal of the Japanese Society for Food Science and Technology-Nippon Shokuhin Kagaku Kogaku Kaishi, 2000, 47（5）: 394-396.

食用菌
营养健康功能的现代研究

灵芝

Ganoderma lucidum（Curtis）P. Karst.

现代研究表明[1~3]，灵芝的药理作用主要包括调节免疫、抗肿瘤、保肝、助睡眠、降血压、降血脂以及保护神经等。除此之外，灵芝在促进儿童生长和发育、增加智力以及减轻身体对移植器官的排斥反应等方面也有巨大的应用潜力[4, 5]。

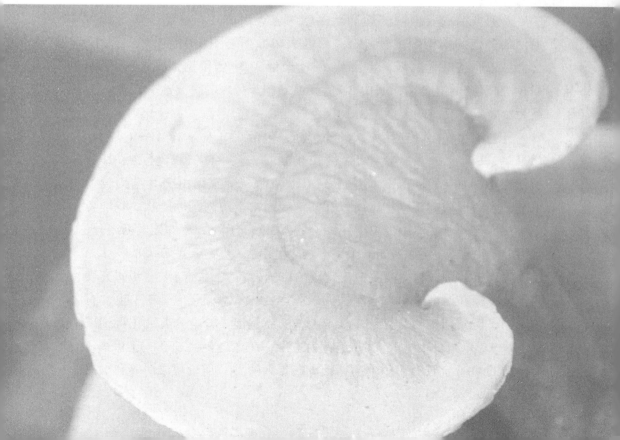

灵芝自古以来就有"仙草""瑞草""还阳草"之称，在我国作为中药使用已经有2000多年的历史。早在东汉时期的《神农本草经》中就记录了灵芝的药用和功效，并将其归为药中的上品。明代李时珍的《本草纲目》中对灵芝的记载为：其性微苦、平、无毒；具有益心气、入心充血、安神补中、利关节、坚筋骨、祛痰、健胃等功效。2000年《中华人民共和国药典》（简称《中国药典》）把赤芝（*Ganoderma lucidum*）和紫芝（*Ganoderma sinense*）收录其中，规定其子实体为法定中药材。灵芝性甘、平，归心、肺、肝、肾经，功能与主治为补气安神、止咳平喘，用于心神不宁、失眠心悸、肺虚咳喘、虚劳短气、不思饮食。每日用量6~12g。合格的子实体标准为多糖含量大于0.9%，三萜及甾醇含量大于0.5%，水分不得超过17.0%，总灰分不得超过3.2%。《中药大辞典》中记载灵芝具有滋补强壮的功效，常用于健脑、消炎、利尿、益肾等。

灵芝的活性成分

多糖

灵芝多糖主要由同多糖和杂多糖两大类组成，同多糖以葡聚糖为主，杂多糖的结构则比较复杂。目前大多数研究主要关注的是来源广泛、易于制备的葡聚糖，主要是α-葡聚糖或β-葡聚糖，或α-葡聚糖和β-葡聚糖的混合物，其中β-葡聚糖是调节免疫的重要成分，被认为是天然的生物反应调节剂（BRM）。

灵芝中存在多种连接方式的葡聚糖，包括β-（1→3,1→6）-D-葡聚糖、α-（1→3）-D-葡聚糖和β-（1→4）-D-葡聚糖等，其分子量在10^4~10^6g/mol范围，并且β-（1→3）-葡聚糖由于其结构较为规整，容易形成螺旋结构，所以在溶液中通常呈现为刚性链状。有学者[6,7]从赤芝的子实体中分离得到分子量为$3.75×10^6$g/mol的葡聚糖组分，该组分是由→3）-β-D-Glc-（1→连接为主链，→6）-β-D-Glc-（1→连接为支链的葡聚糖，其主链与支链的比例为3∶1；同时进一步研究表明，该多糖在溶液中呈现出刚性的三股螺旋构象。灵芝孢子粉中也含有葡聚糖，但其结构相对复杂，从未破壁的灵芝孢子粉中分离纯化得到以β-（1→3),(1→4),(1→6)连接为主链，在主链β-（1→3),(1→4)葡萄糖的O-6上连有单个葡萄糖支链的葡聚糖[8]。通过超微粉碎和水提醇沉法制备的紫芝细胞壁葡聚糖，分子量为 1.55×10^6g/mol，利用红外光谱、甲基化及核磁共振解析该多糖主链由 β–（1，3）–葡萄糖残基构成，每 3 个 β–（1→3）–葡萄糖残基主链上通过 β–（1→6）–糖苷键连有一个葡萄糖残基为支链[9]。

灵芝杂多糖主要由葡萄糖、半乳糖、甘露糖和葡萄糖醛酸组成，以 β–（1→3）–、β–（1→4）–、β–（1→6）–葡萄糖和 α–（1→2）–、α–（1→4）–甘露糖和 α–（1→4）–半乳糖为主链，半乳糖、葡萄糖、葡萄糖醛酸为支链，结构较复杂[10]。其为水溶性较好的多聚糖，分子量相对较小，主要分布在 10^3~10^4g/mol 范围内。从灵芝子实体中分离出一种蛋白聚糖（GLIS），其糖与蛋白质的比例为 11.5∶1；该组分由 7 种不同的单糖组成，主要成分 D–葡萄糖、D–半乳糖和 D–甘露糖的摩尔比为 3∶1∶1，是一种新的 B 细胞刺激剂[11]。通过醇沉结合离子交换柱层析法从灵芝中纯化出以→6）–β–D–Glcp–（1→、→3）–β–D–Glcp–（1→和→6）–α–D–Galp–（1→为主链，以 Fuc–（1→为支链的杂多糖（分子量为 1.07×10^5g/mol），具有柔性的线性结构[12]。灵芝杂多糖由于结构较为复杂、糖苷键连接方式多样，所以在溶液中会形成不同的构象。当其支化度较小时，在溶液中通常呈现为无规线团或棒状结构；而对于高支化的杂多糖，则呈现紧凑卷曲的结构。有研究从赤灵芝中分离出 5 种水溶性的杂多糖，结果表明高支化的杂多糖在 0.9%NaCl 溶液中为紧凑的线团形式，而随着支化度减小，糖链逐渐变成柔性链[13]。

三萜

灵芝三萜类化合物是一种高度氧化的羊毛甾烷衍生物，化学结构复杂，一些三萜具有苦味，是灵芝中独特的化学成分，具有助睡眠、抗氧化、保护肝脏、抗肿瘤、增强免疫、降低血脂、降低血糖等功效。

目前从自然界中分离和鉴定了 20000 多个三萜类化合物，其结构类型包括鲨烯类、四环三萜类（羊毛甾烷型、达马烷型、葫芦烷型等）、五环三萜类（齐墩果烷型、羽扇豆烷型、乌索烷型等）[14]。

灵芝中的三萜类化合物是一类高度氧化的羊毛甾烷型四环三萜，目前从灵芝子实体中分离得到的化合物数目最多，达 300 余种[15]，根据其母核结构中碳原子数目的不同，可以分为 C30、C27、C24 三种[16]；根据其结构和官能团的不同，又可分为灵芝酸、灵芝酮、灵芝醛、灵芝醇、灵芝酯等类型[17]。灵芝的子实体中几乎含有所有种类的三萜类化合物，但主要是灵芝酸和灵芝烯酸类化合物[18]。灵芝子实体中的三萜化合物一般在C8、C9位存在双键，在C3、C7、C11和C15上被羟基或羰基取代。在此基础上灵芝酸类化合物一般在C26位上存在一个羧基。灵芝烯酸类化合物在C20、C22位会多出一个双键。灵芝醇、酮、醛、酯在支链末端会分别被羟基、酮基、醛基、酯基取代。有研究通过优化提取工艺获得灵芝三萜提取物，利用D101大孔树脂对其中的三萜成分进行富集，获得了三萜含量为60.07%的酸性三萜组分[19]，通过联用半制备液相、制备薄层色谱法和重结晶法对酸性三萜组分进行分离纯化，共得到了28种化合物，经质谱和核磁对其结构进行了解析和鉴定，主要为灵芝烯酸C、灵芝酸C2、赤芝酸N、赤芝酸Q、灵芝酸C6、灵芝酸G、灵芝烯酸B、灵芝酸B、灵芝烯酸H、灵芝酸AM1、赤芝酸E2、灵芝烯酸K、灵芝酸K、灵芝酸LM2、灵芝烯酸A、赤芝酮B、灵芝酸Df、灵芝酸A、灵赤酸D、灵芝酸H、灵芝烯酸E、灵芝酸D1、灵芝烯酸D、灵芝酸D、灵芝烯酸F、灵芝酸B甲酯等，系列三萜化合物标准品的获得为灵芝三萜的功能研究及精准检测方法的建立奠定了基础。

甾醇

甾醇类化合物是灵芝中的次生代谢产物，含量较高，其骨架可分为麦角甾醇类和胆甾醇类两种类型，其中羊毛甾醇是合成三萜类化合物的前体物质。灵芝甾醇在抗炎、抗肿瘤、抗衰老等方面的药理活性逐渐被发现，成为继灵芝多糖和三萜之后的第三大研究热点。甾醇类化合物是灵芝中具有抗肿瘤作用的脂溶性小分子的主要成分之一，具有直接的细胞毒作用，可以杀死肿瘤细胞[20]。

灵芝中甾醇类化合物的提取方法通常有乙醇回流提取法、有机溶剂提取法，为了能够更加有效地提高溶剂的提取效率，需要新技术的辅助，如超声波、微波等辅助提取。华正根等[21]比较了超临界CO_2提取法和乙醇回流提取法对灵芝中甾醇的提取效果，发现乙醇回流法提取的灵芝麦角甾醇含量为0.2%，而采用高压超临界CO_2提取的灵芝麦角甾醇的含量为0.32%，高效液相色谱法（HPLC）检测发现超临界CO_2法提取的灵芝甾醇成分种类更多。目前常采用HPLC检测灵芝甾醇的含量，有研究分析了灵芝孢子油及菜籽油、大豆油、玉米油、葵花籽油、花生油和橄榄油中麦角甾醇的含量[22]，结果表明6种植物油中均未检出麦角甾醇，而灵芝孢子油中麦角甾醇的含量较高，10个不同品牌灵芝孢子油中的麦角甾醇含量在0.65~2.79mg/g之间。

核苷

核苷类成分是维持生物细胞生命活动的基本物质，具有抗肿瘤、抗病毒、镇静中枢神经等功能，是灵芝孢子粉的主要活性成分之一。灵芝中的核苷成分是具有广泛生理活性的水溶性成分，最早从薄盖灵芝菌丝体中分离出尿苷、尿嘧啶、腺嘌呤、D-甘露醇和灵芝嘌呤5种化合物，其中灵芝嘌呤是首次发现的新物质，并确定了灵芝嘌呤的化学结构[23, 24]。有学者对不同产地灵芝孢子粉中的核苷成分进行了分析，发现其中尿苷、鸟苷、腺苷3种核苷的含量占比达70%以上，为灵芝孢子粉中的主要核苷类成分[25]。

生物碱

灵芝中的生物碱含量较低，主要包括胆碱、甜菜碱和其盐酸盐、灵芝碱甲和灵芝碱乙。灵芝的生物碱具有降低胆固醇含量、改善冠状动脉血流量的作用，对心脑血管疾病、支气管炎、哮喘、高血压及高脂血症等疾病也有一定的治疗效果[26]。有研究通过硅胶柱层析纯化得到黄油状液体的灵芝碱甲，通过制备薄层分离得到灵芝碱乙，它们是从薄盖灵芝中得到的两个新的吡咯类生物碱，结构鉴定表明灵芝碱甲（Ⅰ）应为N-异戊基-5-羟甲基吡咯甲醛，灵芝碱乙（Ⅱ）为N-苯乙基-5-羟甲基吡咯甲醛[24]。有学者采用硅胶柱层析结合薄层色谱法从紫芝的子实体中分离出一种新型的生物碱——sinensine[27]。

蛋白质和氨基酸

灵芝中的蛋白质主要包括真菌免疫调节蛋白、凝集素、糖蛋白等，具有调节免疫、抗肿瘤、抗氧化、抗菌、抗病毒等作用。真菌免疫调节蛋白是从灵芝等多种真菌中纯化出的一类小分子蛋白。1989年从赤灵芝子实体中分离提取出的第一种真菌免疫调节蛋白——灵芝免疫调节蛋白（Lz-8），由110个氨基酸组成，分子量为1.24×10^4g/mol[28]。有研究通过液相色谱法从赤芝子实体中分离纯化出一种具有抗癌活性的蛋白——

灵芝核糖核酸酶（GLR），分子量为 $1.74 \times 10^4 \text{g/mol}$，并证明了该蛋白是灵芝抗结直肠癌的生物活性成分之一[29]。

灵芝中的氨基酸含量占灵芝总质量的 10% 以上，具有种类多、含量高、活性好、易被人体吸收等特点，如天门冬氨酸、谷氨酸、精氨酸、赖氨酸、鸟氨酸、脯氨酸、丙氨酸、甘氨酸、丝氨酸、苏氨酸、酪氨酸、缬氨酸、亮氨酸、苯丙氨酸、异亮氨酸、羟脯氨酸、组氨酸、蛋氨酸等。有研究分析发现，灵芝子实体中含有 17 种氨基酸[30]，其中支链氨基酸（缬氨酸、亮氨酸、异亮氨酸）含量均较高，可达 3.427mg/kg；芳香族氨基酸（苯丙氨酸、酪氨酸）含量均较低，仅为 0.723mg/kg。此外，也有研究发现不同种灵芝之间的氨基酸种类相似，只是含量不相同[31]。

灵芝的药理作用

调节免疫

灵芝多糖在灵芝的调节免疫功能中发挥了主要作用。灵芝多糖具有双向调节免疫作用，能够直接或间接激活免疫细胞，使其分化或增殖，上调各种生长因子、细胞因子以及诱导抗体表达，以强化各类免疫细胞间的相互作用，提高自身免疫。研究发现，灵芝蛋白聚糖 GLIS 是一种新的 B 细胞刺激剂[11]，可以刺激活化小鼠 B 淋巴细胞，使细胞表面 CD71 和 CD25 的表达量上升，免疫球蛋白分泌增加。研究还发现，GLIS 能剂量依赖性地促进骨髓巨噬细胞（BMM）增殖，同时经过 GLIS 处理的 BMM 细胞体积增大，并形成伪足；GLIS 还会诱导细胞呼吸暴发活性增强，并增加 IL-1β、IL-6、IL-12p35、IL-12p40、IL-18 和 TNF-α 的基因表达，提升 TNF-α、IL-1β、和 IL-12 的表达水平，表明 GLIS 可以通过调节细胞因子的产生激活免疫系统[32]。从灵芝的子实体中分离出一种蛋白聚糖（LZ-D-7），研究发现 LZ-D-7 能够活化小鼠脾淋巴细胞并促进其增殖，其中 B 细胞是主要被 LZ-D-7 活化的细胞，使细胞表面的 CD71 和 CD25 表达增强，在荧光显微镜下可以观察到 B 细胞膨大[33]。有学者研究了灵芝孢子粉对免疫系统的调节作用，利用环磷酰胺和糖皮质激素构建小鼠免疫抑制模型。该模型表现出巨噬细胞活性下降、吞噬能力降低的特点，灵芝孢子粉则能显著提高小鼠的胸腺指数、脾指数以及溶血素效价，增加腹腔巨噬细胞和中性粒细胞的吞噬功能，从而使免疫抑制小鼠的免疫功能恢复正常水平[34]。

灵芝多糖能够与免疫细胞上的受体结合，受体激活后会启动细胞内信号转导途径，从而产生调节免疫的效果。Dectin-1 在单核巨噬细胞、中性粒细胞和树突状细胞上均有表达，可识别食用菌来源的 β- 葡聚糖，当其被激活后会增强 NF-κB 通路的信号传导，增强吞噬细胞的吞噬功能，促进细胞因子分泌，从而提高机体的免疫力。同时 Dectin-1 受体还可以联合 TLR4 信号通路受体共同启动免疫反应。有研究分别制备了稳定表达 Dectin-1 和缺陷表达 Dectin-1 的小鼠单核巨噬细胞白血病细胞（RAW264.7 细胞），发现灵芝孢子多糖使稳定表达 Dectin-1 的细胞产生的 TNF-α 显著增加，而缺失 Dectin-1 信号转导的细胞中的 TNF-α 水平没有提高，说明灵芝多糖可以通过 Dectin-1 介导免疫激活作用[35]。此外，研究发现灵芝孢子粉免疫调节蛋白具有潜在调节免疫功能，可通过 PI3K/Akt 和 MAPK 途径介导在巨噬细胞中的免疫调节活性[36]。如上所述，灵芝具有广泛的免疫调节作用，可促进先天免疫、体液免疫和细胞免疫。

抗肿瘤

灵芝多糖具有广泛的药理活性，近年来其抗肿瘤作用得到国内外学者的广泛关注。研究发现，灵芝多糖能够通过提高宿主免疫功能，抑制肿瘤细胞增殖，诱导肿瘤细胞凋亡，降低细胞黏附、抑制肿瘤转移、诱导肿瘤细胞分化等多种机制发挥抗肿瘤作用。有学者研究了灵芝孢子多糖对荷艾氏腹水癌（EC）和 S180 肉瘤小鼠的免疫调节作用[37]，发现灵芝孢子多糖可明显提高 EC 小鼠的血清半数溶血值，并显著提高 EC 小鼠的廓清指数 K 及吞噬系数 α 值；同时其对 S180 肉瘤小鼠外周血杀伤性 T 淋巴细胞亚群和辅助性 T 淋巴细胞亚群有一定的增强作用，但对调节性 T 淋巴细胞亚群并无明显作用。目前，大多数研究者对灵芝多糖体外抑制肿瘤细胞生长的看法不尽相同。有研究认为，灵芝多糖不能直接抑制或杀死肿瘤细胞，也不能诱导肿瘤细胞凋亡，其抑制肿瘤细胞的作用是通过介导加强宿主免疫功能、激活机体内各种免疫应答而实现的[38]。以 H22 肝癌荷瘤小鼠模型为研究对象，发现赤芝多糖在 10mg/kg、50mg/kg、100mg/kg 和 200mg/kg 的剂量下对肝癌荷瘤小鼠肿瘤的抑制率分别为 18.3%、47.1%、66.9% 和 81.9%，呈剂量依赖性[39]。有研究证明了灵芝蛋白聚糖（GLIS）对 S180 荷瘤小鼠的抑瘤率达 60%，同时发现用 GLIS 治疗荷瘤小鼠后，一方面脾脏 B 淋巴细胞被激活并产生大量免疫球蛋白，另一方面荷瘤小鼠骨髓来源的巨噬细胞也被激活，它们产生重要的免疫调节物质，如 IL-1β、TNF-α 和活性氮中间体一氧化氮（NO）等[40]。研究还表明，灵芝多糖以剂量和时间依赖方式抑制 MCF-7 细胞生长，使其显示典型凋亡特征[41]，包括形态学改变、DNA 片段化；进一步研究发现，灵芝多糖能降低细胞线粒体膜电位，增加细胞质中细胞色素 C 的丰度，表明灵芝多糖可通过线粒体途径诱导乳腺癌细胞凋亡。

灵芝三萜的抗肿瘤作用主要是通过抑制肿瘤细胞增殖和促进细胞凋亡两个途径实现的。其中细胞凋亡的机制主要包括细胞周期阻滞诱导细胞凋亡和通过调控相关细胞信号转导通路，如活性氧（ROS）、钙离子（Ca^{2+}）、蛋白激酶 C（PKC）、应激活化蛋白激酶（JNK）介导的线粒体信号通路诱导的肿瘤细胞凋亡[42]。有学者探究了灵芝三萜组分 GLE 对小鼠 S180 实体瘤和腹水瘤的抗肿瘤作用[43]，发现 3 个剂量（125mg/kg、250mg/kg、500mg/kg）的 GLE 组分对小鼠 S180 实体瘤均具有一定的抑制作用，并且在 500mg/kg 剂量下的抑制率达 51.4%；并且能明显延长 S180 腹水瘤小鼠的存活期，其中 500mg/kg 实验组的生命延长率为 52.0%。用灵芝三萜作用于前列腺癌细胞，研究其对细胞活性和凋亡的影响[44]，结果显示三萜呈剂量依赖性抑制前列腺癌细胞的增殖，并证明灵芝三萜主要通过抑制癌细胞从 G1 期向 S 期的转变而诱导细胞凋亡，从而发挥抑制肿瘤细胞增殖的作用。研究表明，灵芝酸 A 可通过抑制 5α- 还原酶活性、抑制睾酮诱导的前列腺癌 LNCaP 细胞增殖、诱发细胞早期凋亡来发挥抗肿瘤作用；进一步研究表明，灵芝酸 A 可以降低前列腺癌细胞中转录激活因子 AR 的表达，并通过引发细胞线粒体功能障碍释放过量 ROS 诱发细胞凋亡[45]。以 MTT 比色法和酶联免疫（ELISA）法研究灵芝酮三醇对雄激素依赖性前列腺癌细胞株 LNCaP 细胞增殖和分泌前列腺特异性抗原（PSA）的抑制作用，结果表明灵芝酮三醇对 LNCaP 细胞的增殖和分泌 PSA 均呈现浓度依赖性的抑制作用；对 5α- 还原酶的抑制作用也呈现浓度依赖性，浓度为 2.5mM 时，其对 5α- 还原酶的抑制率为 51.88%。这说明灵芝酮三醇对 LNCaP 的抑制作用既与其细胞毒性有关，也与其对雄激素的抑制作用有关[46]。有研究通过 HPLC 指纹图谱结合多元线性回归分析对不同产地灵芝子实体的功效性特征进行评价，明确与抑制 L1210 肿瘤细胞活性关系密切的三萜有灵芝酸 C2、灵芝酸 G、灵芝烯酸 B、灵芝烯酸 A、灵芝酸 K、灵芝酸 A、灵芝酸 F 和灵芝醛 A[47]。

此外，灵芝孢子油和灵芝中的麦角甾醇也表现出良好的抗肿瘤作用。灵芝孢子油对人肝癌细胞、人非小细胞肺癌细胞、人结肠癌细胞 3 种细胞的生长均具有一定抑制作用[48]，其抑制强度依次为人肝癌细胞（IC_{50} 0.41mg/ml）、肺癌细胞（IC_{50} 0.38mg/ml）、人结肠癌细胞（IC_{50} 1.25mg/ml），机制可能与激活 NF-κB 通路与 Caspase-3 凋亡途径加速肿瘤细胞凋亡相关。从赤芝子实体中分离出的麦角甾醇、灵芝醇 B 及过氧化麦角甾醇，在 10μg/ml 浓度下对小鼠肺腺癌 LA795 细胞的抑制率分别为 42.56%、33.51%、12.32%[49]。有研究发现，赤芝子实体提取物中 3 种含量丰富的甾醇类化合物（麦角甾醇、5,6-脱氢表雄酮和过氧化麦角甾醇）在体外表现出显著的抗癌活性[50]。通过对过氧化麦角甾醇进行化学结构修饰，合成了衍生物麦角甾醇过氧化物磺胺，其抑制肿瘤细胞增殖活性更强，但对正常细胞则无明显毒性作用，提示过氧化麦角甾醇可能是一种很有前景的抗癌分子骨架。

保护神经细胞

神经系统疾病是由对中枢和外周神经系统产生负面影响的特殊病理过程引起的。通过实验发现，灵芝多糖能显著抑制 H_2O_2 诱导的神经细胞凋亡，提示灵芝多糖可抑制氧化应激诱导的神经细胞凋亡[51]。灵芝多糖能够下调脂多糖或 Aβ 诱导的促炎细胞因子，促进抗炎细胞因子的表达，减轻炎症相关的生理活动[52]，提示灵芝多糖的神经保护功能可能是通过调节小胶质细胞的炎症反应和行为反应实现的。灵芝三萜类化合物具有较强的抗氧化功能，能减少脂质过氧化反应的发生和脂质过氧化产物的生成，维持细胞内环境的稳定，从而发挥保护细胞作用。有研究通过实验证实了灵芝三萜可以提高癫痫大鼠血清超氧化物歧化酶活力，抑制 TNF-α 的表达，从而发挥抗氧化、抗感染作用，能保护受损的海马神经元[53]。还有研究者也证明了灵芝酸 A 能促进癫痫海马神经元超氧化物歧化酶的表达，减轻细胞的氧化损伤[54]。有学者探究了灵芝三萜对癫痫脑损伤早期神经保护作用的效果，发现经过灵芝三萜化合物处理后，大鼠脑脊液和血清脑脊液中 S 蛋白 -β（S-100β）、神经元特异性烯醇化酶（NSE）的蛋白含量与癫痫模型组相比明显降低，降钙素基因相关肽（CGRP）的蛋白含量升高，说明灵芝三萜化合物可不同程度地减轻癫痫对脑细胞的损伤，其作用机制可能为通过影响反映脑组织损伤和炎症反应的 S-100β、NSE 及 CGRP 蛋白表达而发挥脑神经元保护作用[55]。

降血脂

高脂血症是指血液脂质代谢异常，主要表现为血清总胆固醇（TC）水平过高、血清三酰甘油（TG）水平过高、血清高密度脂蛋白胆固醇（HDL-C）水平过低。研究表明，灵芝多糖和三萜有明显的降血脂作用，其主要是通过抑制胆固醇合成和促进脂类代谢发挥降脂功效。灵芝提取物可以抑制羊毛甾醇 14α- 去甲基化酶的活性，抑制 24，25- 双氢羊毛甾醇向胆固醇的转化，提示灵芝可以通过抑制胆固醇合成达到降脂的作用[56]。有研究采用胰岛素抵抗大鼠考察灵芝多糖 PSG1 的降血脂活性及机制[57]，结果显示 PSG1 能显著降低胰岛素抵抗，大鼠血清中总胆固醇、三酰甘油、低密度脂蛋白和游离脂肪酸的含量下降，其机制为灵芝多糖通过抑制 Bax 蛋白表达、增加 Bcl-2 蛋白表达、减少胰岛细胞凋亡、增加胰岛素敏感性来改善胰岛素抵抗。富含三萜类物质的灵芝醇提物能够显著降低血清和肝脏中 TG、TC 和低密度脂蛋白胆固醇（LDL-C）的含量，并显著提高肝脏中 HDL-C 的含量。此外，灵芝提取物能有效改善粪便菌群结构，尤其增加考拉杆菌属、粪球菌属、萨特菌属和脱硫化弧菌属的丰度，表明灵芝提取物可改善高脂膳食大鼠的脂质代谢紊乱及其肠道菌群失调[58]。

降血压

高血压作为最常见的心血管疾病之一，可损伤心、脑、肾等重要脏器的结构和功能，如果治疗不及时，长期患病将引发脑卒中、心肌梗死、冠心病、糖尿病、心力衰竭、慢性肾病等并发症。灵芝降血压的作用机制与其对血管紧张素转化酶的抑制作用、减弱血管中氧化应激及其造成的损伤有关。研究表明，灵芝多糖可明显抑制醋酸去氧皮质酮高血压大鼠主动脉内皮细胞 NADPH 氧化的活性，使血管内扩血管物质 NO 的生物利用率提高，从而发挥降血压的效果[59]。通过探究灵芝提取物（ADR）对高血压大鼠的降血压作用，发现给药 4 小时后，大鼠的收缩压显著下降至 34.3mmHg（19.5% 变化），效果持续至给药 8 小时，下降幅度低至 26.8mmHg；并且 ADR 对肾素 – 血管紧张素系统中血管紧张素转化酶（ACE）有较强的抑制作用，提示灵芝可以通过抑制 ACE 的活性而达到降血压的效果[60]。

灵芝的产品和应用

灵芝的化学成分复杂，目前已经被证实的活性物质有灵芝多糖、三萜、蛋白质、多肽、甾醇等。科学研究表明，灵芝具有抗肿瘤、增强免疫力、抗氧化、保肝护肝、降血糖、降血脂、改善睡眠等药理作用，已经成为我国药品、保健食品和功能性食品领域开发的重要原料。基于灵芝的药理活性和临床应用的疗效，目前市场上已经开发了多种多样的产品，包括药品、保健食品以及一些功能性食品。

从国家药品监督管理局网站可以查询到目前灵芝类国产药品包括片剂、胶囊、颗粒、口服液、糖浆等多种剂型，主要用于慢性支气管炎、失眠、冠心病、神经衰弱、肝炎、胃溃疡、高脂血症等疾病的治疗。其中 70% 的药品是以灵芝为原料的单方，具有安心养神、健脾和胃的作用，用于治疗失眠、食欲不振、神经衰弱等（如灵芝片和灵芝糖浆）；复方的灵芝药品具有安心养神、滋补肝肾的作用，用于治疗慢性肝炎、神经衰弱、胃肠溃疡等（如珍珠灵芝片）。

除了开发成药品外，灵芝在保健食品市场具有重要地位。以灵芝为原料开发的保健食品有多种剂型，包括胶囊、片剂、颗粒、袋泡茶、冲剂、口服液、膏剂、酒剂等，并且涉及多种功效。88% 的灵芝保健食品是单方，其中以孢子粉为原料的灵芝保健食品占单方灵芝保健食品的 40%，其次是子实体提取物、子实体和孢子油，分别占 26%、17%、13%。复方的灵芝保健食品有多种，有灵芝不同原料间混合的配方，也有与其他中药材间混合的配方。在灵芝原料复方中，以灵芝提取物和孢子粉的混合最为常见。单方的灵芝孢子粉具有调节免疫的功效，复方的灵芝孢子粉具有免疫调节、改善睡眠、调节血脂等功效。如灵芝孢子粉和刺五加提取物复配具有增强免疫力和改善睡眠的作用；灵芝孢子油主要是单方的软胶囊制剂，也有与沙棘籽油等复配的软胶囊制剂。功能为增强免疫力；灵芝提取物主要与灵芝孢子粉复配，可增强免疫力，并对化学性肝损伤有辅助保护功能。此外，还有少量的灵芝复配保健食品，具有延缓衰老和辅助降血糖的功效。

随着灵芝药食同源工作在全国多个省份的展开，包含灵芝成分的各类产品，如灵芝咖啡、灵芝茶、灵芝饮料等，在市场上越来越普遍。

参考文献

[1]Ofodile LN, Uma NU, Kokubum T, et al. Antimicrobial activity of some *Ganoderma* species from Nigeria [J]. Phytotherapy Research, 2010, 19（4）: 310-313.

[2]Wong KL, Chao HH, Chan P, et al. Antioxidant activity of *Ganoderma lucidum* in acute ethanol-induced heart toxicity[J]. Phytotherapy Research, 2010, 18（12）: 1024-1026.

[3]Lakshmi B, Ajith TA, Sheena N, et al. Antiperoxidative, anti-inflammatory and antimutagenic activities of ethanol extract of the mycelium of *Ganoderma lucidum* occurring in south India[J]. Teratogenesis, Carcinogenesis and Mutagenesis, 2003, 23（S1）: 85-97.

[4] 邵邻相, 徐丽珊, 王丹. 灵芝对小鼠学习记忆和单胺类神经递质的影响 [J]. 时珍国医国药, 2002（2）: 68-69.

[5] 王朝川. 灵芝成分及功能的研究现状 [J]. 中国果菜, 2018, 38（8）: 45-47+53.

[6]Liu YF, Zhang JS, Tang QJ, et al. Physicochemical characterization of a high molecular weight bioactive β-D-glucan from the fruiting bodies of *Ganoderma lucidum*[J]. Carbohydrate Polymers, 2014（101）: 968-974.

[7]Liu YF, Tang QJ, Zhang JS, et al. Triple helix conformation of β-D-glucan from *Ganoderma lucidum* and effect of molecular weight on its immunostimulatory activity[J]. International Journal Biological Macromolecules, 2018（114）: 1064-1070.

[8]Liu YF, Wang YT, Zhou S, et al. Structure and chain conformation of bioactive β-D-glucan purified from water extracts of *Ganoderma lucidum* unbroken spores[J]. International Journal of Biological Macromolecules, 2021（180）: 484-493.

[9] 颜梦秋, 张丹, 周帅, 等. 紫芝细胞壁大分子量葡聚糖的纯化及结构鉴定 [J]. 菌物学报, 2020, 39（8）: 1502-1509.

[10] 刘艳芳. 赤芝多糖结构和构象表征及其免疫调节构效关系研究 [D]. 无锡: 江南大学, 2018.

[11]Zhang JS, Tang QJ, Zimmerman-Kordmann M, et al. Activation of B lymphocytes by GLIS, a bioactive proteoglycan from *Ganoderma lucidum*[J]. Life Sciences, 2002, 71（6）: 623-638.

[12]Li J, Ga FF, Chao C, et al. Purification, structural characterization, and immunomodulatory activity of the polysaccharides from *Ganoderma lucidum*[J]. International Journal of Biological Macromolecules, 2020（143）: 806-813.

[13]Wang JG, Ma ZC, Zhang LN, et al. Structure and chain conformation of water-soluble heteropolysaccharides from *Ganoderma lucidum*[J]. Carbohydrate Polymers, 2011, 86（2）: 844-851.

[14] 徐任生, 叶阳, 赵维民. 天然产物化学 [M].（第二版）. 北京: 科学出版社, 2003, 166-428.

[15]Bady S, Johnson AJ, Govindan B. Secondary metabolites from *Ganoderma*[J]. Phytochemistry, 2015（114）: 66-101.

[16] 陈若芸, 康洁. 中国食用药用真菌化学 [M]. 上海: 上海科学技术文献出版社, 2015, 92-110.

[17]Xia Q, Zhang H, Sun X, et al. A comprehensive review of the structure elucidation and biological activity of triterpenoids from *Ganoderma* spp.[J]. Molecules, 2014, 19（11）: 17478-17535.

[18] 于华峥, 刘艳芳, 周帅, 等. 灵芝子实体、菌丝体和孢子粉化学成分的比较 [J]. 食品与生物技术学报, 2016, 35（8）: 823-827.

[19] 彭小芳. 赤芝三萜的提取工艺优化、分离及结构鉴定 [D]. 上海: 华东理工大学, 2021.

[20] 李向敏. 皱盖假芝和灵芝孢子中甾醇类化合物抗肿瘤作用机制研究 [D]. 广州: 华南理工大学, 2015.

[21] 华正根, 王金亮, 朱丽萍, 等. 高压超临界 CO$_2$ 提取灵芝三萜和甾醇成分的研究 [J]. 中国食用菌, 2018, 37（5）: 62-65+69.

[22] 王晓琴, 赖政炀, 黄秀丽, 等. 麦角甾醇在灵芝孢子油鉴别与质量评价中的应用 [J]. 食品科技, 2016, 41（9）: 262-266.

[23] 余竞光, 瞿云凤. 薄盖灵芝化学成分的研究（第 I 报）[J]. 药学学报, 1979（6）: 374-378.

食用菌
营养健康功能的现代研究

[24] 余竞光，陈若芸，姚志熙，等. 薄盖灵芝化学成分的研究Ⅳ. 灵芝碱甲、灵芝碱乙和灵芝嘌呤的化学结构 [J]. 药学学报，1990（8）：612-616.

[25] 王金艳，王晨光，张劲松，等. 灵芝孢子粉中核苷类成分分析 [J]. 菌物学报，2016，35（1）：77-85.

[26] 姜芳燕，马军，陈永敢，等. 灵芝活性成分的研究进展 [J]. 黑龙江农业科学，2014，37（8）：137-142.

[27] Liu C, Zhao F, Chen RY. A novel alkaloid from the bodies of *Ganoderma sinense* Zhao, Xu et Zhang. Chinese Chemical Letters, 2010, 21（2）：197-199.

[28] Kino K, Yamashita A, Yamaoka K, et al. Isolation and characterization of a new immunomodulatory protein, ling zhi-8（LZ-8）, from *Ganoderma lucidum*[J]. Journal of Biological Chemistry, 1989, 264（1）：472-428.

[29] Dan X, Liu W, Wong JH, et al. A ribonuclease Isolated from wild *Ganoderma lucidum* suppressed autophagy and triggered apoptosis in colorectal cancer cells[J]. Frontiers in Pharmacology, 2016（7）：217.

[30] 杨丽秋，范锦琳，刘欣怡，等. 菌草对灵芝生长状况及营养成分的影响 [J]. 福建农业学报，2017，32（5）：508-511.

[31] 陈若芸. 灵芝化学成分与质量控制方法的研究综述 [J]. 食药用菌，2015，23（5）：270-275.

[32] Ji Z, Tang QJ, Zhang JS, et al. Immunomodulation of bone marrow macrophages by GLIS, a proteoglycan fraction from Lingzhi or Reishi medicinal mushroom *Ganoderma lucidum*（W.Curt.:Fr.）P. Karst. [J]. International Journal of Medicinal Mushrooms, 2010, 13（5）：441-448.

[33] Ye LB, Zheng XL, Zhang JS, et al. Biochemical characterization of a proteoglycan complex from an edible mushroom *Ganoderma lucidum* fruiting bodies and its immunoregulatory activity[J]. Food Research International, 2011, 44（1）：367-372.

[34] 任玮，左丽，钟志强. 灵芝孢子粉对糖皮质激素抑制模型小鼠的免疫调节作用 [J]. 中国免疫学杂志，2007（11）：979-984.

[35] Guo L, Xie J, Ruan Y, et al. Characterization and immunostimulatory activity of a polysaccharide from the spores of *Ganoderma lucidum*[J]. International Immunopharmacology, 2009, 9（10）：1175-1182.

[36] Li QZ, Chang YZ, He ZM, et al. Immunomodulatory activity of *Ganoderma lucidum* immunomodulatory protein via PI3K/Akt and MAPK signaling pathways in RAW264.7 cells[J]. Journal of Cellular Physiology, 2019, 234（12）：23337-23348.

[37] 冯鹏，赵丽，赵卿，等. 灵芝孢子多糖对荷瘤小鼠的免疫调节作用 [J]. 中国药科大学学报，2007（2）：162-166.

[38] 林华型. 灵芝多糖抗肿瘤靶向作用机制研究进展 [J]. 细胞与分子免疫学杂志，2008（4）：428-430.

[39] Li AM, Shuai XY, Jia ZJ, et al. *Ganoderma lucidum* polysaccharide extract inhibits hepatocellular carcinoma growth by downregulating regulatory T cells accumulation and function by inducing microRNA-125b[J]. Journal of Translational Medicine, 2015（13）：100.

[40] Zhang JS, Tang QJ, Zhou CY, et al. GLIS, a bioactive proteoglycan fraction from *Ganoderma lucidum*, displays anti-tumour activity by increasing both humoral and cellular immune response[J]. Life Sciences, 2010, 87（19-22）：628-637.

[41] Shang D, Li Y, Wang C, et al. A novel polysaccharide from Se-enriched *Ganoderma lucidum* induces apoptosis of human breast cancer cells[J]. Oncology Reports, 2011, 25（1）：267-272.

[42] 王梦晨，张雪涟，陈向东，等. 灵芝三萜与灵芝多糖抗肿瘤作用及其机制研究进展 [J]. 中国实验方剂学杂志，2022，28（5）：234-241.

[43] 刘锋，李鹏，黄秀旺，等. 灵芝三萜组分 GLE 的体内外抗肿瘤作用 [J]. 中国新药杂志，2012，21（23）：2790-2793.

[44] 王涛. 灵芝三萜的提纯及其对前列腺癌细胞生长的影响 [D]. 广州：南方医科大学，2016.

[45] 徐宾，贾薇，王忠，等. 灵芝酸 A 对前列腺癌 LNCaP 细胞的生长抑制作用及机制 [J]. 菌物学报，2019，38（5）：717-727.

[46] 章慧，张劲松，冯娜，等. 灵芝酮三醇对人前列腺癌细胞 LNCaP 生长的影响及其对 5α-还原酶的抑制作用 [J]. 天然产物研究与开发，2013，25（10）：1416-1419.

[47] 郑洁，唐庆九，张劲松，等. 灵芝子实体中三萜类物质抗肿瘤活性的谱效关系 [J]. 菌物学报，2019，38（7）：1165-1172.

[48] 彭学翰，谢文敏，李霁，等. 灵芝孢子油体外抗肿瘤活性比较研究 [J]. 中国药科大学学报，2019，50（1）：81-86.

[49] 张萱. 灵芝活性成分的提取工艺及抗肿瘤成分的研究 [D]. 天津：天津大学，2006.

[50] Martínez-Montemayor MM, Ling TT, Suárez-Arroyo IJ, et al. Identification of biologically active *Ganoderma lucidum* compounds and synthesis of improved derivatives that confer anti-cancer activities in vitro[J]. Frontiers in Pharmacology, 2019（10）：115.

[51] Sun XZ, Liao Y, Li W, et al. Neuroprotective effects of *ganoderma lucidum* polysaccharides against oxidative stress-induced neuronal apoptosis[J]. Neural Regeneration Research, 2017, 12（6）：953-958.

[52] Cai Q, Li Y, Pei G. Polysaccharides from *Ganoderma lucidum* attenuate microglia-mediated neuroinflammation and modulate microglial phagocytosis and behavioural response[J]. Journal of Neuroinflammation, 2017, 14（1）：63.

[53] 王国辉，王丽华，秦丽红，等. 灵芝三萜化合物对戊四氮致痫大鼠海马神经元损伤的影响 [J]. 深圳中西医结合杂志，2018，28（10）：26-27.

[54]Jiang ZM, Qiu HB, Wang SQ, et al. Ganoderic acid a potentiates the antioxidant effect and protection of mitochondrial membranes and reduces the apoptosis rate in primary hippocampal neurons in magnesium free medium [J]. Die Pharmazie, 2018, 73（2）: 87-91.

[55]赵爽，蒋利和，王居平，等. 外源性神经节苷脂联合灵芝三萜化合物对癫痫脑损伤神经保护作用 [J]. 现代预防医学，2017，44（4）: 701-705.

[56]Berger A, Rein D, Kratky E, et al. Cholesterol-lowering proper- ties of Ganoderma lucidum in vitro. Ex vivo. and in hamsters and minipigs[J]. Lipids in Health and Disesse, 2004（3）: 2-12.

[57]Zhu KX, Nie SP, Li CH, et al. A newly identified polysaccharide from Ganoderma atrum attenuates hyperglycemia and hyperlipidemia[J]. International Journal Biological Macromolecular, 2013, 57（12）: 142-150.

[58]郭伟灵，石菲菲，李路，等. 灵芝提取物对高脂膳食大鼠脂质代谢及粪便菌群的影响 [J]. 食品工业科技，2019，40（7）: 263-268.

[59]莫俏峰. 灵芝多糖降低 DOCA- 盐高血压大鼠主动脉超氧阴离子水平和改善主动脉内皮细胞依赖性舒张作用研究 [D]. 广州：广州医学院，2008.

[60]Tran HB, Yamamoto A, Matsumoto S, et al. Hypotensive effects and angiotensin-converting enzyme inhibitory peptides of Reishi（Ganoderma lingzhi）auto-digested extract[J]. Molecules, 2014（19）: 13473-13485.

食用菌
营养健康功能的现代研究

茯苓

Poria cocos（Schw.）Wolf

茯苓具有免疫调节、抗肿瘤、抗炎、抗氧化、利尿健脾、保护肠胃、保肝、安神等药理作用，已广泛应用于药品、保健食品和功能性食品中。

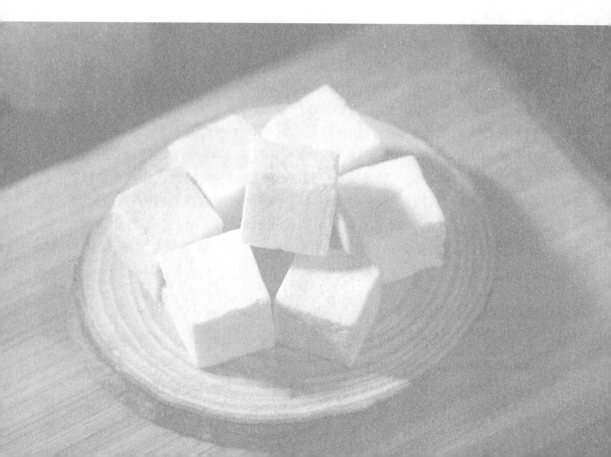

茯苓，又称茯菟、茯灵、云苓、松苓等，通常指真菌茯苓的干燥菌核，常寄生在松树根上，形如甘薯，球状，外皮呈淡棕色或黑褐色，内部呈粉色或白色，精制后称为白茯苓或云苓，菌核的外皮称为茯苓皮。茯苓是我国的传统中药，古人称之为"四时神药""道家仙粮"，始载于《五十二病方》，在《神农本草经》中被列为上品，有"久服安魂养神，不饥延年"的作用，主要功效为健脾利尿、祛湿养胃、宁心安神、缓解脾虚，是一种历史悠久的食疗佳品，有"一两茯苓一两金"的说法。2000年版《中国药典》首次收载，其性平，味甘、淡，归心、肺、脾、肾经；具有利水渗湿、健脾补中、安神宁心之功效，主治水肿尿少、痰饮眩悸、脾虚食少、便溏泄泻、心神不安、惊悸失眠等。茯苓是许多中药方剂及中成药的原料之一，有"十药九茯苓"一说。

茯苓的活性成分

多糖

多糖是茯苓的主要活性成分之一，茯苓中多糖成分的含量约占茯苓菌核干重的 70%~90%[1]，多为 β– 葡聚糖，具有免疫调节、抗肿瘤、抗氧化、抗炎、保肝等药理作用。茯苓中的多糖主要以 β–（1→3）– 葡萄糖为主链，β–（1→6）– 或 β–（1→2）– 为支链的葡聚糖，也存在以 α–（1→6）– 半乳糖为主链，β–（1→6）– 和 β–（1→3）– 葡萄糖等为支链的半乳葡聚糖，还有以 α–（1→4）– 甘露糖和 β–（1→3）– 葡萄糖为主链，α–（1→4）– 半乳糖和 α–（1→4）– 葡萄糖为支链的甘露葡聚糖结构。为了增强茯苓多糖的水溶性和生物活性，提高其临床应用价值，研究者们开展了许多对茯苓多糖进行结构改造的研究，目前茯苓多糖的衍生化产物主要有羧甲基化茯苓多糖（CMP）、硫酸化茯苓多糖（SP）、磷酸化茯苓多糖（P–PCS3–Ⅱ）、羧甲基化硫酸化多糖（CS–PCS3–Ⅱ）、阿魏酸茯苓多糖（FP）等[2]。

三萜

三萜也是茯苓的主要活性成分之一，多是四环三萜，主要为羊毛甾型的酸类物质，具有抗肿瘤、抗氧化和抗炎等功效。

目前已经从茯苓中分离出 102 种三萜类化合物，按照其骨架结构可以分为 6 种类型，即羊毛甾烷型、开环羊毛甾烷型、齿孔甾烷型、羊毛甾 -7，9（11）- 二烯型、7，8- 脱氢羊毛甾烷型和开环齿孔甾烷型[3-6]。有活性报道的共有 18 个，主要为羊毛甾 -7，9（11）- 二烯型三萜、三环二萜类、羊毛甾 -8- 烯型三萜、3，4- 开环 - 羊毛甾 -8，11- 烯型三萜、齐墩果烷型三萜、3，4- 开环 - 羊毛甾 -8- 烯型三萜和羊毛甾 -8- 烯型三萜[7]。不同产地的茯苓药材含有不同的三萜成分，如去氢土莫酸、猪苓酸 C、3- 表去氢土莫酸、3-O- 乙酰基 -16α- 羟基 - 氢化松苓酸、去氢茯苓酸、茯苓酸、松苓新酸等，也是茯苓的主要三萜成分[8]。

其他成分

茯苓中含有丰富的蛋白质和氨基酸成分，其总蛋白含量为 1.7%~2.5%，其中人体必需的 8 种氨基酸含量较丰富。茯苓中的蛋白质经分离纯化后采用质谱技术鉴定出 51 种蛋白质，如过氧化氢酶（CAT）、甘露醇脱氢酶、蛋白激酶、糖化酶、溶菌酶等[9]。利用 HPLC 方法测定茯苓中氨基酸的含量，发现其含有天冬氨酸、谷氨酸、丝氨酸、甘氨酸等 18 种氨基酸[10]。

茯苓子实体中含有少量甾醇化合物，如麦角甾醇、啤酒甾醇和 β- 谷甾醇等，均具有不同程度的抗氧化活性。此外，还从茯苓菌核中分离得到麦角甾醇及其衍生物 10 余种，主要为麦角甾醇类，包括麦角甾醇、过氧麦角甾醇、桃叶甾醇、谷草甾醇、β- 谷甾醇等。

茯苓的药理作用

调节免疫

目前有关茯苓免疫调节功能的研究主要集中在茯苓多糖上，尤其是经过结构改造的茯苓多糖衍生物，其通过保护机体免疫器官，防止或减少胸腺萎缩、脾脏增大，激活 T 淋巴细胞、B 淋巴细胞，增强 NK 细胞活性，调节 IL-2、TNF-α 等炎症细胞因子来调节机体的免疫力。

与铝佐剂相比，茯苓多糖能够增强 H1N1 流感疫苗和 HBsAg 抗原的效应，诱导更好的体液和细胞免疫，可作为人和动物疫苗中的有效佐剂开发[11]。茯苓多糖硫酸酯在体外实验中，能显著提高 NK 细胞杀伤小鼠淋巴瘤细胞 Yac-1 的细胞活性[12]。羧甲基化后的茯苓 β-（1 → 3）-D-

葡聚糖能显著增加 BALB/c 小鼠血清溶血素抗体的效价，促进脾脏抗体产生，增强迟发型超敏反应，表现出最佳的免疫活性，对植入的人肝癌细胞 HepG$_2$ 表现出最高抑制率[13]。茯苓不仅能够增强非特异性免疫系统，还能提高特异性免疫系统。茯苓多糖 PCP-I 作为一种佐剂，能够显著增强对炭疽的保护性抗原特异性体液免疫和细胞免疫，还能够诱导树突状细胞上调 CD80、MHC-II 分子，促进抗原呈递[14]。从茯苓菌核中分离出的多糖组分 PCP-II，可提高流感疫苗免疫小鼠的特异性抗体水平，促进脾细胞增殖，刺激树突状细胞和巨噬细胞产生白细胞介素 -12p70 和 TNF-α，诱导抗流感病毒抗体的生成，产生强而持久的免疫效果[15]。此外，茯苓中的三萜化合物也具有免疫调节活性，体外实验表明，茯苓素能诱导增强小鼠腹腔巨噬细胞的抗病毒作用，有效增强小鼠的细胞体液免疫；体内实验表明，茯苓素可诱导小鼠腹腔巨噬细胞进入激活状态[16]。

抗肿瘤

茯苓所含的多糖和三萜成分都具有抗肿瘤的活性，包括对白血病细胞、胃癌细胞、结肠癌细胞、乳腺癌细胞、膀胱癌细胞、肺癌细胞、肉瘤细胞、肝癌细胞等各类肿瘤细胞的抗肿瘤作用。

研究发现，采用酶解与碱提的方法从茯苓中提取得到的水溶性多糖在体内外都能抑制肉瘤细胞 S180 的增殖，并且效果优于对照组羧甲基茯苓多糖[17]。硫酸化后的茯苓多糖与阿霉素具有协同作用，可使其细胞毒性增强 50 倍[18]。引入羧甲基和硫酸基团的茯苓多糖在 0.15mol/L 的 NaCl 溶液中呈扩展柔性链状，其可通过激活 BALB/c 小鼠的免疫系统而产生更强的抗肿瘤作用；经多糖处理后的肿瘤细胞显示出对肿瘤细胞抑制和诱导凋亡的作用[19]。此外，茯苓中的三萜等小分子成分也被发现具有抑制肿瘤细胞生长的作用。研究发现，3 种茯苓三萜化合物对人结肠癌细胞 HT-29 表现出细胞毒性，其 IC50 值分别为 20.5μmol/L、29.1μmol/L 和 10.4μmol/L，这些化合物具有抑制 DNA 拓扑异构酶 II 和 DNA 拓扑异构酶 I 的活性[20]。研究还发现，茯苓酸能通过下调 MMP-9 的表达抑制乳腺癌细胞的侵袭，其作用机制为茯苓酸通过阻止上游信号 IκB 激酶 IKK 的磷酸化，实现 P65 核移位减少，导致 NF-κB 反式激活减弱，最终实现抑制佛波酯诱导的 NF-kB 信号传导途径[21]。此外，茯苓酸还具有抑制 NCI-H23 和 NCI-H460 肺癌细胞增殖的活性，可把肿瘤细胞阻滞在 G2/M 期和诱导细胞凋亡，其作用机制可能是茯苓酸诱导活性氧产生，导致肺癌细胞中 c-Jun N 端激酶和内质网应激凋亡途径的活化，从而诱导细胞凋亡[22]。茯苓三萜中的去氢土莫酸和去氢依布里酸可能是 DNA 拓扑异构酶的抑制剂，可阻止人胃癌 NUGC-3 细胞的增殖，并且使细胞停止在细胞周期的 G1 期，因而具有开发成癌症治疗药物的潜能[23]。还有研究发现，茯苓菌核中提取出的三萜、二萜以及甾醇化合物对肺腺癌细胞具有细胞毒性，可使细胞的 Bax 表达升高，促进 Caspase-3 活化，并引起线粒体紊乱，其机制可能是通过诱导细胞凋亡而发挥细胞毒作用[24, 25]。茯苓的 8 种三萜化合物能增强长春新碱对耐药 KBV200 细胞的细胞毒性，其中脱水肉豆蔻酸的逆转效果最佳，它通过抑制 P-gp 的药物外排功能而不影响其表达，从而增加细胞内积累和保留的抗肿瘤药物，对肿瘤细胞的多药耐药性表现出良好的逆转效果[26]。

抗氧化

茯苓中的多糖和三萜类成分均具有不同程度的抗氧化作用。研究表明，以果蝇为动物模型，通过测定超氧化物歧化酶活性、过氧化氢酶活性和丙二醛含量，发现茯苓多糖可以提高果蝇的抗氧化能力，抑制脂质过氧化，延长果蝇的寿命[27]。不同分子量的羧甲基茯苓多糖也有一定的抗氧化性，包括对 Fe^{3+} 的还原能力、对 DPPH 自由基的清除能力和对羟自由基的抑制能力。降解后低分子量的羧甲基茯苓多糖表现出更好的抗氧化活性，并且抗氧化效果随多糖浓度的增加而增强[28]。茯苓皮的甲醇粗提物中，三萜能有效清除超氧化物阴离子自由基、羟基自由基和过氧化氢，其 IC_{50} 值分别为 1.01mg/ml、0.91mg/ml 和 0.87mg/ml，并且清除力与浓度之间呈剂量依赖性；体外抗氧化实验表明，茯苓皮中的三萜化合物可以抑制鸡红细胞溶血，对小鼠肝脏脂质过氧化作用产生的 MDA 有较好的清除作用，1.58mg/ml 的茯苓皮甲醇溶液具有最好的抑制效果[29]。

抗炎

茯苓多糖和三萜类成分在不同的实验模型下表现出抗急慢性炎症的作用。实验表明，防己茯苓汤中茯苓对激活巨噬细胞的 NO 含量具有一定抑制作用，其高剂量乙醇提取物对静息巨噬细胞有一定的细胞毒性[30]。茯苓多糖小剂量下能抑制小鼠耳肿，同时对大鼠皮下肉芽肿的形成有抑制作用，证明茯苓多糖具有抑制急慢性炎症反应的作用[31]。另外，茯苓多糖被发现具有抗肾炎效果[32]。三萜类成分也是茯苓抗炎作用的有效部位之一。茯苓的甲醇提取液中分离得到的23个三萜化合物被发现能有效抑制 TPA 引起的鼠耳肿[33]。三萜化合物通过抑制一氧化氮合成酶（iNOS），环氧化酶（COX）-2等的表达，抑制 NO、PGE2、IL-1、IL-6、TNF-α 等炎症介质的产生，从而发挥抗炎作用。研究还发现，从茯苓菌核中分离得到的5种三萜化合物能抑制 LPS 刺激的 RAW264.7 细胞中 NO 的产生和 iNOS 的表达，其中胭脂酸 A 表现出最高的抑制活性，通过下调 COX-2 蛋白的表达下调 PGE2 水平[34]而发挥抗炎作用。

利尿健脾

茯苓水煎液和三萜类成分具有明显的利水效果，尤其是对心源性水肿患者，日服用水煎剂 100g 的效果最佳。研究表明，茯苓水煎醇沉提取液对家兔的利尿作用具有明显的量效关系；对于盐水负荷鼠模型，0.5~1.0g/ml 剂量的茯苓水煎剂灌胃具有较显著的利尿作用[35]。茯苓的利尿作用机制与茯苓素具有潜在的拮抗醛固酮受体活性有关，茯苓素对细胞中总 ATP 酶和 Na^+-K^+-ATP 酶有一定的激活作用，能促进机体水盐代谢、改进心肌运动[36]。研究还发现，茯苓对脾虚水湿内停动物的利水作用是通过其利尿作用实现的，7.5g/kg 茯苓水煎液为脾虚水湿内停动物模型的有效健脾燥湿最低有效剂量[37]。茯苓三萜表现出对饮食失节、过食肥甘导致的脾虚小鼠有明显的治疗作用，灌胃给药8天后饮食、体重均恢复正常，茯苓水煎剂也具有一定疗效[38]。将茯苓水提物用于大鼠脾虚模型，给药14天后，脾虚大鼠的一般体征、游泳时间均恢复至正常水平，MTL 和 GAS 两种激素水平均显著下降，从而发挥健脾作用[39]。

保护胃肠

茯苓的水煎液和三萜成分也具有良好的保护胃肠道的效果。茯苓的水煎液能直接松弛家兔离体肠肌、减小肠肌收缩振幅；防治大鼠实验性胃溃疡，抑制胃液分泌[40]。茯苓粗提物能抑制家兔离体空肠和盲肠平

食用菌
营养健康功能的现代研究

滑肌收缩运动，使收缩张力和舒张张力减弱，收缩振幅减小，其剂量越大作用越强，并呈量效关系[41]。脾胃湿热证是中医的常见证型，胃黏膜 AQP3、AQP4 的异常表达可能是其发病机制之一，在筛选茯苓三萜利水成分的研究中，发现去氢松香酸甲酯与 AQP1、AQP4、AQP5 结合的活性较强，其可能是茯苓治疗脾胃湿热证的关键活性成分[42]。

保肝

茯苓多糖和三萜类成分具有明显的保肝作用。实验显示，连续 8 天对大鼠皮下注射茯苓注射液能够对抗大鼠肝脏中四氯化碳所致的转氨酶升高[43]。茯苓醇能降低转氨酶活性，防止肝细胞坏死，保护四氯化碳（CCl_4）致肝硬化模型大鼠肝损伤[44]。新型羧甲基茯苓多糖可明显减轻肝损伤小鼠的代谢障碍，降低血清转氨酶活性，连续给药可明显加快肝再生速度，增加肝质量，防止肝细胞坏死[45]。另外，茯苓多糖能够显著改善黄疸大鼠的肝功能[46]。

镇静

茯苓具有明显的镇静作用。研究发现，腹腔注射茯苓水煎液对戊巴比妥的麻醉作用有明显的协同作用，能显著降低小鼠的自发活动，对抗咖啡因导致的小鼠过度兴奋[40]。茯苓总三萜能对抗电休克及戊四唑惊厥发作，其机制与降低海马区天冬氨酸（Asp）和谷氨酸（Glu）含量有关，具有镇静兴奋性神经元和抗惊厥等作用[47, 48]。

茯苓的产品和应用

茯苓是我国传统的常用中药材，为多种方剂及中成药的原料。在国家药品监督管理局批准的中药中，含茯苓原料的药品主要为桂枝茯苓丸、桂枝茯苓片和桂枝茯苓胶囊，功能为活血、化瘀、消癥，用于治疗子宫肌瘤、卵巢囊肿和慢性盆腔炎等妇科疾病[49-51]。茯苓多糖因其免疫调节功能，与放化疗结合用于治疗宫颈癌，可显著改善治疗后的血液指标[52]。服用茯苓多糖可以显著减少骨髓肿瘤患者进行含铂化疗之后的食欲减退、恶心、呕吐、疲倦失眠等不良反应[53]。此外，还有指迷茯苓丸和山楂茯苓丸等根据中药方剂制成的中成药，前者可用于痰湿阻络所致的筋络挛急、臂痛难举，后者具有健脾、祛湿、开胃的作用。

由于茯苓的功效价值和安全性较高，所以也被广泛应用于保健食品。在国家市场监督管理总局注册备案的保健食品中，含茯苓原料保健食品的功能涉及多个方面，多是通过与其他原料复配实现保健功能，如增强免疫力、改善睡眠、缓解体力疲劳等。

同时，茯苓也是一味药食同源的中药材，因此可被加工成功能性食品，糕点食品即为其中之一，如北京特产茯苓夹饼，原是清朝末年的宫廷食品，是一种滋补性的传统名点；茯苓糕，又名"复明糕"，是闽南民间传统的手工食品，具有健脾渗湿、宁心安神的作用；苏东坡曾在《东坡杂记》中谈到茯苓的服法，其曰："削去皮，斫为方寸块，纳石器中，清水煮以酥软解散为度，入绷布袋中，以冷水捣烂，如作葛粉状，澄取粉，而筋脉留袋中，弃去不用。用其粉以蜜和如湿香状，蒸过食之尤佳。"另外，还可将茯苓与芡实、山药、薏米等原料加工成粉食用，具有健脾益气、养胃等作用；利用茯苓利水渗湿的作用，制成茯苓茶饮品等。

参考文献

[1] 张超伟，张钰，苏珊，等. 茯苓类药材本草学、化学成分和药理作用研究进展 [J]. 湖北农业科学，2021，60（2）：9-14,19.

[2] 刘星汶，徐晓飞，刘玮，等. 茯苓多糖的提取、结构、活性和作用机制研究进展 [J]. 食品研究与开发，2021，42（8）：172-178.

[3] Cai T G, Cai Y. Triterpenes from the fungus *Poria cocos* and their inhibitory activity on nitric oxide production in mouse macrophages via blockade of activating protein-1 pathway[J]. Chemistry and Biodiversity, 2011, 8（11）: 2135-2143.

[4] Zheng Y, Yang XW. Two new lanostane triterpenoids from *Poria cocos*[J]. Journal of Asian Natural Products Research, 2008, 10（3/4）: 323-328.

[5] Zheng Y, Yang XW. Poriacosones A and B: Two new lanostane triterpenoids from *Poria cocos*[J]. Journal of Asian Natural Products Research, 2008, 10（7/8）: 645-651.

[6] Li S, Wang Z, Gu R, et al. A new epidioxy-tetracyclic triterpenoid from *Poria cocos* Wolf[J]. Natural Product Research, 2016, 30（15）: 1712-1717.

[7] 蒋逸凡，金梦圆，周选围. 茯苓多糖及其免疫调节功能研究进展 [J]. 食用菌学报，2021，28（2）：130-139.

[8] 万鸣，黄超，杨玉莹，等. 不同产地茯苓中7种三萜类成分含量的测定及聚类分析 [J]. 中国药房，2020，31（17）：2101-2106.

[9] 胡朝暾，唐霞，肖震，等. 茯苓发酵液中蛋白质的电泳分离与质谱分析 [J]. 中草药，2016，47（13）：2269-2276.

[10] 陈蓉，张超，顾倩，等. 柱前衍生-HPLC法同时测定不同产地茯苓中18种氨基酸含量 [J]. 药物分析杂志，2017，37（2）：297-303.

[11] Wu Y, Li S, Li H, et al. Effect of a polysaccharide from *Poria cocos* on humoral response in mice immunized by H1N1 influenza and HBsAg vaccines[J]. International Journal of Biological Macromolecules, 2016（91）: 248-257.

[12] 陈群，王爱云，焦庆才. 茯苓多糖硫酸酯的制备与鉴定及其增强小鼠 NK 细胞活性 [J]. 食用菌学报，2009，16（3）：48-52.

[13] Wang H, Mukerabigwi JF, Zhang Y, et al. *In vivo* immunological activity of carboxymethylated-sulfated （1→3）-β-D-glucan from sclerotium of *Poria cocos*[J]. International Journal of Biological Macromolecules, 2015（79）: 511-517.

[14] 刘坤，殷瑛，张军，等. 茯苓多糖 PCP-Ⅰ增强抗原特异性体液免疫反应的机制研究 [J]. 生物技术通讯，2017，28（3）：249-255.

[15]Wu YJ, Li S, Wang YX, et al. Effect of a polysaccharide from *Poria cocos* on humoral response in mice immunized by H1N1 influenza and HBsAg vaccines [J]. International Journal of Biological Macromolecules, 2016（91）: 248-257.

[16]王国军, 李嗣英, 许津. 茯苓素对小鼠免疫系统功能的影响[J]. 中国抗生素杂志, 1992, 17（1）: 42-47.

[17]Bian C, Xie N, Chen F. Preparation of bioactive water-soluble pachyman hydrolyzed from sclerotial polysaccharides of *Poria cocos* by hydrolase[J]. Polymer Journal, 2010, 42（3）: 256-260.

[18]Cheng JJ, Chang CC, Chao CH, et al. Characterization of fungal sulfated polysaccharides and their synergistic anticancer effects with doxorubicin[J]. Carbohydrate Polymers, 2012, 90（1）: 134-139.

[19]Chen X, Zhang L, Cheung PCK. Immunopotentiation and anti-tumor activity of carboxymethylated-sulfated β-（1→3）-d-glucan from *Poria Cocos*[J]. International Immunopharmacology, 2010, 10（4）: 398-405.

[20]Li G, Xu ML, Lee CS, et al. Cytotoxicity and DNA topoisomerases inhibitory activity of constituents from the sclerotium of *Poria cocos*[J]. Archives of Pharmacal Research, 2004, 27（8）: 829-833.

[21]Ling H, Zhang Y, Ng KY, et al. Pachymic acid impairs breast cancer cell invasion by suppressing nuclear factor-κB-dependent matrix metalloproteinase-9 expression[J]. Breast Cancer Research and Treatment, 2011, 126（3）: 609-620.

[22]Ma J, Liu J, Lu C, et al. Pachymic acid induces apoptosis via activating ROS-dependent JNK and ER stress pathways in lung cancer cells[J]. International Federation for Cell Biology, 2015（15）: 78.

[23]Mizushina Y, Akihisa T, Ukiya M, et al. A novel DNA topoisomerase inhibitor: Dehydroebriconic acid, one of the lanostane-type triterpene acids from *Poria cocos*[J]. Cancer Science, 2004, 95（4）: 354-360.

[24]Lee SG, Kim MM. Pachymic acid promotes induction of autophagy related to IGF-1 signaling pathway in WI-38 cells[J]. Phytomedicine, 2017（36）: 82-87.

[25]Lee S R, Lee S, Moon E, et al. Bioactivity-guided isolation of anti-inflammatory triterpenoids from the sclerotia of *Poria cocos* using LPS-stimulated Raw264.7 cells[J]. Bioorganic Chemistry, 2017（70）: 94-99.

[26]Shan H, Qing LZ, Feng JX, et al. Reversal of multidrug resistance of KBV200 cells by triterpenoids isolated from *Poria cocos*[J]. Planta Medica, 2012, 78（5）: 428-433.

[27]梁亦龙, 曾垂省, 王允, 等. 茯苓多糖的抗氧化作用[J]. 江苏农业科学, 2012, 40（7）: 288-289.

[28]冯燕茹, 刘玮, 杨继国. 不同分子量羧甲基茯苓多糖的制备及其抗氧化活性的研究[J]. 中国食品添加剂, 2019, 30（3）: 67-74.

[29]程水明, 桂元, 沈思, 等. 茯苓皮三萜类物质抗氧化活性研究[J]. 食品科学, 2011, 32（9）: 27-30.

[30]潘一峰, 杨晓露, 刘朵, 等. 防己茯苓汤抗炎组分筛选及其机制分析[J]. 中成药, 2013, 35（1）: 50-54.

[31]侯安继, 彭施萍, 项荣. 茯苓多糖抗炎作用研究[J]. 中药药理与临床, 2003, 19（3）: 15-16.

[32]Hattori T, Hayashi K, Nagao T, et al. Studies on antinephritic effects of plant components（3）: Effect of pachyman, a main component of *Poria cocos* Wolf on original-type anti-GBM nephritis in rats and its mechanisms[J]. Japanese Journal of Pharmacology. 1992, 59（1）: 89-96.

[33]Nukaya H, Yamashiro H, Fukazawa H, et al. Isolation of inhibitors of TPA-induced mouse ear edema from Hoelen, *Poria cocos*[J]. Chemical and Pharmaceutical Bulletin. 1996, 44（4）: 847-849.

[34]Lee S R, Lee S, Moon E, et al. Bioactivity-guided isolation of anti-inflammatory triterpenoids from the sclerotia of *Poria cocos* using LPS-stimulated Raw264.7 cells[J]. Bioorganic Chemistry, 2017（70）: 94-99.

[35]崔鹤蓉, 王睿林, 郭文博, 等. 茯苓的化学成分、药理作用及临床应用研究进展[J]. 西北药学杂志, 2019, 34（5）: 694-700.

[36]万美娇. 提取过程对中草药营养价值的影响[D]. 咸阳: 西北农林科技大学, 2018.

[37]李斌, 冉小库, 孙云超, 等. 茯苓对脾虚水湿内停大鼠的健脾利水药效物质研究[J]. 世界中医药, 2015, 10（12）: 65-73.

[38]张兵影, 薛志强, 邓建新, 等. 茯苓健脾作用活性部位的研究[J]. 菌物研究, 2007, 5（2）: 110-112, 118.

[39]张丹丹, 叶晓川. 基于肠道菌群和代谢组学探讨茯苓水提物健脾的作用机制[J]. 中华中医药杂志, 2021, 36（7）: 3994-4001.

[40]彭成. 中药药理学[M]. 北京: 中国中医药出版社, 2012.

[41]王军, 韩金峰, 程会昌, 等. 茯苓粗提物对家兔离体空肠和盲肠张力的影响[J]. 江苏农业科学, 2015, 43（3）: 196-197.

[42]倪文娟, 俞松林, 张莉华, 等. 茯苓三萜类成分利水作用的虚拟筛选[J]. 中国药业, 2019, 28（11）: 40-43.

[43]马学惠, 韩德伍, 许瑞龄, 等. 逍遥冲剂对实验性肝硬化的防治作用[J]. 中草药, 1990, 21（11）: 28-30.

[44]尹镭, 赵元昌, 许瑞龄, 等. 茯苓对实验性肝硬变的治疗作用[J]. 山西医学院学报, 1992, 3（2）: 101-103, 198.

[45]陈春霞. 羟甲基茯苓多糖的保肝和催眠作用[J]. 食用菌, 2003（增刊）: 46-47.

[46]刘成, 杨宗国, 陆云飞, 等. 茯苓多糖退黄疸作用的实验研究[J]. 中国实验方剂学杂志, 2012, 18（10）: 195-198.

[47]张琴琴, 王明正, 王华坤, 等. 茯苓总三萜对青霉素诱发惊厥模型海马氨基酸含量的影响[J]. 中国药理学通报, 2009, 25（2）: 279-280.

[48]张琴琴, 王明正, 王华坤, 等. 茯苓总三萜抗惊厥作用的实验研究[J]. 中西医结合心脑血管病杂志, 2009, 7（6）: 712-714.

[49] 吴海霞，王瑛坚，苑家林，等. 桂枝茯苓丸治疗子宫肌瘤的临床疗效研究 [J]. 长春中医药大学学报，2021，37（2）：362-364.

[50] 理萍，毛德西. 桂枝茯苓丸合血府逐瘀汤治疗卵巢囊肿的临床观察 [J]. 中国中医基础医学杂志，2019，25（8）：1155-1156.

[51] 程晓燕，陈泽林，李飞. 走罐联合桂枝茯苓胶囊干预慢性盆腔炎合并盆腔积液寒湿凝滞证患者的临床观察 [J]. 现代中医临床，2022，29（1）：1-4,10.

[52] 彭志清，唱晓飞. 茯苓多糖治疗宫颈癌的临床疗效 [J]. 世界临床医学，2016，10（17）：127-128.

[53] 温欣. 茯苓多糖口服液减少含铂化疗不良反应有效性临床研究 [D]. 乌鲁木齐：新疆医科大学，2019.

食用菌
营养健康功能的现代研究

灰树花

Grifola frondosa

灰树花中含有多种生物活性成分，包括多糖、蛋白质、甾醇、多酚等，具有抗肿瘤、抗病毒、抗氧化、降血糖、降血脂、保肝护肝以及免疫调节等作用，具有较高的食用价值及显著的保健作用。

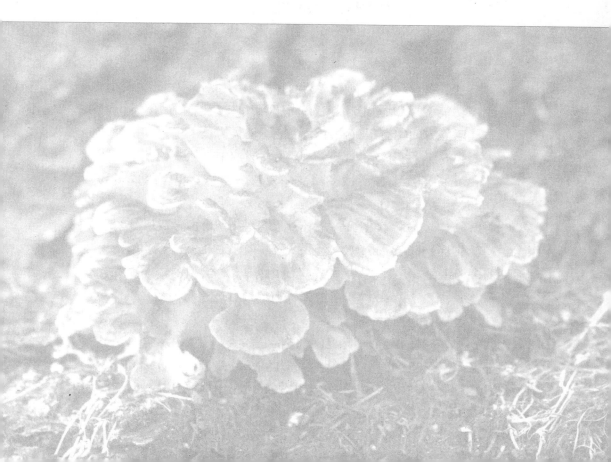

灰树花，学名贝叶多孔菌，又称莲花菌、云蕈、栗蘑、千佛菌、舞茸。中医学认为，灰树花甘凉、无毒，具有清暑、健脾益气、润肺保肝、扶正固本的功效，是食药兼用的蕈菌。灰树花多生长在高山阔叶林橡树、绿针、阔混交林中，其子实体呈灰色、灰褐色至灰白色，边缘有一圈不规则尖凸，柄短呈珊瑚状分枝。灰树花在我国有着悠久的采摘和食用历史，其肉质嫩脆、口感鲜美、香气独特，深受人们的喜爱，有"真菌之王"和"华北人参"的美称。南宋陈仁玉的《菌谱》认为灰树花"味甘、平、无毒，可治痔疮"。据《中华本草》记载，灰树花可益气健脾、补虚扶正，适用于脾虚气弱、体倦乏力、神疲懒言、饮食减少、食后腹胀以及肿瘤患者放疗或化疗后有上述症状者。灰树花营养丰富，根据中国预防医学科学院营养与食品卫生研究所和农业部质检中心的检测结果发现[1]，干灰树花中含有蛋白质约25%（含18种人体所需氨基酸，其中必需氨基酸占45.5%）、脂肪约3.2%、膳食纤维约33%，并富含多种有益的矿物质和维生素。

灰树花的活性成分

多糖

作为一种生物反应调节剂，灰树花多糖具有非常广泛的生物活性，在增强免疫功能、抑制肿瘤、抗艾滋病病毒（HIV）、降血压、降血糖、改善脂肪代谢等方面均有很好的作用。多糖是灰树花中主要的活性成分之一，主要来源于子实体、发酵菌丝体及发酵液中，从灰树花子实体和菌丝体中已获得了几十种活性多糖，多为杂多糖，其单糖组成多为葡萄糖（Glc）、半乳糖（Gal）、甘露糖（Man）、阿拉伯糖（Ara）、木糖（Xyl）等，结构多为含 β-1，6- 及 β-1，3- 糖苷键的葡聚糖，包括 D- 组分、MD- 组分、grifolan、X- 组分、MT-2 和 LELFD 等具有显著生理活性的多糖组分。

灰树花多糖 D- 组分和 MD- 组分口服都具有抗肿瘤和增强机体免疫的作用[2, 3]。D- 组分是一种含 β-1，3- 支链的 β-1，6- 葡聚糖。MD- 组分为含 β-1，3- 和 β-1，6- 糖苷键的 β- 葡聚糖，继 MD- 组分分离提取之后，又分离出与 MD- 组分结构相似的 MZ- 组分，在体内和体外均能活化巨噬细胞。利用热水提取的方法从灰树花中提取到一种具有抗肿瘤活性的多糖 Grifolan（GRN）[4]，其结构为含 β–1，6– 支链的 β–1，3–葡聚糖，每隔 3 个糖基的 C6 上具有 1 个 β–1，6– 支链。GRN 在固态状态下表现为天然型和螺旋型两种构象，其中天然型是在温和条件下提取的多糖，螺旋型则是在剧烈条件下提取的产物，两种构象多糖均具有明显的抗肿瘤活性。此外，从灰树花子实体中分离得到了 5 种具有抗肿瘤活性的多糖组分，分别是主链上每隔 5 个葡萄糖以 β–1，6– 连接的 3 个葡萄糖支链的水溶性 β–1，3– 葡聚糖、水溶性酸性 β 葡聚糖、水不溶性酸性木葡聚糖、酸性异葡聚糖及酸性葡聚糖蛋白[5]；从灰树花子实体的热水提取物中得到了一种具有降血糖活性的糖蛋白[6]，n（糖）：n（蛋白）=65：35，即 X– 组分，该组分为含有 α–1，4– 分支的 β–1，6– 葡聚糖。

甾醇

甾醇是真菌细胞内各种膜结构的重要组成成分，与细胞内多种生物活性密切相关。麦角甾醇是维生素 D 的前体，也是合成甾体类药物和抗癌类药物的重要原料，广泛应用于食品、饲料以及医药工业方面。

目前，国内外研究者从灰树花的子实体、菌丝体以及菌丝体发酵液中分离出甾醇化合物 20 余种[7]，主要以麦角甾醇及其衍生物为主，分别是麦角甾醇、5，6 环氧麦角甾 –8（14），22– 二烯醇型甾类、麦角甾 –8，22– 二烯醇型甾类、麦角甾 –7，9，22– 三烯醇型甾类、三羟基麦角甾烯酮型甾类、羟基麦角甾烯酮型甾类、麦角甾 –7，22– 二烯型甾类、过氧麦角甾烯型甾体等。

多酚

多酚是食用菌中起抗氧化作用的主要活性成分之一，具有抗衰老、抗辐射、清除自由基等功能，对防治心脑血管疾病具有良好的效果。

目前关于灰树花多酚化合物及其提取纯化工艺的相关研究报道较少，使用动态吸附和解吸、高效液相色谱等方法检测出灰树花中含有 2–羟基丁二酸、香豆酸、3– 羟基白藜芦醇、白藜芦醇、二羟基苯乙酸、咖啡酸、4– 羟基苯甲酸等 7 个多酚类成分[8]。采用弱极性的大孔吸附树脂从灰树花菌丝体粗提物中吸附的多酚类物质，经过光谱分析推测是一种黄烷醇类物质，并发现其具有抗氧化、抗菌及抑制 α– 淀粉酶等活性[9]。

蛋白质和氨基酸

灰树花子实体中的蛋白质和氨基酸含量均较高，必需氨基酸占总氨基酸的 39%~44%，必需氨基酸与非必需氨基酸的比值高达 0.75，符合联合国粮食及农业组织（FAO）/世界卫生组织（WHO）提出的理想蛋白模式，其中还含有部分具有生物活性的蛋白质。

从灰树花中分离得到相对分子质量小于 5000 的 MLP 组分，经证实为一种不含糖的蛋白质，能够显著激活巨噬细胞和树突状细胞，并能抑制荷瘤小鼠的肿瘤生长[10]。从灰树花子实体中提取分离的一种新型抗病毒蛋白 GFAHP，能抑制单纯疱疹病毒 1 型（HSV-1）[11]。从灰树花子实体中提取的新型灰树花蛋白 GFP，能够诱导小鼠脾细胞分泌干扰素 -γ，刺激树突状细胞分化，增强抗肿瘤免疫活性[12]。灰树花中含有较高的天冬氨酸和谷氨酸，谷氨酸是调味氨基酸，天冬氨酸则被认为是一种营养添加剂，二者具有抗疲劳和保护人脑神经的作用。灰树花中还具有支链氨基酸结构的缬氨酸、亮氨酸及异亮氨酸，具有促进蛋白质合成、抑制蛋白质分解的作用。

其他成分

灰树花除以上成分外，还含有多种微量元素（如镍、硒、钒、铁、铜、锰、锌等）、维生素类（如维生素 B_1、维生素 C、维生素 E 等）、生物碱类、强心苷类、蒽醌类、鞣质以及有机酸。如从灰树花子实体中分离纯化出的 12 种物质[13]，除麦角甾醇、葡萄糖以外，还纯化到脑苷脂、1-十七醇、正二十八烷、烟酸、琥珀酸、甘露醇、烟酰胺、尿嘧啶、腺苷以及尿苷等成分。又如对灰树花子实体和发酵菌丝体成分进行研究[14]，从子实体中鉴定出 62 种挥发性化合物，以醇类、酮类和醛类为主；从发酵菌丝体中鉴定出 94 种挥发性成分，以醛类、酮类和酯类为主。

灰树花的药理作用

调节免疫

灰树花多糖是一种有效的免疫调节剂，能同时提高机体的非特异性免疫和特异性免疫，从而增强机体抵抗病原体和抗癌的能力。灰树花 D-

组分能同时提高小鼠的非特异性免疫和特异性免疫[15]。在给药 4h 后，C3H/HeJ 小鼠体内的 CD69 和 CD86 表达都增强，提示 D- 组分对巨噬细胞和树突状细胞有活化作用。而在特异性免疫调节中，D- 组分对正常小鼠和荷瘤小鼠的作用有很大区别，主要表现在不同小鼠体内某些免疫分子浓度的不同。在正常小鼠中，D- 组分以增强体液免疫为主，而在荷瘤小鼠中以增强细胞免疫为主，从而增强细胞毒性 T 细胞对肿瘤细胞的细胞毒作用。连续 3 天对 C3H/HeJ 荷瘤小鼠给予 D- 组分，结果发现 D- 组分可显著增强 NK 细胞上 CD223 的表达以及对淋巴瘤细胞的细胞毒性，同时还发现巨噬细胞上 CD86 的表达增强，血清 IL-12 的浓度增加。这表明 D- 组分可能通过促进巨噬细胞释放 IL-12 而增强 NK 细胞的细胞毒性。小鼠腹腔注射或口服灰树花多糖 10 天后，小鼠细胞毒 T 细胞、NK 细胞水平均提高 1.5~2.2 倍，IL-2 提高 1.7 倍，IL-1 和超氧负离子的量也得到提高[16]。灰树花多糖对多种细胞因子有诱生作用，可诱生 IL-6、IL-2 和 TNF-α[17]。灰树花多糖还能增加小鼠免疫器官脾脏的重量，增加小鼠腹腔巨噬细胞数量和吞噬功能，明显增加荷瘤小鼠的胸腺指数、淋巴细胞转化能力、脾细胞抗体形成能力及 IgM 溶血素的含量[18]。

抗肿瘤

灰树花子实体或菌丝体中含有的多糖、糖肽或糖蛋白等多种活性成分都曾被发现具有体外或体内抗肿瘤活性，其中灰树花多糖 D- 组分和 MD- 组分具有显著的抗肿瘤活性。日本神户药科大学教授 Nanba[2-3]，在国际上首先报道了 D- 组分的抗癌活性，并进行了临床试验，发现在口服 D- 组分之后，绝大多数患者肿瘤消退或症状得到显著改善，其中对乳腺癌、肺癌、肝癌的显效率分别为 73%、67%、47%，证实灰树花是非常有效的癌症治疗药物。另外，D- 组分能有效增加患者体内的多种重要免疫细胞如 NK 细胞、T 淋巴细胞、IL、TNF 等的数量[19]。

动物实验和临床实验发现，灰树花 D- 组分通过以下几个方面发挥防癌、抗癌作用：①活化吞噬细胞、NK 细胞；②诱导癌细胞凋亡；③与传统的化疗药物（丝裂霉素、卡莫斯丁等）合用，既增加药效，又减轻化疗过程中的毒副作用；④与免疫治疗药物（干扰素 -α2β）有协同作用；⑤减缓晚期癌症患者的疼痛，增加食欲，改善患者的生活质量。灰树花 MD- 组分具有较强的抗肿瘤活性[20]，其中 59.3% 肝癌患者、68.8% 乳腺癌患者和 62.5% 肺癌患者的症状得到了明显改善。从灰树花子实体提取得到的 Grifolan-N，体内实验发现其对小鼠 S-180 实体肿瘤的抑制率达98%，证明了其具有很强的抗肿瘤活性[21]。灰树花不同的极性溶剂提取物在小鼠体内的抗肿瘤和机体免疫活性表明[22]，灰树花子实体甲醇提取物组抑瘤效果最佳，抑制率达 52.31%，该组血清中 IL-2、INF-γ 和 SOD 含量极显著增加，CAT 含量显著增加，并与抑制肿瘤具有相关性。通过观察 HE 染色和荧光染色后的肿瘤细胞，发现肿瘤细胞出现大面积坏死、消融等现象；各给药组对小鼠二甲苯耳肿胀均有抑制效果，其中甲醇组和乙酸乙酯组效果较好。从灰树花菌丝体中分离得到具有抗肿瘤活性的糖蛋白组分[23]，主要通过诱导细胞凋亡实现其体外抗肿瘤作用。灰树花菌丝体中的糖肽对移植型小鼠黑色素瘤 B16 有显著的抑制作用，抑瘤率在 30% 以上，同时能延长荷瘤小鼠的存活期[24]。

降血糖

灰树花多糖可以调节胰岛素信号转导通路，增强胰岛素敏感性，改善胰岛素抵抗和血糖升高，还可以通过抑制 α- 葡萄糖苷酶活性和调节肠道菌群等发挥降血糖作用[25]。灰树花提取物 X- 组分能够提高机体对胰岛素的敏感性，从而发挥降血糖作用[26]。灰树花多糖对正常小鼠的空腹血糖和体重均无明显影响，对四氧嘧啶诱导的糖尿病小鼠具有降低空腹血糖及提高糖耐量的作用[27]。灰树花子实体多糖 MT-α-glucan 能够有效降低自发性 2 型糖尿病小鼠的血糖水平，同时增强小鼠对葡萄糖的耐受性；MT-α-glucan 对 α- 葡萄糖苷酶活性具有抑制作用，从而延缓葡萄糖在肠道内的吸收[28]。

降血脂

给糖尿病小鼠灌胃灰树花子实体多糖，不仅可使血糖降低，还能降低血浆中的血脂水平。将灰树花纤维（MAF）喂食高脂血症大鼠 28 天后，发现 MAF 可提高 LDL 受体 mRNA 表达量，加速胆固醇排泄，进而降低血清胆固醇水平。在高脂血症模型小鼠饲料中添加 10% 灰树花粉并喂食 4 周后，发现以 10% 灰树花添加量的处理组小鼠血清中各血脂水平均有所下降。通过评价多种食用菌对高脂血症大鼠的降血脂效果及其对脂类代谢关键酶表达水平的影响，发现灰树花既能有效降低高脂血症大鼠的血清 TC 和 LDL-C 含量，也能降低血清 TG 含量，通过调节 TC 和 TG 代谢途径中关键酶的表达而发挥降血脂作用[29]。高剂量灰树花可以显著降低体重、肝重和体内脂肪重量，明显降低血糖含量，增加血清中 HDL-C 含量，降低肝脏 TC、TG 含量，增加粪便中 TC、TG、TBA（总胆汁酸）的排出，抑制肠道中脂肪酶的活性，说明灰树花提取物可以有效改善高脂饮食大鼠的脂质代谢紊乱，减少脂质吸收和积累[30]。

抗氧化

灰树花中的多糖及多酚都具有抗氧化作用。自由基在氧化代谢过程中起重要作用，当氧化 - 抗氧化系统平衡被打破时，不受控制的自由基会攻击机体器官及其他组织，而抗氧化剂具有清除自由基和缓解氧化应激的潜在作用。多酚以大量酚羟基作为氢供体，对多种活性氧具有清除作用，减少氧自由基产生的可能性；同时多酚对氧化酶的抑制和对金属离子的络合作用也使其表现出抗氧化活性。灰树花胞内多糖 LZPS 能够有效清除羟自由基和 DPPH 自由基，提高抗氧化酶活性，降低脂质过氧化物酶（MDA）水平，还能延缓衰老[31]。另外，灰树花胞外多糖（GEPS）和胞内锌多糖（GIZPS）能有效提高小鼠总抗氧化能力与 SOD 的含量，降低 MDA 含量，具有提高机体抗活性氧损伤的能力[32]。

抗病毒

大量体内、体外实验表明，灰树花具有抗病毒活性。日本学者最早发现灰树花组分可以使艾滋病的病毒靶细胞增多，推测灰树花多糖存在治疗艾滋病的潜在可能性；灰树花多糖在经硫酸化后，具有显著的抗病毒功能。口服给药灰树花多糖对于流行性感冒病毒（PRS/34 株）和 I 型单纯疱疹病毒（分别代表 RNA 病毒和 DNA 病毒）感染的小鼠具有较好的保护作用[33]。从灰树花菌丝体提取纯化出一种新型杂多糖（GFP1），通过体外实验进行了抗肠道病毒 71（EV71）研究，结果表明 EV71 病毒复制被阻断，并且病毒 VP1 蛋白表达和基因组 RNA 合成被抑制，同时 GFP1 通过抑制 EV71 诱导的半胱天冬酶（caspase）-3 切割和 IκBα 下调表现出凋亡和其他活性，表明该灰树花多糖具有抗病毒活性[34]。

保肝

灰树花多糖具有保肝作用。灰树花多糖配合其他药物使用能够治疗慢性乙型病毒性肝炎（HBV），还可以提高 HBV 病毒标志物的转阴能力，减少药物毒副作用。灰树花 X- 组分可以激活被抑制的 T 细胞活性，逐步减轻肝炎病症；灰树花 D- 组分和 X- 组分可有效减少试验性肝炎向自身免疫性慢性肝炎的转化。灰树花多糖对人肝 L-20 细胞具有显著的保护作用[35]。灰树花胞外多糖可明显降低经 CCl_4 诱导的急性肝损伤小鼠体内的谷丙转氨酶（ALT）、谷草转氨酶（AST）、MDA 和乳酸脱氢酶（LDH）水平，同时 CAT 含量得到显著升高[36]。

灰树花的产品和应用

灰树花具有较高的食用价值及显著的保健作用，有广阔的应用前景，国内外已有较多公司对其进行开发。我国以灰树花为原料的中药制剂主要是灰树花胶囊，其具有益气健脾的功效，适用于脾虚引起的体倦乏力、神疲懒言、饮食减少、食后腹胀等症，亦可用于见上述脾虚证的肿瘤患者。我国批准的含灰树花原料的保健食品多是通过与其他原料复配实现保健功能的，主要具有增强免疫力、抗疲劳、延缓衰老、调节血糖、抗辐射、对化学性肝损伤有辅助保护作用等保健功能。国际市场上有多种灰树花的保健产品，在日本和美国市场上销售的舞茸（灰树花）保健产品有舞茸茶、舞茸提取物胶囊剂及滴剂、复合舞茸胶囊等。

参考文献

[1] 甘长飞. 灰树花及其药理作用研究进展 [J]. 食药用菌，2014，（05）：264-267.

[2] Nanba H, Hamaguchi A, Kuroda H. The chemical structure of an antitumor polysaccharide in fruit bodies of Grifola frondosa（maitake）[J]. Chem Pharm Bull（Tokyo），1987，35（3）：1162-1168.

[3] Nanba H, Hishida I, Kuroda H. Antitumor activity exhibited by orally administered extract from fruit body of Grifola frondosa（maitake）[J]. Chemical & Pharmaceutical Bulletin, 1988, 36（5）：1819-1827.

[4] Ohno N, Suzuki I, Oikawa S, et al. Antitumor activity and structural characterization of glucans extracted from cultured fruit bodies of Grifola frondosa [J]. Chemical & Pharmaceutical Bulletin, 1984, 32（3）：1142-1151.

[5] Mizuno T, Ohsawa K, Hagiwara N, et al. Studies on the hostmediated antitumor polysaccharides. Part IX. Fractionation and characterization of antitumor polysaccharides from maitake, Grifola frondosa [J]. Agricultural & Biological Chemistry, 1986, 50（7）：1679-1688.

[6] Kubo K, Aoki H, Nanba H. Anti-diabetic activity present in the fruit body of Grifola frondosa（Maitake）. I [J]. Biological & Pharmaceutical Bulletin, 1994, 17（8）：1106-1110.

[7] 刘佳，包海鹰，图力古尔. 灰树花化学成分及药理活性研究进展 [J]. 菌物研究，2018，16（3）：150-157.

[8] 吕旭聪，贾瑞博，李燕. 等. 灰树花抗氧化活性多酚的提取纯化及其鉴定 [J]. 中国酿造，2016，35（3）：74-79.

[9] 陈向东，刘晓雯，吴梧桐. 灰树花多酚的提取和活性研究 [J]. 食品与生物技术学报，2005，24（4）：26-30.

[10]KODAMA N, MIZUNO S, NANBA H, et al. Potential antitumor activity of a low-molecular-weight protein fraction from Grifola frondosa through enhancement of cytokine production [J]. Journal of medicinal food, 2010，13（1）：20-30.

[11]Gu CQ, Li JW, Chao F, et al. Isolation, identification and function of a novel anti-HSV-1 protein from Grifola frondosa[J]. Antiviral Research, 2007，75（3）：250-257.

[12]Tsao YW, Kuan YC, Wang JL, et al. Characterization of a novel maitake（Grifola frondosa）protein that activates natural killer and dendritic cells and enhances antitumor immunity in mice [J]. Journal of Agricultural & Food chemistry, 2013，61（41）：9828-9838.

[13] 马迪. 灰树花子实体次生代谢产物的分离纯化及生物活性研究 [D]. 上海：华东理工大学，2015.

[14] 杨生兵. 灰树花子实体和发酵菌丝体成分及多糖比较研究 [D]. 无锡：江南大学，2012.

[15]Kodama N, Murata Y, Nanba H. Administration of a polysaccharide from Grifola frondosa stimulates immune function of normal mice [J]. J Med Food, 2004，7（2）：141-145.

[16]Nanba H. Maitake mushroom immune therapy to prevent from cancer growth and metastasis [J]. Explore, 1995，6（1）：74-78.

[17]Adachi Y, Ohno N, Yadomae T. Activation of kupffer cells by administration with gel-forming（1,3）-β-D-Glucan from Grifola frondosa [J]. Biol Pharm Bull, 1998，21（3）：278-283.

[18] 李小定，吴谋成，曾晓波，等. 灰树花多糖 PGF-1 对荷瘤小鼠免疫功能的影响 [J]. 华中农业大学学报，2002，21（3）：261-263.

[19]Kodama N, Komuta K, Nanba H. Effect of maitake（grifola frondosa）D-Fraction on the activation of NK cells in cancer patients[J]. J Med Food, 2003，6（4）：371-377.

[20]Kodama N, Komuta K, Nanba H. Can maitake MD-fraction aid cancer patients [J]. Alternative Medicine Review A Journal of Clinical Therapeutic, 2002，7（3）：236-239.

[21]Ohno N, Suzuki I, Sato K, et al. Purification and structural characterization of an antitumor β-1, 3-glucan isolated from hot water extract of the fruit body of cultured Grifola frondosa [J]. Chemical & Pharmaceutical Bulletin, 1985, 33（10）：4522-4527.

[22] 刘佳，包海鹰，图力古尔，等. 灰树花提取物的体内抗肿瘤及免疫活性研究 [J]. 西北农林科技大学学报（自然科学版），2019，47（4）：109-118.

[23] 昝新艺. 灰树花菌丝体糖蛋白的结构解析及抗肿瘤机制的研究 [D]. 镇江：江苏大学，2014.

[24] 崔凤杰，张志才，黄达明，等. 灰树花菌丝体糖肽 GFPSlb 体内抗肿瘤作用的研究 [J]. 食品与生物技术学报，2007，26（6）：31-35.

[25] 谢婷，肖春，王涓，黄龙花，等. 灰树花活性多糖构效关系研究进展 [J/OL]. 微生物学通报，2022.

[26]Manohar V, Talpur NA, Echard BW, et al. Effects of a water-soluble extract of maitake mushroom on circulating glucose/insulin concentrations in KK mice[J]. Diabetes Obes Metab, 2002，4（1）：43-48.

[27] 周伟，奚清丽，石根勇. 灰树花多糖对糖尿病小鼠的降血糖作用 [J]. 江苏预防医学，2009，20（4）：17-20.

[28] 雷红，王毅，蔡亮亮，等. 灰树花子实体多糖的降血糖活性和对 α-葡萄糖苷酶活性的影响 [J]. 食品科学，2010，31（11）：263-267.

[29] 丁银润. 主要食药用菌降血脂作用及其机制研究 [D]. 广州：华南理工大学，2017.

[30] 李燕. 灰树花活性组分改善脂质代谢紊乱作用研究 [D]. 福州：福建农林大学，2017.

[31]Zhang C, Gao Z, Hu C, et al. Antioxidant, antibacterial and anti-aging activities of intracellular zinc polysaccharides from Grifola frondosa SH-05 [J]. International Journal of Biological Macromolecules, 2017（95）：778-787.

[32] 孙欣怡. 灰树花胞外多糖和胞内锌多糖的提取优化及抗氧化研究 [D]. 泰安：山东农业大学，2014.

[33] 项哨，朱圣禾，朱永平，董凤芹. 灰树花多糖在小鼠体内抗病毒作用的研究 [J]. 浙江大学学报（医学版），1995，60（5）：203-205.

[34]Zhao C, Gao L, Wang C, et al. Structural characterization and antiviral activity of a novel heteropolysaccharide isolated from Grifola frondosa, against enterovirus 71[J]. Carbohydrate Polymers, 2015（144）：382-389.

[35] 王玉卓. 灰树花多糖对四氯化碳肝损伤的保护作用及其机制的研究 [D]. 济南：山东大学，2010.

[36] 朱慧. 灰树花胞外多糖预防化学性肝损伤的研究 [D]. 天津：天津科技大学，2010.

绣球菌

Sparassis crispa

绣球菌含有多糖、绣球菌素、蛋白质和氨基酸等活性成分，
是其发挥抗肿瘤、免疫调节、促进伤口愈合功效的物质基础。

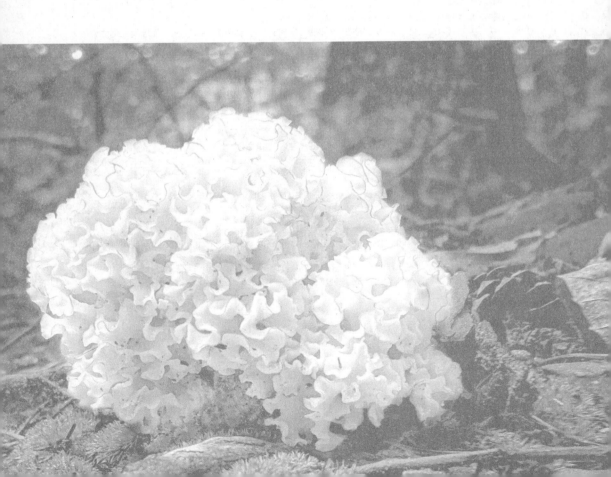

绣球菌，又名为花椰菜菇，是一种名贵的食药用菌。绣球菌的子实体中等至大型，呈灰白色与黄白色，由菌柄长出许多扁平带状分枝，枝端形成许多曲折瓣片，片状肉质，褶皱状，味道鲜美，烘干后体积显著缩小，颜色变成棕黄色，质硬而脆。在我国主要分布于黑龙江、吉林、河北、西藏、福建、云南等地，在国外主要分布于北美、澳大利亚、英国、日本和韩国等地[1]。不同地区绣球菌在形态与分子特征方面明显不同，亚地区绣球菌主要有3个种，即亚高山绣球菌、耳状绣球菌和广叶绣球菌，我国福建省栽培的绣球菌子实体为广叶绣球菌[2]。

绣球菌的活性成分

多糖

多糖为绣球菌主要的活性物质之一，尤以绣球菌 β- 葡聚糖（SCG）含量最高，其具有显著的免疫调节作用。

食用菌源的 β-（1→3）- 葡聚糖具有广泛的生物学活性，主要结构为 β-（1→3）- 糖苷键为主链并带有 β-（1→6）- 糖苷键的支链[3]。目前，对 β-（1→3）- 葡聚糖生物活性研究和应用较多，已经被广泛应用于化妆品、保健食品等领域。据日本文献报道，绣球菌中 β- 葡聚糖的含量可高达干重的 43.6%[4]；另有文献报道，绣球菌水提物中 β- 葡聚糖的含量为 39.3%[5]。从绣球菌子实体中获得了一种 β- 葡聚糖组分（分子量为 $1.04 \times 10^4 g/mol$ ），具有三螺旋结构，表观呈现大小形状不一、无规则的碎片状，分子间呈现无规则的线团和岛屿状，链间缠绕并具有分支状结构。该多糖能够促进 RAW264.7 巨噬细胞增殖，提高巨噬细胞的吞噬能力、NO 分泌量以及细胞内 TNF-α、IL-1β、IL-6、IL-3、IL-10、IFN-β 因子 mRNA 的表达量。

绣球菌素

绣球菌素是最早在绣球菌中分离得到的抗真菌化合物[7, 8]，甚至早于青霉素的发现，其分子式为甲基 -2- 羟基 -4- 甲氧基 -6- 苯甲酸甲酯，具有一定的抗氧化、抗菌和抗肿瘤活性。从绣球菌中分离得到了 3 种苯并呋喃酮化合物，具有比维生素 C 更强的抗氧化活性，并能显著抑制肠癌细胞的生长[9]。

蛋白质和氨基酸

绣球菌富含蛋白质，其子实体的粗蛋白质含量为 12.9%，氨基酸总量为 9.33%，其中必需氨基酸含量占氨基酸总量的 33.9%[10]。研究发现，绣球菌中必需氨基酸含量高于液体发酵的菌丝体，与鸡蛋相当，其子实体中谷氨酸和天冬氨酸的含量较高，并且蛋氨酸和胱氨酸的含量也很高[11]，适合与其他食物搭配食用，从而达到合理搭配、平衡膳食的目的。

其他成分

有文献报道，绣球菌子实体中富含各种矿物元素，其每 100g 含有钾 1299.44mg、磷 104.73mg、钠 98.21mg、镁 54.86mg、钙 8.39mg、铁 7.61mg、锌 6.37mg、铜 1.31mg 和锰 0.63mg[12]；20 种氨基酸中谷氨酸含量最高（1960mg/100g），8 种维生素中维生素 E 含量最高（408.5mg/100g）。绣球菌中烟酸（又名维生素 PP、维生素 B_3）含量高于黄伞小美牛肝菌等野生珍稀食用菌，维生素 E 含量位于菌藻类食物前列[13]。

绣球菌的药理作用

调节免疫

多糖是绣球菌发挥免疫调节作用的重要物质，其免疫调节机制主要是通过调节免疫应答的相关通路，从而激活免疫细胞，促进相关免疫因子的分泌。口服绣球菌能激活 Th1 细胞，并抑制 Th2 细胞活性，从而促使 Th1/Th2 平衡向 Th1 主导的免疫转换[14]。绣球菌 β- 葡聚糖能通过 Toll 样膜受体的下游信号分子丝裂原活化蛋白激酶（MAPK）和 NF-κB 信号通路激活树突细胞，表明绣球菌能够增加基于树突状细胞癌症免疫疗法的效率[15]。张雪梦等通过超微粉碎结合醇沉分离的手段制备得到不同分子量的绣球菌多糖，结果显示其中 β- 葡聚糖含量较高的 20E 组分具有较强的体外激活 Dectin-1 受体活性[16]。同时，绣球菌多糖能够通过上调巨噬细胞诱导一氧化氮合酶的产生而增加 NO 的产生，其机制可能是通过 MAPK 介导诱导 NO 释放，因此绣球菌有望用于增强癌症患者、老年人和免疫力低下儿童的免疫功能[17]。

抗肿瘤

绣球菌多糖具有良好的抗肿瘤活性，其主要通过抑制肿瘤生长和刺激免疫细胞分泌细胞因子达到抗肿瘤的效果。研究表明，荷肉瘤小鼠喂食绣球菌粉 5 周后，其肉瘤明显比对照组小，并且存活时间延长[18]。通过对肺癌、胃癌、结肠癌、乳腺癌等 14 例癌症患者进行口服绣球菌粉临床试验，经过 1 个疗程的淋巴细胞转移免疫治疗后，其中 9 例患者体能状态得到改善[19]。有学者研究绣球菌 β- 葡聚糖（SCG）对由环磷酰胺诱导的白血病小鼠造血功能的影响，结果表明环磷酰胺诱导的白血病小鼠腹腔注射 SCG 后，小鼠腹腔、肝脏及骨髓中白细胞、单核细胞、粒细胞、NK 细胞等数量增加，而 $CD4^+$、$CD8^+$ 细胞数量降低[20]。此外，有研究表明绣球菌中具有抗肿瘤活性的物质主要为 β- 葡聚糖，其能够刺激细胞因子产生，从而发挥抗肿瘤的作用[21]。

抗氧化

绣球菌具有一定的抗氧化活性。研究发现，绣球菌醇提物对 DPPH 自由基的 IC_{50} 值为 211mg/ml，是一种天然抗氧化剂[22]。从绣球菌中获得的 Hanabiratakelide A、hanabiratakelide B 和 hanabiratakelide C 具有比维生素 C 更强的抗氧化活性[23]，维生素 C、hanabiratakelide A、hanabiratakelide B 和 hanabiratakelide C 的抗氧化 IC_{50} 值分别为 71μmol/L、15.7μmol/L、49μmol/L、3.2μmol/L。从绣球菌中分离出一种酸性多糖（糖醛酸含量为 17.8%），研究发现其对 DPPH、·OH（羟基自由基）和 $·O^{2-}$（超氧阴离子自由基）的清除率分别为 85.63%、85.36% 和 40.86%[24]，推测绣球菌多糖能够作为外源性的抗氧化剂，参与机体中自由基的清除，进而减缓氧化对机体的损伤。

促进伤口愈合和造血功能

绣球菌可以通过增强细胞的迁移和细胞内胶原的合成而达到促进伤口愈合的作用。将链脲佐菌素诱导的糖尿病小鼠口服绣球菌，发现口服绣球菌可改善伤口愈合，可能是由于其可显著增强巨噬母细胞和成纤维细胞的迁移，直接增加 I 型胶原合成的原因，因而绣球菌有望用于促进糖尿病患者的伤口愈合[25]。研究发现，由环磷酰胺处理的白血病小鼠，口服或腹腔注射绣球菌多糖（SCG）[26]，均可以增强其造血功能；进一步研究发现，SCG 能够显著增加环磷酰胺处理的白血病小鼠的 IFN-γ、IL-12p70 等免疫因子的产生[27]，并且大豆异黄酮对 SCG 的该功能有协同增效作用[28]。

美容护肤和对更年期女性的调理

研究表明，广叶绣球菌新鲜子实体提取物对酪氨酸酶单酚酶和二酚酶活性抑制率均远高于冻干和烘干样品，分别达 86.43% 和 79.03%[29]，说明其具有较好的美白功效。根据体外细胞实验的研究结果发现，绣球菌水提取物能够显著促进人皮肤成纤维细胞增殖，并增加细胞周围胶原蛋白分泌，对黑色素瘤细胞增殖也表现有明显的抑制作用[13]。绣球菌提取物还具有明显的抗氧化和保湿功效，常用于美容护肤产品的开发。此外，绣球菌对更年期女性具有一定的医疗保健价值。绝经女性由于雌激素急剧下降会导致各种疾病，如自律神经失调症、更年期综合征、低密度脂蛋白胆固醇升高和动脉硬化加速等，补充激素是治疗雌激素不足的方法之一，但具有一定的副作用，如使乳腺癌和子宫内膜癌的患病风险增加。而在绣球菌提取物中发现了类雌激素功能成分，因其没有刺激细胞增殖活性的副作用，所以在作为安全激素补充治疗药物和脂类代谢调节剂方面具有很好的应用前景[13]。

其他作用

绣球菌水提物能抑制化合物诱导的小鼠全身性过敏反应和血清组胺释放，降低免疫球蛋白 E 介导的被动皮肤过敏反应。此外，它还能减少人肥大细胞中由 12- 豆蔻酸 -13- 乙酸佛波酯和钙离子载体激活的组胺释放和促炎性细胞因子，如 TNF-α、IL-6 和 IL-1β 的释放，其抑制效果呈现核因子（κB）、胞外信号调节蛋白激酶和 p38 丝裂原激活的蛋白激酶依赖性，结果提示绣球菌水提物有望用于过敏性炎症疾病的治疗[30]。绣球菌中还含有一些抗菌成分，研究表明绣球菌多糖对大肠杆菌、酿酒酵母、根霉菌、黑曲霉菌具有抑菌效果[31]。也有学者报道，绣球菌的醇提物对四氯化碳诱导产生急性肝中毒大鼠有保护作用，原因可能是其能抑制炎症反应，并减少氧化应激的联合作用[32]。

绣球菌的产品和应用

绣球菌是一种珍稀名贵的食用菌，在日本和一些欧美国家十分畅销，价格昂贵。野生绣球菌十分稀少，我国已实现其工厂化栽培，为其进一步应用提供了基础。绣球菌具有抗炎、抗肿瘤、促进造血等功效，还具有免疫调节、降血压、降血糖、降血脂、润肠通便等作用。

目前，绣球菌在我国主要是鲜食或干品销售为主，开发的产品品类尚少，主要为袋泡茶和少量功能性食品，如绣球菌颗粒冲剂、压片糖果、泡腾片等。国外对绣球菌的开发利用相对更为成熟，已有市场化的多种类型的产品，如绣球菌在日本的售卖形式主要有生鲜食品、以 β-葡聚糖作为功能性成分的干燥粉末、拌饭调味料、保健食品、药剂、乳酸发酵营养辅助食品、以保水性为卖点的化妆品等。

参考文献

[1] 薛道帆，周立平，何传俊，等. 绣球菌的研究开发概况 [J]. 杭州农业科技，2008，（3）：27-29.

[2] 董彩虹，马琪琪. 珍稀食用菌绣球菌研究进展 [J]. 菌物研究，2014，12（3）：172-177.

[3]Tada R, Harada T, Nagi-Miura N, et al. NMR characterization of the structure of a β-（1→3）-D-glucan isolate from cultured fruit bodies of Sparassis crispa[J]. Carbohydrate Research, 2007, 342（17）: 2611-2618.

[4]Kimura T. Natural products and biological activity of the pharmacologically active cauliflower mushroom Sparassis crispa[J]. Biomed Research International, 2013, 9: 501-508.

[5]Kim HH, Lee S, Singh TS, et al. Sparassis crispa suppresses mast cell-mediated allergic inflammation: Role of calcium mitogen-activated protein kinase and nuclear factor-κB[J]. International Journal of Molecular Medicine, 2012, 30（2）: 344-350.

[6] 郝正祺，刘靖宇，孟俊龙，等. 绣球菌子实体单组分多糖结构表征及其免疫活性 [J]. 中国食品学报，2021，21（10）：46-55.

[7]Wedekind E, Fleischer K. Ber die konstitution des Sparassols [J]. European Journal of Inorganic Chemistry, 1923（56）: 2556-2563.

[8]Woodward S, Sultan H, Barrett D, et al. Two new antifungal metabolites produced and in decayed trees by Sparassis crispa[J]. Journal of General Microbiology, 1993, 139（1）: 153-159.

[9]Yoshikawa K, Kokudo N, Hashimoto T, et al. Novel phthalide compounds from Sparassis crispa（Hanabiratake）, hanabiratakelide A-C, exhibiting anti-cancer related activity[J]. Biological and Pharmaceutical Bulletin, 2010, 33（8）: 1355-1359.

[10] 黄建成，李开本，应正河，等. 绣球菌蛋白质的营养评价 [J]. 菌物研究，2007（1）：51-54+62.

[11] 马璐，林衍铨，江晓凌，等. 绣球菌营养价值主成分分析 [J]. 菌物研究，2016，14（3）：162-166+174.

[12]Shin HJ, Oh DS, Lee HD, et al. Analysis of mineral, amino acid and vitamin contents of fruiting body of Sparassis crispa[J]. Journal of Life Science, 2007, 17（9）: 1290-1293.

[13] 林衍铨. 绣球菌的生产现状与保健功效 [J]. 食药用菌，2021，29（1）：16-19.

[14]Ohno N, Miura NN, Nakajima M, et al. Antitumor 1,3-β-glucan from cultured fruit body of Sparassis crispa [J]. Biological and Pharmaceutical Bulletin, 2000, 23（7）: 866-872.

[15]Kim HS, Kim JY, Ryu HS, et al. Induction of dendritic cell maturation by β-glucan isolated from Sparassis crispa[J]. International Immunopharmacology, 2010, 10（10）: 1284-1294.

[16] 张雪梦，颜梦秋，李德顺，等. 广叶绣球菌子实体细胞壁多糖特征及其体外激活 Dectin-1 受体活性 [J]. 食用菌学报，2020，27（1）：85-91.

[17]Lee S, Lee Y, Byeon S, et al. Mitogen activated protein kinases are prime signalling enzymes in nitric oxide production induced by soluble β-glucan from Sparassis crispa[J]. Archives of Pharmacal Research, 2010, 33（11）: 1753-1760.

[18]Hasegawa A, Yamada M, Dombo M, et al. *Sparassis crispa* as biological response modifier[J]. Cancer and Chemotherapy, 2004, 31（11）：1761-1763.

[19]Ohno N, Nameda S, Harada T, et al. Immunomodulating activity of a β-Glucan Preparation, SCG, extracted from a culinary-medicinal mushroom, *Sparassis crispa* Wulf.:Fr.（Aphyllophoromycetideae）, and application to cancer patients[J]. International Journal of Medicinal Mushrooms, 2003，5（4）: 359-368.

[20]Harada T, Miura N, Adachi Y, et al. Effect of SCG,1,3-β-D-glucan from *Sparassis crispa* on the hematopoietic response in cyclophosphamide induced leukopenic mice[J]. Biological and Pharmaceutical Bulletin, 2002，25（7）: 931-939.

[21]Nameda S, Harada T, Miura N N, et al. Enhanced cytokine synthesis of leukocytes by a β-glucan preparation, SCG, extracted from a medicinal mushroom, *Sparassis crispa*[J]. International Journal of Medicinal Mushrooms, 2003，25（3）: 321-335.

[22]Joshi M, Sagar A. In vitro free radical scavenging activity of a wild edible mushroom, *Sparassis crispa*（Wulf.）Fr., from northwestern Himalayas India[J]. Journal of Mycology, 2014（2014）: 1-4.

[23]Yoshikawa K, Kokudo N, Hashimoto T, et al. Novel phthalide compounds from *Sparassis crispa* （Hanabiratake）, Hanabiratakelide A-C, exhibiting anti-cancer related activity[J]. Biological and Pharmaceutical Bulletin, 2010, 33（8）: 1355-1359.

[24]杨亚茹，郝正祺，常明昌，等. 绣球菌酸性多糖的分离纯化、结构鉴定及抗氧化活性研究[J]. 食用菌学报，2019，26（3）: 105-112.

[25]Kwon AH, Qiu Z, Hashimoto M, et al. Effects of medicinal mushroom（*Sparassis crispa*）on wound healing in streptozotocin-induced diabetic rats[J]. The American Journal of Surgery, 2009，197（4）: 503-509.

[26]Harada T, Miura N, Adachi Y, et al. Effect of SCG, 1, 3-β-D-glucan from *Sparassis crispa* on the hematopoietic response in cyclophosphamide induced leukopenic mice[J]. Biological and Pharmaceutical Bulletin, 2002，25（7）: 931-939.

[27]Harada T, Kawaminami H, Miura NN, et al. Mechanism of enhanced hematopoietic response by soluble β-glucan SCG in cyclophosphamide-treated mice[J]. Microbiology Immunology, 2006, 50（9）: 687-700.

[28]Harada T, Masuda S, Arii M, et al. Soy isoflavone aglycone modulates a hematopoietic response in combination with soluble beta-glucan: SCG[J]. Biological and Pharmaceutical Bulletin, 2005, 28（12）: 2342-2345.

[29]李永齐，杨莹，王芬，等. 广叶绣球菌水提物酪氨酸酶抑制、抗氧化及保湿功能. 菌物学报，2019，38（9）: 1491-1500.

[30]Kim HH, LeeS, Singh TS, et al. *Sparassis crispa* suppresses mast cell-mediated allergic inflammation: Role of calcium, mitogen-activated protein kinase and nuclear factor-κB[J]. International Journal of Molecular Medicine, 2012，30（2）: 344-350.

[31]亢爽，刘娜，张丽霞. 绣球菌水溶多糖的提取及其抑菌效果[J]. 安徽农业科学，2015，43（22）: 1-2+25.

[32]Yan GH, Choi YH. *Sparassis crispa* attenuates carbon tetrachloride-induced hepatic injury in rats[J]. Anatomy and Biological Anthropology, 2014，27（3）: 113-1222.

食用菌
营养健康功能的现代研究

猴头菌

Hericium erinaceus（Bull.ex Fr.）Pers.

猴头菌对胃黏膜损伤、慢性萎缩性胃炎等胃肠黏膜性疾病疗效尤为显著，能显著提高幽门螺杆菌的根除率及溃疡愈合率[1]，因此猴头菌常被用作开发"养胃"食品的原料。我国是食用菌生产大国，也是猴头菌人工栽培生产的大国，随着产量的逐年增加，猴头菌相关加工产品的研发具有广阔的发展前景。

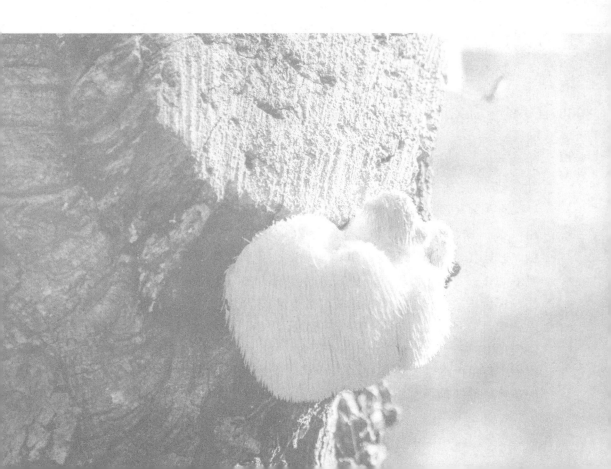

猴头菌，因其形似猴子的头部，故称之为猴头菌，又称猴头菇、猴头、刺猬菌等，有"素中荤""山珍猴头，海味鱼翅"之称，与熊掌、燕窝、鱼翅并列为四大山珍海味。猴头菌是中国著名的药食兼用型蘑菇，其子实体和发酵菌丝体均可入药。《本草纲目》记载，猴头菌性平、味甘，有助消化、和五脏的功能。《全国中草药汇编》记载，猴头菌性平、味甘，可利五脏、助消化，适用于消化不良、神经衰弱、身体虚弱等。《中华本草》记载，猴头菌入脾、胃经，具有健脾养胃、安神、抗肿瘤的功效，适用于体虚乏力、消化不良、失眠、胃与十二指肠溃疡、慢性胃炎、消化道肿瘤等。

猴头菌的活性成分

多糖

猴头菌多糖是猴头菌最重要的活性成分之一，存在于其菌丝体、子实体和发酵液中，具有保护胃黏膜、促进胃溃疡愈合、抗肿瘤、降血脂、增强免疫力、抗氧化等功效，是目前研究最多的猴头菌活性成分之一。

猴头菌多糖的提取方法有很多种，如热水浸提法、酶法、微波法、超声波法、微波辅助酶法和超声波辅助酶法等，目前最常用的是水提醇沉法。猴头菌多糖提取后主要通过脱蛋白、脱色和分级沉淀等步骤进行进一步纯化。目前已从猴头菌中分离出 20 多种不同结构的多糖，可分为葡聚糖、岩藻半乳聚糖及蛋白聚糖复合物等几类[2]，其单糖组成包括葡萄糖、阿拉伯糖、甘露糖、半乳糖、岩藻糖和鼠李糖。

猴头菌发酵获得生物胞外多糖及胞内多糖的单糖组成不同[3]，胞外多糖由阿拉伯糖、甘露糖、半乳糖和葡萄糖组成；胞内多糖由鼠李糖、木糖、甘露糖、半乳糖和葡萄糖组成。猴头菌菌丝体多糖 HEB-AP FrI 具有 β-（1→2）连接的甘露糖残基，侧链为 β-（1→3）连接的甘露糖的三螺旋构象，该多糖表现出较好的免疫调节作用[4]。从猴头菌子实体中分离纯化的以 β-（1→3）-葡萄糖为主链、β-（1→6）-葡萄糖为侧链的 β-葡聚糖 H6PC20，分子量为 2.39×10^6 g/mol，可诱导淋巴细胞增殖，促进巨噬细胞分泌 IL-6、TNF-α 和 IL-1β 等细胞因子，具有较强的免疫增强活性[5]。

二萜

从猴头菌中获得的猴头菌素为二萜类物质，可促使神经生长因子合成，具有预防或治疗智力衰退、神经衰弱及植物性神经衰退的作用，尤其对阿尔茨海默病（俗称老年痴呆）有良好的治疗效果[6]。

从猴头菌菌丝体中分离得到了猴头菌素（erinacine）A、B、C、E、F、G等化合物均具有促进神经生长因子合成的活性[7, 8]。猴头菌素A的类似物刺激大鼠星形神经细胞分泌神经生长因子的效果远高于相同浓度下的肾上腺素，是可用于开发治疗阿尔茨海默病及其他神经性疾病的潜在药物前体化合物[9]。

甾醇

食用菌中含有丰富的麦角甾醇，其是一种能与真菌细胞膜紧密结合的甾醇，在细胞中以游离态或酯化的形式存在。麦角甾醇具有多种生理活性，如减少炎症和心血管疾病的发生率、抗氧化、抗菌、抗补体和抗肿瘤活性等。另外，发现甾醇类物质对胃黏膜有保护作用，含有猴头菌的药物对胃炎有较好的疗效，也可能与其含有的甾醇类物质有关。

从猴头菌子实体中分离得到了7个麦角甾醇糖苷类化合物，并且鉴定其中一种新化合物为7，22-二烯-3，5，6-三醇[10]。利用色谱手段从猴头菌中分离获得麦角甾-8（14）-烯-3β-醇、β-谷甾醇和含有4种双键的C28甾醇化合物[11]，其中过氧麦角甾醇、啤酒甾醇、3β，5α，9α-三羟基麦角甾-7，22-二烯-6-1具有促进神经细胞生长的作用[12]。

猴头菌酮

猴头菌酮是猴头菌中另一类重要的小分子活性成分，具有促进神经生长因子合成、神经保护和治疗阿尔茨海默病的活性，主要来源于猴头菌子实体。有学者分离和命名了多种猴头菌酮，其中猴头菌酮D、E、F具有较强的促进神经生长因子合成的活性[13]。从猴头菌子实体分离获得4种猴头菌酮即猴头菌酮B、C、D、E，其中猴头菌酮E对阿尔茨海默病有良好的治疗效果[14]。从猴头菌中分离提取得到3种猴头菌酮即3-羟烯酮F、猴头菌酮I和猴头菌酮J，其中3-羟烯酮F对内质网胁迫依赖的神经细胞坏死有保护作用[15]。

氨基酸

猴头菌中蛋白质含量为 26.8%，脂肪含量为 2.3%，是一种高蛋白、低脂肪（符合现代人营养要求）的现代保健食品。猴头菌中含有丰富的氨基酸，包括人体必需氨基酸、益智氨基酸、鲜味氨基酸、甜味氨基酸、芳香氨基酸等。必需氨基酸是人体必须从食物中摄取的氨基酸，益智氨基酸对促进婴幼儿的智力发育和身体发育有良好作用[16]。猴头菌的支链氨基酸含量丰富，对肝功能障碍有良好疗效[17]。体重正常的成年人平均每日食用 100g 猴头菌鲜品即可满足人体每日所需的氨基酸量[18]。

猴头菌的药理作用

调节免疫

猴头菌多糖具有显著的增强免疫作用，能够促进免疫器官发育，增强巨噬细胞的吞噬功能，促进淋巴细胞增殖等。猴头菌多糖能够提升树突状细胞表面抗原递呈的功能，促进 IL-12、IFN-γ、IL-10 等细胞因子分泌，从而增强树突状细胞的活性而发挥调节免疫的作用[19]。猴头菌子实体和菌丝体多糖均能显著增加免疫功能低下小鼠的胸腺系数，增强迟发型变态反应，促进淋巴细胞增殖[20]。猴头菌多糖能促进巨噬细胞的吞噬能力，增加细胞内的 NO、IL-6 和 TNF-α 的分泌量[21]，下调氧化应激的指标如 MDA、T-SOD、MPO（髓过氧化物酶），抑制细胞内 COX-2、iNOS 的表达，阻断蛋白激酶的磷酸化[22]。采用 α-1，5- 阿拉伯聚糖内切酶对猴头菌多糖进行酶解，酶解前后的猴头菌多糖均能显著促进 RAW 264.7 细胞 NO 的释放，增强其 CD40 和 CD86 的表达及吞噬活性，酶解后猴头菌多糖的免疫增强效果强于酶解前，表明酶解修饰可以增强猴头菌的免疫活性[23]。

抗肿瘤

猴头菌多糖具有抗肿瘤作用，其作用机制与目前西医的化疗抗癌作用不同，为非直接杀伤癌细胞，即通过增加巨噬细胞的吞噬作用，促进免疫球蛋白的形成，升高白细胞，提高淋巴细胞转化率，并提高机体本身的抗病能力或增强机体对放疗、化疗的耐受性，以达到抵抗癌细胞、抑制癌细胞的生长和扩大的目的。猴头菌多糖可以显著促进淋巴细胞分泌 IL-2、IL-4 和 IFN-γ 等细胞因子，促进 Con A 和 LPS 诱导的 T、B 脾淋巴细胞的增殖，提高脾脏 NK 细胞的杀伤作用和血清中 IL-2 的分泌水平，从而达到增强免疫和抗肿瘤的效果[24]。服用猴头菌多糖可调节肺癌荷瘤鼠的细胞因子（IFN-γ、TNF-α、IL-2）的分泌水平，增强机体免疫功能，减轻肿瘤发生过程中的免疫抑制作用[25]。

养护肠胃

猴头菌对胃、肠黏膜具有明显的保护作用，其中猴头菌小分子提取物和多糖组分是发挥这一功效的主要活性成分。幽门螺杆菌是造成胃溃疡的主要原因之一，猴头菌乙醇提取物对 6 种菌株的幽门螺杆菌均有显著的抑制作用[26]。在培养基中添加猴头菌多糖能够促进胃肠益生菌生长，改善胃肠功能，从而发挥养胃的功效[27]。通过灌胃碘乙酰胺建立胃损伤模型，发现与空白对照组相比，受试剂量组胃黏膜损伤程度减轻，高剂量组血清中的抗氧化酶活性上升，表明猴头菌丝体可通过调节机体的氧化应激以及炎症反应等来减缓外来刺激因素对大鼠胃黏膜的损伤作用[28]。猴头菌多糖能促进胃黏膜血流量增加，催化多种胃黏膜因子的保护作用，发挥抗溃疡、保护胃黏膜及治疗应激性胃黏膜损伤的效果[29]。猴头菌菌丝体和子实体多糖对人胃黏膜细胞（GES-1）都有明显的促增殖作用，并明显提高受损 GES-1 细胞的存活率，表现出对胃黏膜良好的保护作用[30]。

猴头菌多糖可促进胃黏膜上皮细胞的修复和再生，减轻微血管损害，减小微血管的通透性，发挥修复胃黏膜屏障、养胃的功效。在食品加工行业，猴头菌多糖可作为功能因子用于开发具有养胃功能的保健食品。在猴头菌提取物颗粒用于慢性萎缩性胃炎的临床治疗中，治疗组患者上腹部疼痛、腹胀、食欲不振、嗳气等临床症状明显好转，口服猴头菌提取物颗粒能够有效治疗慢性萎缩性胃炎，并且效果优于经典胃黏膜保护剂枸橼酸铋钾[31]。治疗组在常规治疗的基础上加服猴头菌提取物颗粒，其溃疡愈合和胃痛改善的效果明显优于仅服用常规治疗药物的对照组，说明猴头菌提取物颗粒可以促进溃疡愈合，从而达到治疗胃溃疡的效果[32]。复方猴头颗粒对防治抗结核化疗引起的胃肠道反应效果明显，可以保护消化道功能，防止过多胃酸的侵蚀，提高抗结核药物的依从性，从而提高肺结核的治愈率[33]。

抗氧化

自由基理论认为，体内产生的氧自由基能导致脂质过氧化，破坏细胞膜，杀伤细胞以及改变关节处润滑液的黏性，并由此引起细胞衰老与死亡。活性氧自由基对人体的损害实际上是一种氧化过程，因此要降低自由基的损害，就要从抗氧化做起。猴头菌多糖具有提高抗氧化酶活性、清除体内自由基、抑制脂质过氧化的作用，进而达到抗氧化、抗衰老的目的。经过猴头菌多糖灌胃的小鼠血清中，抗氧化酶的水平提高、脂质过氧化产物减少、小鼠在常压缺氧条件下的存活时间延长，表明猴头菌多糖具有抗脂质过氧化的作用，可以增强机体抗氧化和耐缺氧能力[34]。另外，猴头菌提取物还可以改善衰老小鼠的学习记忆能力，从而显著延缓模型衰老小鼠衰老体征的出现[35]。

降血糖

灌胃不同剂量的猴头菌多糖，不仅能够显著地且呈剂量依赖性地降低糖尿病大鼠的空腹血糖水平，提高口服葡萄糖耐受能力，改善体重损失和脏器损伤，调整血脂代谢异常，而且还能够提高抗氧化酶活性和降低脂质过氧化，促进链脲霉素诱导的糖尿病大鼠的葡萄糖转运，调节糖尿病大鼠机体血糖平衡，从而达到降血糖的作用[36]。

降血脂

猴头菌醇提物能够减缓高脂肪大鼠模型的体重增加，并能通过减少肠系膜中的脂肪改善其脂代谢，从而发挥降血脂及减肥的作用[37]。猴头菌多糖具有改善小鼠血脂代谢紊乱、缓解肝肾胰脏病变、辅助降糖的功效[38]。通过体外模拟胃肠道消化环境，发现猴头菌多肽可以结合牛黄胆酸钠、甘氨胆酸钠和胆固醇，并能抑制胰脂肪酶的活性，表明猴头菌多肽在降血脂方面具有一定的潜力[39]。

保肝护肝

猴头菌多糖的护肝作用明显，可以降低体内致使肝损伤酶的活性，进而减少体内的过氧化物积累，使肝脏循环得到调节[3]。糖尿病小鼠补充猴头菌胞内多糖可显著降低血糖水平，抑制血清中异常升高的酶水平，改善谷胱甘肽过氧化物酶和过氧化氢酶的活性，减轻对胰腺、肝脏和肾脏的病理损害[40]。猴头菌多糖还能够降低小鼠体内的血脂水平，包括胆固醇含量、三酰甘油含量以及血清白蛋白含量等，从而降低血糖、血脂水平，达到保肝护肝的作用[41]。

神经保护

神经生长因子（NGF）具有防止神经元死亡和促进神经突起生长的作用，对维持和组织神经元功能至关重要。神经生长因子属于蛋白质，不能穿过血脑屏障，而且容易被肽酶分解。猴头菌中分离的极性小分子化合物如猴头菌素[6-8]、猴头菌酮[13-15]、甾醇[12]等表现出促进神经生长因子分泌、保护神经生长因子、促进神经元存活和神经突起生长的作用，并且这些低分子量化合物容易穿过血脑屏障，可以用于开发预防阿尔茨海默病，治疗智力衰退、神经衰弱及植物性神经衰退等神经退行性疾病的功能性食品或药品。

猴头菌的产品和应用

我国获批的含猴头菌原料的药品有数十种，功能为益气养血、扶正培本、养胃和中，用于治疗胃溃疡、十二指肠溃疡、慢性胃炎、萎缩性胃炎和慢性浅表性胃炎引起的胃痛等。含猴头菌原料的保健食品主要包括猴头菌口服液、猴头菌胶囊及猴头菌与枸杞、茯苓、香菇、灰树花、姬松茸等复配的产品，保健功能有对胃黏膜的辅助保护功能、润肠通便、增强免疫力、对化学性肝损伤的辅助保护作用、对辐射危害的辅助保护功能、缓解体力疲劳、改善睡眠等。猴头菌作为一种药食兼用的真菌，因其丰富的活性成分和药理作用，具有很好的滋补效果，已被广泛用于功能性食品的开发，市场上常见的相关产品有猴头菌饼干、压片糖果、饮料、冲剂等，具有养胃、增强机体免疫力的作用。

参考文献

[1] 涂彩虹，罗小波，郑旗，等. 猴头菇药用功效及安全性研究进展 [J]. 农产品加工，2019（1）：61-65.

[2] 马强，杨焱，张忠，等. 猴头菌多糖的研究和开发应用进展 [J]. 食用菌学报，2021，28（6）：199-216.

[3] 崔芳源. 猴头菇胞内胞外多糖的结构、抗氧化活性和保肝护肝能力分析 [D]. 泰安：山东农业大学，2016.

[4]Lee JS, Cho JY, Hong EK. Study on macrophage activation and structural characteristics of purified polysaccharides from the liquid culture broth of *Hericium erinaceus*[J]. Carbohydrate Polymers, 2009, 78（1）: 162-168.

[5]Wu D, Tang C, Liu YF, et al. Structural elucidation and immunomodulatory activity of a β-D-glucan prepared by freeze-thawing from Hericium erinaceus[J]. Carbohydrate Polymers, 2019（222）: 114996.

[6]Krzyczkowski W, Malinowska E, Herold F. The structure, medicinal properties and biosynthesis of cyathane diterpenoids[J]. Biotechnologia, 2008, 80（1）: 146-147.

[7]Kawagishi H, Shimada A, Shirai R, et al. Erinacines A, B and C, strong stimulators of nerve growth factor（NGF）-synthesis, from the mycelia of *Hericium erinaceum*[J]. Tetrahedron Letters, 1994, 35（10）: 1569-1572.

[8]Kawagishi H, Shimada A, Hosokawa S. et al. Erinacines E, F, and G, stimulators of nerve growth factor（NGF）-synthesis,from the mycelia of *Hericium erinaceum*[J]. Tetradron Letters, 1996（37）: 7399-7402.

[9]何晋浙, 樊鹏, 孙培龙. 猴头菌素分离纯化、结构鉴定及体外活性研究[J]. 核农学报, 2018, 32（2）: 318-324.

[10]Yoshihisa T, Minoru U, Takashi O, et al. Glycosides of ergosterol derivatives from *Hericum erinacens*[J]. Pergamon, 1991, 30（12）: 4117-4120.

[11]李洁莉, 陆玲, 戴传超, 等. 猴头菌醇提浸膏和水提浸膏甾醇类化合物的比较研究[J]. 中国中药杂志, 2001,（12）: 35-38.

[12]Zhang CC, Yin X, Cao CY, et al. Chemical constituents from *Hericium erinaceus* and their ability to stimulate NGF-mediated neurite outgrowth on PC12 cells[J]. Bioorganic & Medicinal Chemistry Letters, 2015, 25（22）: 5078-5082.

[13]Kawagishi H, Ando M, Sakamoto H, et al. Hericenones C, D and E, stimulators of nerve growth factor（NGF）-synthesis from, the mushroom *Hericium erinaceum*[J]. Tetrahadron Letters, 1991, 32（35）: 4561-4564.

[14]Phan CW, Lee GS, Hong S, et al. *Hericium erinaceus*（Bull: Fr）Pers. cultivated under tropical conditions: isolation of hericenones and demonstration of NGF-mediated neurite outgrowth in PC12 cells via MEK/ERK and PI3KAkt signaling pathways[J]. Food & Function, 2014, 5（12）: 3160-3169.

[15]K Ueda, M Tsujimori, S Kodani, et al. An endoplasmic re-ticulum（ER）stress- suppressive compound and its analogues from the mushroom *Hericium erinaceum*[J]. Bioorganic & Medicinal Chemistry, 2008, 16（21）: 9467-8470.

[16]白岚, 樊金献. 三种食用菌营养成分分析（简报）[J]. 河北科技师范学院学报, 2008, 21（1）: 78-80.

[17]赵宏. 猴头菇适用于肝炎患者[J]. 家庭科技, 1998（10）: 25.

[18]袁亚宏, 岳田利, 王云阳, 等. 猴头菇营养液提取工艺研究[J]. 中国食品学报, 2005（2）: 75-80.

[19]Sheu SC, Ying L, Lee MS, et al. Immunomodulatory effects of polysaccharides isolated from *Hericium erinaceus* on dendritic cells[J]. Process Biochemistry, 2013, 48（9）: 1402-1408.

[20]罗珍, 黄萍, 郭重仪. 猴头菇多糖增强免疫功能的实验研究[J]. 中国实验方剂学杂志, 2011, 17（4）: 182-183.

[21]Wu F, Zhou C, Zhou D, et al. Structural characterization of a novel polysaccharide fraction from, *Hericium erinaceus*, and its signaling pathways involved in macrophage immunomodulatory activity[J]. Journal of Functional Foods, 2017（37）: 574-585.

[22]Ren Y, Geng Y, Du Y, et al. Polysaccharide of *Hericium erinaceus*, attenuates colitis in C57BL/6 mice via regulation of oxidative stress, inflammation-related signaling pathways and modulating the composition of the gut microbiota[J]. Journal of Nutritional Biochemistry, 2018（57）: 67-76.

[23]余蕊宏, 孙梦珂, 雷博, 等. 酶解对猴头菇多糖结构特征及免疫活性的影响[J]. 中国兽医学报, 2021, 41（9）: 1802-1810.

[24]伍芳芳. 猴头菇多糖的结构表征、免疫调节活性及其机制研究[D]. 广州: 华南理工大学, 2018.

[25]石祥生. 猴头菇多糖的肿瘤免疫治疗功效研究[D]. 哈尔滨: 东北林业大学, 2018.

[26]Wang G, Zhang XM, Maier SE, et al. In vitro and in vivo inhibition of helicobacter pylori by ethanolic extracts of lion's mane medicinal mushroom, *Hericium erinaceus*（Agaricomycetes）[J]. International journal of medicinal mushrooms, 2019, 21（1）: 1-11.

[27]钟千贵, 邝铭锰, 杨娟, 等. 猴头菇多糖对胃肠道益生菌生长的影响[J]. 食品工业科技, 2019, 40（19）: 301-304+309.

[28]倪梦梅, 潘香香, 陈锦瑶, 等. 猴头菌丝体对大鼠慢性胃损伤的保护作用及机制研究[J]. 现代预防医学, 2018, 45（23）: 4352-4355+4360.

[29]邵梦茹. 猴头菇多糖对胃肠黏膜保护作用的试验研究[D]. 广州: 广州中医药大学, 2014.

[30]袁尔东, 黄敏, 李良, 等. 猴头菇菌丝体/子实体多糖对胃黏膜的保护作用[J]. 中国食品学报, 2020, 20（11）: 71-78.

[31]贺磊. 猴头菌提取物颗粒治疗慢性萎缩性胃炎的临床观察[J]. 中国医院药学杂志, 2009, 29（14）: 1199-1201.

[32]戴文华, 彭芊芊, 邓三花, 等. 猴头菌提取物颗粒治疗胃溃疡临床疗效观察及其作用机制研究[J]. 临床消化病杂志, 2009, 21（5）: 303-305.

[33]张建芳, 王谦信, 严宇仙. 复方猴头颗粒预防抗结核化疗胃肠道不良反应45例临床观察[J]. 中国中医药科技, 2015, 22（4）: 470.

[34]杜志强, 王建英. 猴头菇多糖抗氧化活性及耐缺氧功能的研究[J]. 江苏农业科学, 2011, 39（5）: 398-399.

[35] 刘浩，李华. 猴头菌提取物抗衰老作用研究 [J]. 山东医药，2009，49（16）：37-38.

[36] 丁志超. 猴头菇活性多糖的制备、理化特性及其降血糖作用研究 [D]. 镇江：江苏大学，2019.

[37] Hiwatashi K, Kosaka Y, Suzuki N, et al. Yamabushitake mushroom（*Hericium erinaceus*）improved lipid metabolism in mice fed a high-fat diet [J]. Bioscience Biotechnology & Biochemistry, 2010, 74（7）: 1447-1451.

[38] 张文. 猴头菌粉降血糖物质基础研究 [D]. 南京：南京中医药大学，2012.

[39] 同政泉，刘婷婷，张闪闪，等. 猴头菇多肽的制备及体外抗氧化、降血脂活性研究 [J]. 吉林农业大学学报，2021.

[40] Zhang C, Li J, Hu C, et al. Antihyperglycaemic and organic protective effects on pancreas, liver and kidney by polysaccharides from *Hericium erinaceus* SG-02 in streptozotocin-induced diabetic mice [J]. Sci Rep, 2017, 7（1）: 10847.

[41] Cui F, Gao X, Zhang JJ. Protective eddects of extracellular and intracellular polyscaccharides on hepatotoxicity by *Hericium erinaceus* SG-02 [J]. Current microbiology, 2016, 73（3）: 379-385.

鸡腿菇

Coprinus comatus

现代研究表明，鸡腿菇具有降血糖、抗氧化、抗肿瘤、防止肝损伤、提高免疫力、抑菌等功效[1]，可广泛应用于保健食品和健康产品中。

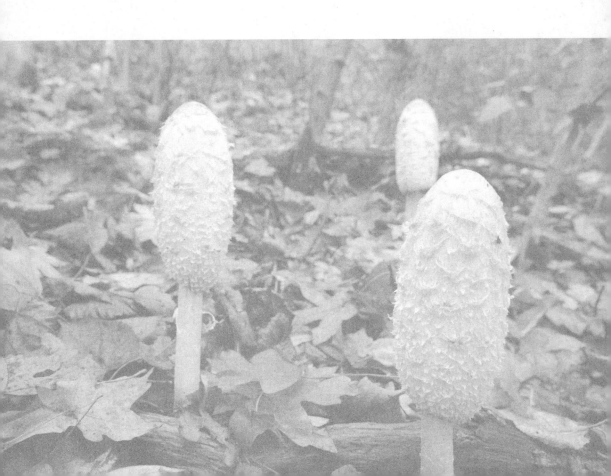

鸡腿菇，学名毛头鬼伞，俗称鸡腿蘑或刺蘑菇。因其子实体未开伞时形似火鸡腿、肉似鸡丝，故称"鸡腿菇"。李时珍的《本草纲目》记载，"蘑菇出山东、淮北诸处，埋桑褚木于土中，浇以米浴，待菇出采之，长二三寸本小末大，白色柔软，其中空虚，状如未开玉簪花，俗名鸡腿菇，谓其味如鸡也"。《中华本草》记载，鸡腿菇味甘、性平，功能为益胃、清神、消痔，适用于食欲不振、神疲、痔疮等。因其味道鲜美、营养价值高，已被 FAO 和 WHO 确定为具有天然、营养、保健 3 种功能为一体的 16 种珍稀食用菌之一[2, 3]。

鸡腿菇的活性成分

多糖

多糖是鸡腿菇的主要活性成分之一，研究表明其具有降血糖、调节免疫、抗氧化等功效。

目前从鸡腿菇分离出的多糖主要为由不同比例的葡萄糖（Glc）、甘露糖（Man）、半乳糖（Gal）、岩藻糖（Fuc）等组成的杂多糖，分子量在 10^4~10^6g/mol 之间。通过离子交换和凝胶柱层析分离纯化得到 Ccp-I-A 和 Ccp-I-B 两个鸡腿菇多糖组分[4]，单糖组成结果显示 Ccp-I-A 主要由甘露糖、葡萄糖和半乳糖组成，摩尔比为 2.03∶9.52∶1；Ccp-I-B 主要由岩藻糖和半乳糖组成，摩尔比为 1∶5.21。从鸡腿菇的子实体中分离出的水溶性多糖 CC30w-1[5]，分子量为 1.03×10^4g/mol，其结构为以 α-（16）D-Galp 为主链，α-L-Fucp 为支链的多糖。对另一个均一鸡腿菇多糖的结构研究发现，其分子量为 1.94×10^4g/mol，单糖组成为岩藻糖和半乳糖，摩尔比为 1∶4.02；其主链为 α-（1→6）-和（1→2,6）-半乳糖（摩尔比为 2.88∶1），岩藻糖以端基方式连接在 α-（1→6）-D-Gal 糖残基的 O-2 位[6]。此外，有研究通过低浓度乙醇从鸡腿菇子实体中分离出分子量为 1.272×10^7g/mol 的葡聚糖组分[7]。

蛋白质

鸡腿菇的蛋白质含量非常高，每 100 g 干品中含蛋白质 25.4g。鸡腿菇的蛋白质具有一定的抗氧化和抗疲劳作用。

有学者分析了不同检测方法对鸡腿菇鲜品的蛋白质含量检测的差

异，结果显示离子色谱法测定值相对于其他 5 种测试方法的测定值更接近实际含量值，鲜品的蛋白质含量为 1.82%[8]。采用碱溶酸沉法制备鸡腿菇子实体蛋白质，分析表明其分子质量主要集中在 50~90kDa，20~35kDa 和 13~17kDa 区间内；必需氨基酸占氨基酸总量的 40.57%，并且其所含人体必需氨基酸种类齐全、比例均衡，是较为理想的蛋白质来源[9]。

酚类

鸡腿菇中含有酚酸、类黄酮、生育酚等酚类活性成分，具有良好的抗氧化、抗诱变和抗癌作用。

鸡腿菇中的多酚不仅可以抗氧化，而且能够产生活性氧，但其活性相较于灵芝和双孢蘑菇较弱。研究人员在野生鸡腿菇子实体中检出对羟基苯甲酸和对香豆酸[10]两种酚酸物质，以及 α- 生育酚、δ - 生育酚和 γ- 生育酚 3 种生育酚，其中 γ- 生育酚含量最高。有研究测定了鸡腿菇子实体中的类黄酮含量，含量较低[11]。

甾醇

甾类化合物是一类具有环戊烷并多氢菲碳架结构的化合物，鸡腿菇中含有不同的甾醇化合物，一些化合物具有显著的抗肿瘤活性。

从鸡腿菇子实体中分离得到 4 种甾类化合物[12]（麦角甾醇、啤酒甾醇、麦角甾醇葡萄糖苷和 tuberoside），体外细胞毒性筛选实验表明，tuberoside 有较强的抑制人乳腺癌细胞和狗肾细胞增殖的活性，麦角甾醇葡萄糖苷对人乳腺癌细胞和狗肾细胞的抑制作用较弱。它们的苷元即麦角甾醇和啤酒甾醇则均无抑制肿瘤细胞的活性，说明糖对麦角甾醇和啤酒甾醇的细胞毒性有重要影响。

鸡腿菇的药理作用

调节免疫

目前对于鸡腿菇的免疫调节作用主要集中于活性多糖成分，研究发现鸡腿菇能够提高巨噬细胞的吞噬能力，促进免疫细胞分泌不同的细胞因子。小鼠血清溶菌酶的活力是机体非特异性免疫反应的重要指标，鸡腿菇的多糖成分能明显提高小鼠血清溶菌酶活性[13]，此研究结果提示经常食用鸡腿菇可以提高人体免疫功能，增强抗病能力。研究还发现，鸡腿菇子实体粗多糖不仅能促进小鼠巨噬细RAW264.7的增殖[14]，还可以促进其产生NO，促进IL-1β、IL-6、IL-10以及TNF-α等细胞因子的分泌。腹腔注射剂量为25mg/kg的鸡腿菇多糖能明显活化小鼠腹腔巨噬细胞，显著提高其吞噬指数和吞噬百分数，增强免疫功能[15]。

抗肿瘤

鸡腿菇子实体多糖不仅具有免疫调节能力，还具有一定的抗肿瘤活性。研究发现，鸡腿菇多糖对昆明种小鼠S180移植性实体瘤具有明显抑制作用，腹腔注射剂量为12.5mg/kg的鸡腿菇多糖，其抑瘤率高达83.9%，可明显延长S180腹水瘤小鼠的存活期[15]。另外，鸡腿菇多糖对人肝癌SMMC-7721细胞的增殖有一定的抑制作用，在50~200mg/L浓度范围内，其抑制作用与多糖浓度呈正相关关系；该多糖还能显著抑制小鼠S180实体瘤和S180腹水瘤的生长，在50mg/kg的剂量下对小鼠S180移植性实体瘤的抑瘤率达59%；进一步研究发现，其是通过上调T细胞数量增强机体免疫能力而发挥抗肿瘤作用的。另有研究发现，鸡腿菇提取物可以阻滞前列腺癌细胞周期在G1期，推测是由于鸡腿菇中含有的甾醇和二氢睾酮竞争腺癌细胞雄激素受体结合位点，从而抑制癌细胞的增殖[16]。

延缓运动和骨骼肌疲劳

已有大量证据表明，骨骼肌疲劳的主要因素为氧自由基的生成。在用脉冲式电流不断刺激骨骼肌的情况下，不断产生的各种自由基超出机体自身清除的能力时，就会导致骨骼肌疲劳，并且自由基的积累还会导致细胞膜损伤以及一系列功能的丧失。研究发现，鸡腿菇多糖对·OH和DPPH都具有一定的清除活性，且清除率与多糖的浓度呈正比关系，对运动员身体内的自由基有很好的清除作用，从而缓解人体运动后的疲劳[17]。该研究结果说明，鸡腿菇多糖可以有效提高人体清除自由基的能力，防止人体细胞膜的过氧化损伤，从而减轻运动员的疲劳。有学者探究了鸡腿菇多糖对骨骼肌疲劳的作用，结果表明鸡腿菇多糖能够延缓蟾蜍骨骼肌疲劳，并随着鸡腿菇多糖浓度的增加，骨骼肌收缩的时间也延长[18]。

抗氧化

多糖是鸡腿菇中重要的抗氧化成分，可以通过直接清除自由基和增强氧化还原酶活性两个方面发挥抗氧化作用。研究发现，经过微波处理制备的鸡腿菇浸提液的·OH 清除率、DPPH 清除率、O_2^-·清除率分别比未处理的高 63%、53%、31% 左右，可见适当的微波处理可以提高鸡腿菇的抗氧化性[19]。采用分光光度计法对鸡腿菇粗多糖的体外抗氧化活性进行研究，证明鸡腿菇粗多糖具有较强的抗氧化作用，其对超氧阴离子清除作用可以达到维生素 C 清除效果的 95% 左右[20]。超氧化物歧化酶（SOD）、谷胱甘肽氧化物酶（GSH-Px）、过氧化氢酶（CAT）3 种酶组成生物体最主要的酶促防御体系，它们能有效清除活性氧自由基并终止自由基链式反应，当这些酶活性降低时，会导致自由基积累，引起细胞膜完整性和功能的丧失。研究还表明，鸡腿菇多糖能够显著提高小鼠心、肝、肾和全血中 GSH-Px、SOD、CAT 的活性，显著降低 MDA 的含量，表现出较强的抗氧化作用[21]。

降血糖

有学者测定了鸡腿菇的乙醇提取物、水提多糖、碱提多糖、蛋白质、粗纤维 5 种组分的降血糖活性[11]，发现水提多糖的活性最高，以 300mg/kg 水溶性多糖喂食四氧嘧啶诱导的糖尿病小鼠 28 天，发现其血糖水平接近正常小鼠。另有研究发现，鸡腿菇多糖可以使链脲佐菌素诱导的 1 型糖尿病大鼠血糖降低，体重增加，血清胰岛素升高，尿素氮、血肌酐、三酰甘油和总胆固醇的含量降低[22]，同时其能够改善肝、肾功能及组织学病变。研究结果表明，鸡腿菇多糖有良好的降血糖作用，为其开发利用提供了科学依据。

降血脂

鸡腿菇中脂肪含量和热量都较低，脂肪含量为干质量的 1.1%~8.3%，平均含量为 4%，其脂肪组成 75% 以上为对人体有益的不饱和脂肪酸（如亚油酸）[23]，亚油酸在临床上已用于治疗高脂血症和动脉硬化[24]。因此，多食鸡腿菇不会发胖或引发心血管疾病及动脉硬化等疾病，是一种具有降血脂作用的优质食材。

食用菌
营养健康功能的现代研究

抑菌和抗病毒

鸡腿菇可产生抗真菌的抗生素，对四联球菌、产气杆菌、金黄色葡萄球菌等细菌及根霉、青霉和曲霉等霉菌均有一定的抑制作用[25]。多糖抗病毒的主要机制有抑制病毒抗原的表达、抑制病毒逆转录酶的活性、抑制病毒与细胞表面受体的结合、增强机体免疫力等。通过叶圆片法实验表明[26]，鸡腿菇子实体、菌丝体多糖均能强烈抑制烟草花叶病毒的增殖；进一步研究表明[27]，鸡腿菇多糖对烟草花叶病毒外壳蛋白的聚合过程有较强的干扰作用，阻碍了病毒粒子的进一步装配，从而影响病毒的繁殖。

鸡腿菇的产品和应用

由于鸡腿菇具有高蛋白、低脂肪、氨基酸种类齐全等特点，表现出良好的免疫调节、抗肿瘤和降血糖等功效，深受广大群众的青睐，在国内外市场十分畅销。其已被确定为符合 FAO 和 WHO 要求的具有天然、营养、保健 3 种功能为一体的 16 种珍稀食用菌之一，并被大力推广。

虽然目前鸡腿菇的精细加工、深加工产品品类不多，但其表现出的抗肿瘤、降血糖等功效为癌症及糖尿病治疗提供了一种可供研究的并有可能开发成药品或保健食品的新原料，因此越来越受到国内外各界的高度重视，被视为极具开发潜力和应用前景的食用菌。

参考文献

[1] 王惠国, 关洪全, 李忻红. 毛头鬼伞的生物活性作用 [J]. 中国真菌学杂志, 2007, 2（6）: 382-384.

[2] 赵春江, 陈士国, 彭莉娟, 等. 鸡腿菇功能性成分及其功效研究进展 [J]. 食品工业科技, 2012, 33（5）: 429-432.

[3] 颜振敏, 王建华, 吴艳兵. 毛头鬼伞的生物活性 [J]. 资源开发与市场, 2009, 25（4）: 337-339.

[4] 许女, 张天震, 陈旭峰, 等. 鸡腿菇子实体多糖的分离纯化、理化性质及抗氧化活性 [J]. 生物工程学报, 2017, 33（5）: 808-816.

[5]Zhou S, Liu YF, Yang Y, et al. Separation and structural elucidation of a polysaccharide CC30w-1 from the fruiting body of Coprinus comatus[J]. Bioactive Carbohydrates & Dietary Fibre, 2013（1）: 99-104.

[6] 姚毓婧, 杨仁智, 张劲松, 等. 鸡腿菇子实体多糖分离纯化工艺及结构研究 [J]. 微生物学通报, 2007（6）: 1071-1076.

[7] 刘静, 周帅, 李德顺, 等. 五种食用菌多糖结构特征及其体外激活 Dectin-1 受体活性比较 [J]. 食用菌学报, 2021, 28（5）: 87-95.

[8] 周帅, 唐庆九, 杨焱, 等. 药用真菌粗多糖蛋白含量测定方法 [J]. 食用菌学报, 2010, 17（1）: 72-75.

[9] 赵春江, 孙进, 程玉, 等. 鸡腿菇子实体蛋白提取工艺优化及其特性研究 [J]. 中国食品学报, 2012, 12（7）: 88-96.

[10]Vaz J A, Barros L, Martins A, et al. Chemical composition of wild edible mushrooms and antioxidant properties of their water soluble polysaccharidic and ethanolic fractions[J]. Food Chemistry, 2011, 126（2）:

610-616.

[11]Li B, Fei L, Suo XM. Glucose lowering activity of *Coprinus comatus*[J]. Agro Food Industry Hi Tech, 2010, 21（3）: 15-17.

[12]冯娜，张劲松，唐庆九，等. 毛头鬼伞子实体中甾类化合物的结构鉴定及其抑制肿瘤细胞增殖活性的研究 [J]. 菌物学报，2010, 29（2）: 249-253.

[13]李师鹏，安利国，张红梅. 鸡腿蘑多糖对昆明小鼠血清溶菌酶活性影响的研究 [J]. 中国食用菌，2001（4）: 36-38.

[14]于志洋，李溢真，李文香，等. 鸡腿菇子实体粗多糖理化性质及免疫活性研究 [J]. 食品科技，2019, 44（8）: 197-202+210.

[15]余杰，崔鹏，举陈，等. 鸡腿蘑多糖的研究进展 [J]. 安徽农学通报，2007, 13（20）: 84-86.

[16]Zaidman BZ, Asser SP, Nevo E, et al. *Coprinus comatus* and *Ganoderma lucidum* interfere with androgen receptor function in LNCaP prostate cancer cells[J]. Molecular Biology Reports, 2008, 35（2）: 107-117.

[17]饶瑶. 鸡腿菇多糖减轻运动疲劳的机制分析 [J]. 中国食用菌，2020, 39（2）: 55-56+60.

[18]李宸宇，史远，金浩然，等. 鸡腿菇多糖对骨骼肌疲劳的影响 [J]. 济南大学学报（自然科学版），2021, 35（2）: 150-154.

[19]杜昕，林倩. 微波处理对鸡腿菇抗氧化活性的影响 [J]. 化工设计通讯，2019, 45（9）: 125-127.

[20]陈丹红，陈南. 分光光度法研究鸡腿菇多糖的抗氧化性及抗菌性 [J]. 福建轻纺，2010（12）: 21-24.

[21]许女，贾瑞娟，陈旭峰，等. 鸡腿菇子实体多糖的体内、体外抗氧化活性 [J]. 中国食品学报，2019, 19（1）: 34-40.

[22]段懿涵，徐健，卢学春，等. 鸡腿菇多糖对链脲佐菌素诱导糖尿病大鼠的降血糖作用 [J]. 中国比较医学杂志，2019, 29（12）: 76-81.

[23]魏晶晶，王志鸽，张浩然，等. 鸡腿菇的营养成分与保鲜加工研究 [J]. 中国果菜，2020, 40（6）: 77-82.

[24]李珍，杨得坡. 共轭亚油酸构效关系及其分子药理研究进展 [J]. 国外医学（药学分册），2007（1）: 26-30.

[25]刁治民，韩彦艳，杜军华，等. 鸡腿菇经济价值及发展前景的探讨 [J]. 青海草业，2010, 19（2）: 9-14.

[26]吴艳兵，谢荔岩，谢联辉，等. 毛头鬼伞多糖抗烟草叶片病毒（TMV）活性研究初报 [J]. 中国农学通报，2007（5）: 338-341.

[27]吴艳兵，谢荔岩，谢联辉，等. 毛头鬼伞多糖 CCP60a 对 TMV 外壳蛋白的影响 [J]. 植物资源与环境学报，2008（3）: 63-66.

食用菌
营养健康功能的现代研究

金针菇

Flammulina velutipes

金针菇具有抗肿瘤、增强免疫力、抗过敏、保护肾脏、抗氧化、抑菌等药理作用[1]，已日益成为抗肿瘤药物、儿童益智食品、保健食品以及美容护肤品等领域的研究热点。

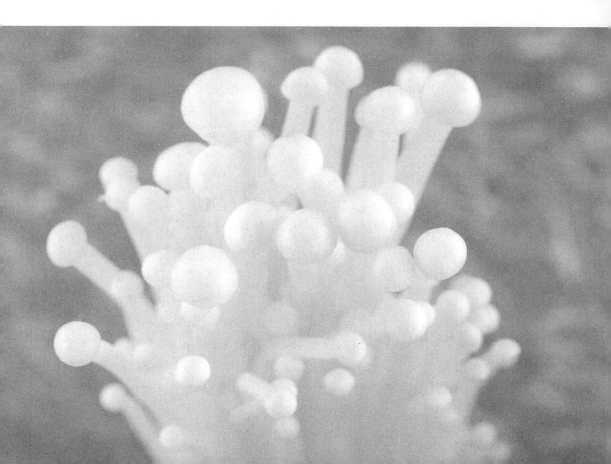

金针菇，又名朴菇、冬菇、冬蘑、朴蕈、朴菰、冻菌、绒毛柄金钱菌、金钱菌、毛脚金钱菌、朗夏等，是我国最早进行人工栽培的食药用菌之一。唐代韩鄂在《四时纂要》中最早记载了金针菇的种植方法。据《中华本草》记载，其性味甘、咸，性寒，有补肝、益肠胃、抗肿瘤等作用，对肝病、胃肠道炎症、溃疡、癌症等疾病有较好的食疗作用。金针菇菌柄细嫩，菌盖滑嫩，形美、味鲜，具有较高的药用价值和食疗价值，金针菇子实体含有蛋白质、脂肪、糖类、粗纤维、矿物质、维生素以及多种氨基酸，且富含钙、磷、铁等多种矿物质，营养十分丰富。据报道，每100g金针菇鲜菇中含有8种人体必需的氨基酸，占总氨基酸量的42.29%~51.17%，其中精氨酸和赖氨酸含量较高，且高于一般菇类。金针菇因富含精氨酸和赖氨酸以及多种矿物质和维生素，对儿童增长智力有促进作用，故在日本称之为"增智菇"[2]。

金针菇的活性成分

多糖

多糖是金针菇的主要活性成分之一，主要由葡萄糖、半乳糖、甘露糖、木糖、阿拉伯糖、鼠李糖和岩藻糖等单糖通过糖苷键连接而成。由于金针菇多糖（FVP）具有抗菌、增强机体免疫力、降低胆固醇、缓解疲劳和辅助改善记忆等多种生理活性，所以成为抗癌药物、儿童益智食品、中老年保健食品以及美容护肤品等领域的研究热点。

研究表明，已分离出的金针菇多糖结构多样，既有均一多糖，也有杂多糖[3]。有研究以金针菇菌丝体为原料，分离得到了两种金针菇杂多糖，分别命名为FVP-1、FVP-2，并通过红外及核磁共振法等分析方法确定了两种杂多糖的结构[4]。FVP-1是一种以α-（1，4）-D-Glu为主链，α-（1，6）-D-Glu为支链，并由葡萄糖、半乳糖及甘露糖以100：2.5：1.5的摩尔比组成的杂多糖。FVP-2的结构组成较FVP-1更为复杂，由葡萄糖、半乳糖、甘露糖及岩藻糖以100：14：7：4的摩尔比组成，其中所含的葡萄糖具有α、β两种构型。有研究人员分离出一种以半乳糖为主体的杂多糖，以α-D-半乳糖（1→6）-为主链，连接有α-D-甘露糖（1→2）-、α-L-岩藻糖（1→2）-和α-D-甘露糖（1→3）-α-L-岩藻糖（1→2）-支链，由岩藻糖、甘露糖及半乳糖以 20∶16∶64 的摩尔比组成[5]。有学者从金针菇中分离出一种存在于细胞壁中的碱溶性物质，其分子量约为 2.00×10^5 g/mol[6]。有研究报道从金针菇子实体中提取出一种命名为 PA3DE 的多糖，其由 3 种单糖（D- 葡萄糖、D- 岩藻糖、D- 甘露糖）组成，对肉瘤 S180 的抑制率为 52.2%[7]。综上所述，金针菇多糖是金针菇的主要活性成分之一，是由葡萄糖、半乳糖、甘露糖、木糖、阿拉伯糖、鼠李糖和岩藻糖等 10 多种单糖通过糖苷连接而成的多聚物，主链为 β–D–（1 → 3）– 葡聚糖。

蛋白质

金针菇中含多种功能性蛋白质，如核糖体失活蛋白（RIP），具有抗肿瘤、抗病毒、抗虫、抗真菌以及抗 HIV 等活性；真菌免疫调节蛋白（FIP-fve），不仅具有与免疫球蛋白重链可变区相似的结构，而且具有抑制过敏反应、促进核酸和蛋白质合成、加速代谢的功能，能够增强机体免疫力，还具有抗癌、抗过敏、抗增殖、刺激免疫细胞产生多种细胞因子和免疫调节的功能[8]。

近年来，从金针菇中分离出许多功能性蛋白质，主要包括 RIP、FIP-fve 等[9]。RIP 是具有 RNA N- 糖苷酶活性的碱性糖蛋白，Flammin（3.00×10^4 g/mol）、Velin（1.90×10^4 g/mol）、Velutin（1.30×10^4 g/mol）和 Flammulin（4.00×10^4 g/mol）是目前从金针菇中已经分离纯化出的 4 种 RIP。FIP-fve 是从金针菇子实体中分离出来的一种具有免疫调节功能和细胞凝集活性的蛋白质，由 114 个氨基酸构成一条多肽链，富含天冬氨酸和缬氨酸，分子质量约为 1.27×10^4 g/mol，其一、二级蛋白结构与人体免疫球蛋白的重链极其相似。金针菇 FIP-fve 可以诱导嗜酸性粒细胞进行凋亡，抑制过敏反应；也可以提高肿瘤小鼠体内特异性抗体浓度，从而抑制肿瘤细胞的增殖。此外，从金针菇的菌丝体中分离出了天冬酰胺酶和原朴菇素，其中原朴菇素是一种具有抗癌活性的糖蛋白酶。

黄酮

目前对金针菇中黄酮类化合物的研究较少，仅有少数有关其提取方法及药理作用的文献。研究表明，用高压热水浸提法及复合酶法提取金针菇总黄酮，高压热水浸提法总黄酮得率较高[10]。另外，通过邻苯三酚自氧化联合水杨酸法比色法检测，发现金针菇总黄酮对超氧阴离子自由基及羟自由基有明显的清除作用，并且这种抗氧化作用与总黄酮浓度成正相关，在相同浓度下，金针菇总黄酮对自由基的清除效应显著强于维生素C和维生素E，是一种有广泛应用前景的天然抗氧化剂[11]。

多酚

多酚是一类天然的抗氧化剂，可以与氧自由基结合使氧自由基失活，从而发挥抗氧化作用。多酚为金针菇抗氧化活性的主要功能性成分之一，有学者比较分析了金针菇、香菇、平菇、鸡腿菇、茶树菇中的多酚含量及其抗氧化活性，发现金针菇的多酚均有较强的抗氧化性[12]。

膳食纤维

研究已证实膳食纤维能够降血糖、血脂，预防癌症，改善便秘，预防心脑血管等慢性病的发生。金针菇含有酸性和中性膳食纤维，可吸附胆汁酸盐，调节体内胆固醇代谢，降低血浆中胆固醇的含量，促进肠胃蠕动，强化消化系统的功能，还具有预防和治疗肝脏系统及肠胃道溃疡的作用。

挥发性成分

鲜金针菇及其干品均有特殊的气味，目前只有少量有关金针菇挥发性风味成分的研究报道。不同的干燥方式对金针菇的风味影响较大，有研究报道在金针菇干品和鲜品中共检出54种挥发性成分，以热泵干燥和鼓风烘干的金针菇中挥发性物质主要包括醛类、醇类、酯类及酮类化合物；而采用冷冻干燥制备的金针菇中主要挥发性物质包括烃类和醇类化合物[13]。对金针菇干品中的挥发性成分进行分析，发现其含有酯类、醛类、烯烃类、醇类、呋喃类化合物，其中酯类及醛类物质所占比例最多，是金针菇中香气成分的主要来源[14]。对金针菇中挥发性物质进行提取，以气质联用法鉴定出30个组分，结果显示金针菇挥发性物质中含有大量的亚麻酸（32.74%），其次为软脂酸（6.41%）和软脂酸乙酯（4.96%）[15]。

金针菇的药理作用

调节免疫

金针菇免疫调节蛋白 FIP-fve 可以促进外周单核细胞周期增殖，促进外周血淋巴细胞分泌细胞因子，诱导 ICAM1（细胞表面黏附分子）表达[16]。有学者研究了 FIP-fve 在肝癌小鼠模型中的抗癌活性，通过口服 FIP-fve（100mg/kg）明显延长了肝癌小鼠的寿命[17, 18]。FIP-fve 还具有刺激小鼠 γ 干扰素的表达，促进外周血造血细胞主要组织相容性复合体 I、复合体 II 以及 CD80 的上调表达。此外，在肺癌细胞 A549 的研究中，口服 FIP-fve 可激活 A549 细胞 p53 表达，通过沉默 RacGAP1 阻止肿瘤细胞扩散。研究结果表明，FIP-fve 通过刺激机体的天然免疫和适应性免疫而发挥对肿瘤细胞的抑制作用。还有研究表明，金针菇多糖 FVP-a 能够促进 RAW264.7 巨噬细胞产生 NO 及分泌 IL-1β、IL-6、TNF-α 等细胞因子，促进小鼠淋巴细胞增殖，并能协同增强 ConA 和 LPS 对小鼠淋巴细胞的增殖作用，具有增强非特异性免疫反应和特异性免疫反应的能力[19]。对两种不同的金针菇菌株液体发酵菌丝提取物进行研究发现，其含有的两种糖蛋白能够刺激巨噬细胞产生细胞因子，具有调节免疫活性[20]。

抗肿瘤

金针菇中含有多种具有抗肿瘤作用的功能性成分，如金针菇 RIP（核糖体失活蛋白）、FTX（金针菇毒素）和 FVP（金针菇多糖）等[21]。众多学者对其抗肿瘤作用进行研究，发现金针菇的抗肿瘤作用表现在抑制肿瘤细胞蛋白合成和增强机体免疫功能两方面[22]。1968 年，研究发现金针菇多糖对小鼠肉瘤 S180 有明显的抑制作用[23]。研究人员通过腹腔注射实验，发现一定剂量的 FVP 能明显抑制 Lewis 肺癌的实体瘤，并能抑制其自发性肺转移，表明 FVP 具有很好的抗肿瘤活性[24]。

从金针菇中分离纯化的金针菇多糖具有明显的抗肿瘤活性，其机制主要是通过抗氧化和清除自由基的功能抑制肿瘤细胞生长，干扰肿瘤细胞生化代谢和有丝分裂，诱导肿瘤细胞凋亡等方式抵抗肿瘤。从金针菇中提取到两种金针菇多糖并检测其在人胃癌细胞 BGC-823 和肺癌细胞 A549 中的抗癌活性，发现其对癌细胞的抑制率最高可分别达 78% 和 95%[25]。另外，金针菇提取物中的倍半萜对人肝癌细胞 HepG$_2$、人乳腺癌细胞 MCF-7 等有明显的细胞毒性，半抑制质量浓度为 20~100μg/ml。

抗氧化

金针菇多糖能提高超氧化物歧化酶（SOD）的活性，从而能有效清除自由基，阻止自由基对皮肤细胞的损伤和过氧化物的产生，发挥抗氧化和延缓机体衰老的作用。对金针菇多糖清除羟自由基能力进行测定，结果表明金针菇多糖对·OH 和·O$_2$ 的清除能力都比维生素 C 或茶多酚更强；另外，还发现金针菇多糖具有一定的抗油脂自动氧化能力，并且对自由基的清除率随其浓度的增加而逐渐增大[26]。有学者研究了金针菇多糖对羟自由基和超氧阴离子自由基的清除作用以及抗油脂自氧化能力，结果显示金针菇多糖对羟自由基和超氧阴离子自由基均具有一定的清除作用，并且清除能力强于茶多酚和维生素 C，表明金针菇多糖具有较强的抗氧化活性[27]。

金针菇中含有具有显著抗氧化活性的化合物——麦角硫因，其可显著降低多酚氧化酶的活性。研究人员推测麦角硫因是多酚氧化酶的非竞争性抑制物，能直接与多酚氧化酶（PPO）中的 Cu^{2+} 结合位点相互作用[28]。研究结果表明，金针菇提取物是一种很好的抗黑色素、抗褐变的天然制剂，在美白类化妆品产业中也有很好的应用前景[29]。

抑菌消炎

研究表明，金针菇多糖对枯草芽孢杆菌、大肠埃希菌、金黄色葡萄球菌和沙门菌等都有一定的抑制作用[30]。通过分析 FVP 以及其与 FeCl$_3$ 中和后形成 FVP-Fe 和 FVP2-Fe 的抗菌作用，发现其对金黄色葡萄球菌、大肠埃希菌、枯草芽孢杆菌生长有明显的抑制作用[31]。金针菇多糖可以通过降低灼伤小鼠血清中的前列腺素、5-羟色胺和 IL-I 等的含量，从而发挥减轻炎症的作用。此外，金针菇多糖还可有效干扰病毒复制、抑制病毒吸附，从而有效抑制病毒在人体的侵染和传播。研究表明，金针菇多糖具有抗菌、消炎和抗病毒的作用。孔祥辉通过研究表明，金针菇的免疫调节蛋白具有调节免疫，激活 T 淋巴细胞产生细胞因子，预防治疗哮喘、鼻炎、湿疹等过敏性疾病，抑制癌细胞生长等药理作用。研究人员通过测定病毒滴度和炎症细胞因子含量，发现口服 FIP-fve 后可减轻感染小鼠气道高反应性，降低支气管肺泡灌洗液中 IL-6 含量，缓解小鼠呼吸道的炎症反应[32]。此外，FIP-fve 还可干扰病毒复制，减轻病毒引起的炎症，从而有效抑制病毒的侵染。研究还发现，口服 FIP-fve 具有预防过敏的作用，可作为预防过敏性疾病的免疫制品[3]。

抗疲劳

乳酸的浓度高低被当作机体疲劳与否的重要指标。人在剧烈运动、脱水时会感觉肌肉酸痛，这主要是由于机体内乳酸浓度升高（过高可引起酸中毒）。金针菇多糖能显著降低肌肉中乳酸的浓度，在加速机体消除疲劳的同时还可增强机体对运动的负荷能力，使机体不易疲劳。研究发现，金针菇多糖可有效增加大鼠血液中乳酸脱氢酶活性，并且降低血清尿素氮的含量，还可加快大鼠运动后恢复期清除血乳酸的速度，表明金针菇多糖具有明显的抗疲劳作用[33]。

改善记忆力

金针菇又称"智力菇""增智菇"，在健脑益智方面应用前景广阔。金针菇多糖可有效改善东莨菪碱引起的大鼠记忆功能障碍[34]。给大鼠服用金针菇多糖，能有效防止大鼠抗氧化防御酶活性降低，阻止东莨菪碱引起的大鼠硫代巴比妥酸反应物含量升高，改善脑部氧化应激反应，为治疗前脑基底类胆碱神经元的缺失、脑部活性氧产生和氧化酶作用不平衡引起的阿尔茨海默病等脑部损伤疾病提供药物基础。此外，还发现金针菇多糖能维持多巴胺、去甲肾上腺素、羟色胺等神经传导物质的水平，这些神经传导物质与人脑学习和记忆密切相关。利用金针菇多糖治疗记忆障碍模型小鼠，发现能有效改善障碍小鼠的学习记忆能力[35]。

保护肝脏

金针菇中的精氨酸对机体具有十分重要的作用。长期患有肝炎、肝硬化、肝癌等肝脏疾病的患者，会由于血液中氨浓度增高而中毒，以致发生肝昏迷。如果经常食用金针菇，摄取机体所需的精氨酸，能明显解除氨中毒，对预防肝昏迷的发生有积极的效果[37]。

金针菇的产品和应用

目前，市场上金针菇的产品形态主要有保健食品、功能性食品和普通食品。金针菇以其菌盖滑嫩、柄脆、营养丰富、味美适口而著称于世，特别是凉拌菜和火锅的上好食材。其营养丰富、清香扑鼻而且味道鲜美，深受大众的喜爱。金针菇具有利肝脏、益肠胃、增智慧和抗肿瘤等功能，可以制成片剂、口服液、胶囊、冲剂等多种形式的保健食品。当前市场上的金针菇加工食品主要有以金针菇为原料配以其他调料制成的酸辣金针菇，以大豆、金针菇为原料制成的金针菇酱等。利用金针菇发酵液和菌丝体中含有的多种人体必需氨基酸、蛋白质、多糖、维生素、微量元素等营养成分，可配置营养型饮料、口服液或营养食品添加剂，使产品的营养成分更加全面合理，并且风味和口感独特。另外，以金针菇为原料，用嗜酸乳酸菌发酵制成的乳酸发酵金针菇饮料，对青少年增长智力及老年人增加营养有一定的保健作用。作为药食两用的保健菌，金针菇大部分用于鲜食，目前以金针菇为原料加工的初级食品有金针菇罐头、金针露、低糖金针菇脯、金针菇蜜饯、金针菇菌油、金针菇果冻等。

参考文献

[1] 何轩辉，邹宇晓，廖森泰，等. 纯化工艺对金针菇多糖体外抗肿瘤活性的影响 [J]. 中国食品学报，2013（6）: 9-13.

[2] Jing P, Zhao SJ, Lu MM, et al. Multiple-fingerprint analysis for investigating quality control of *Flammulina velutipes* fruiting body polysaccharides[J]. Journal of Agricultural and Food Chemistry, 2014, 62（50）: 12128-12133.

[3] 黄琼，马仲文，赖腾强. 金针菇多糖抑菌作用的研究 [J]. 食品研究与开发，2015（1）: 10-12.

[4] 王玉峰，王旻，尹鸿萍. 金针菇菌丝体中多糖的分离、结构鉴定及免疫学活性 [J]. 中国天然药物，2008, 6（4）: 312-315.

[5] Smiderle FR, Carbonero ER, Mellinger CG, et al. Structural characterization of a polysaccharide and a β-glucan isolated from the edible mushroom *Flammulina velutipes*[J]. Phytochemistry, 2006, 67（19）: 2189-2196.

[6] Chu GM, Yang JM, Kim HY, et al. Effects of fermented mushroom（*Flammulina velutipes*）by - product diets on growth performance and carcass traits in growing-fattening Berkshire pigs[J]. Animal Science Journal, 2012, 83（1）: 55-62.

[7] 曹培让，吴祖道，王汝聪. 金针菇 [*Flammulina Velutipes*（Curt.ex Fr.）Sing.] 子实体多糖 PA5DE 的提取及性质研究 [J]. 生物化学杂志，1990（2）: 176-180.

[8] 孔祥辉，孙宇峰，任永春，等. 金针菇免疫调节蛋白的研发与应用 [J]. 生物技术，2006, 16（4）: 85-88.

[9] Lima FFB, Sita LV, Oliveira AR, et al. Hypothalamic melanin-concentrating hormone projections to the septo-hippocampal complex in the rat[J]. Journal of Chemical Neuroanatomy, 2013（47）: 1-14.

[10] 王广慧，谭吉丽，杜艳超，等. ADS-8 型大孔吸附树脂纯化金针菇总黄酮工艺的优化及活性测定 [J]. 湖北农业科学，2020, 59（18）: 112-115, 120.

[11] 方玉梅，张春生，谭萍，等. 金针菇黄酮类化合物的抗氧化作用 [J]. 食品研究与开发，2012, 33（3）: 15-18.

[12] 孙延芳，刘艳凯，梁宗锁，等. 6 种食用菌多酚及其抗氧化活性研究 [J]. 广东农业科学，2011, 38（16）: 76-78.

食用菌
营养健康功能的现代研究

[13] 唐秋实，陈智毅，刘学铭，等. 几种干燥方式对金针菇子实体挥发性风味成分的影响 [J]. 食品工业科技，2015，36（10）：119-124.

[14] 陈智毅，刘学铭，施英，等. 顶空固相微萃取气质联用分析白金针菇中的挥发性成分 [J]. 食用菌学报，2009，16（1）：73-75.

[15] 汪金玉. 金针菇挥发性化学成分的研究 [J]. 时珍国医国药，2008，19（5）：1145.

[16] 刘肖肖，汪雯翰，冯婷，等. 金针菇子实体多糖FVPB1对小鼠T细胞和巨噬细胞的免疫调节作用 [J]. 食用菌学报，2019，26（4）：127-134.

[17] Chang HH, Hsieh KY, Yeh CH, et al. Oral administration of an Enoki mushroom protein FVE activates innate and adaptive immunity and induces anti-tumor activity against murine hepatocellular carcinoma[J]. International Immunopharmacology, 2010, 10（2）：239-246.

[18] Chang YC, Hsiao YM, Wu MF, et al. Interruption of lung cancer cell migration and proliferation by fungal immunomodulatory protein FIP-fve from *Flammulina velutipes*[J]. Journal of Agricultural and Food Chemistry, 2013, 61（49）：12044-12052.

[19] 许晓燕，余梦瑶，魏巍，等. 金针菇子实体多糖分离纯化及结构和免疫活性研究 [J]. 菌物学报，2014，33（2）：375-384.

[20] Kashina S, Villavicencio LLF, Zaina S, et al. Activity of extracts from submerged cultured mycelium of winter mushroom, *Flammulina velutipes*（Agaricomycetes）, on the immune system in vitro[J]. International Journal of Medicinal Mushrooms, 2016, 18（1）：49-57.

[21] 常花蕾. 金针菇多糖的免疫调节作用，抗肿瘤作用及其机制研究 [D]. 广州：南方医科大学，2009.

[22] 叶菊风. 金针菇多糖预防炎症性肠病的作用机制及其主要成分的鉴定和功能研究 [D]. 广州：南方医科大学，2019.

[23] Kamasuka T, MOMOKI Y, SAKAI S. Antitumor activity of polysaccharide fractions prepared from some strains of *Basidiomycetes*[J]. GANN Japanese Journal of Cancer Research, 1968, 59（5）：443-445.

[24] 陈芝芸，严茂祥，项柏康. 金针菇多糖对 Lewis 肺癌荷瘤小鼠的抑瘤作用及免疫功能的影响 [J]. 中国中医药科技，2003，10（4）：226-227.

[25] Yang W, Pei F, Shi Y, et al. Purification, characterization and anti-proliferation activity of polysaccharides from *Flammulina velutipes*[J]. Carbohydrate Polymers, 2012, 88（2）：474-480.

[26] 吴希哲，高向东. 金针菇提取物的保肝及抗肿瘤作用 [J]. 中国生化药物杂志，2002，23（4）：176-178.

[27] 黄琼，黄晓梅，张平，等. 金针菇多糖的抗氧化活性 [J]. 食品研究与开发，2014，35（4）：66-69.

[28] Encarnacion AB, Fagutao F, Jintasataporn O, et al. Application of ergothioneine-rich extract from an edible mushroom *Flammulina velutipes* for melanosis prevention in shrimp, Penaeus monodon and Litopenaeus vannamei[J]. Food Research International, 2012, 45（1）：232-237.

[29] Kim SY, Kong WS, Cho JY. Identification of differentially expressed genes in *Flammulina velutipes* with anti-tyrosinase activity[J]. Current Microbiology, 2011, 62（2）：452-457.

[30] 谭一罗，杨和川，苏文英，等. 金针菇活性成分及药理活性研究进展 [J]. 江苏农业学报，2018，34（5）：237-243.

[31] Dong Y, Cheng S, Qi G, et al. Antimicrobial and antioxidant activities of *Flammulina velutipes* polysacchrides and polysacchride-iron（Ⅲ）complex[J]. Carbohydrate Polymers, 2017（161）：26-32.

[32] Chang YC, Chow YH, Sun HL, et al. Alleviation of respiratory syncytial virus replication and inflammation by fungal immunomodulatory protein FIP-fve from *Flammulina velutipes*[J]. Antiviral Research, 2014（110）：124-131.

[33] 鸿辉，余雄涛，黄纪国，等. 金针菇多糖改善小鼠学习记忆功能 [J]. 中国食用菌，2014，33（5）：40-42.

[34] Yang W, Yu J, Zhao L, et al. Polysaccharides from *Flammulina velutipes* improve scopolamine-induced impairment of learning and memory of rats[J]. Journal of Functional Foods, 2015（18）：411-422.

[35] Mahdy K, Shaker O, Wafay H, et al. Effect of some medicinal plant extracts on the oxidative stress status in Alzheimer's disease induced in rats[J]. Eur Rev Med Pharmacol Sci, 2012, 16（3）：31-42.

[36] 王启富. 金针菇的采收与加工 [J]. 农业与技术，2007（6）：105-106.

双孢蘑菇

Agaricus bisporus（Lange）Sing.

双孢蘑菇含有丰富的多糖、三萜等活性物质，在改善肠胃消化不良、降低"三高"、提高免疫、抗氧化、抗肿瘤等方面有显著作用，是一种具有较高保健和药用价值的食用菌。另外，其还有对抗自由基、提高身体免疫力、补血等功效。同时，双孢蘑菇含抗氧化剂、硒等矿物质及维生素B，能促进皮肤细胞新陈代谢，令肌肤润泽光滑，更有弹性，减少皱纹产生；铁质含量很高，有补血功效。

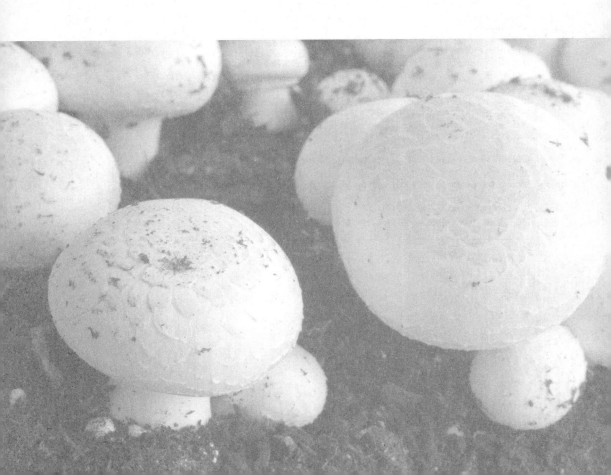

双孢蘑菇，又称白蘑菇、二孢蘑菇、蘑菇草、肉蕈、洋蘑菇、双孢菇等，因其担子上通常仅产生两个担孢子而得名，是全世界可人工栽培的 60 多种食用菌中商业化栽培地区最广泛的食用菌，在全球循环农业中也具有非常重要的地位[1]。《全国中草药汇编》记载，双孢蘑菇味甘、性平，有提神、消食、平肝阳等作用，对于镇痛、关节炎等疾病也有一定疗效，对血液疾病（如白细胞减少症、贫血）及肝炎均具有显著疗效。《中华本草》记载，双孢蘑菇味甘、性平，归肠、胃、肺经，功能为健脾开胃、平肝提神，适用于饮食不消、纳呆、乳汁不足、高血压、神倦欲眠。双孢蘑菇味道鲜美，含有丰富的风味物质，如八碳化合物、含硫化合物、氨基酸、5'- 核苷酸及其他成分，是一种深受人们喜爱的食用菌。其富含蛋白质和氨基酸（蛋白质含量高达 42%，并含 10 余种必需氨基酸），还含有微量元素、维生素和核苷酸等，脂肪含量低且大部分为不饱和脂肪酸，是具有很高营养价值的健康食物[2]，被誉为 21 世纪的健康食品。双孢蘑菇被欧洲人誉为"植物肉"，美国人则称之为"上帝的食品"。双孢蘑菇提取物在化妆品、护肤品里的作用主要是皮肤调理剂，比较安全，可以放心使用（对孕妇一般没有影响，也没有致痘性）。

双孢蘑菇的活性成分

多糖

多糖是双孢蘑菇的主要活性成分之一，具有抗氧化、抗肿瘤、降血糖和免疫调节的功能。目前关于双孢蘑菇多糖（ABP）化学结构的研究主要集中在对多糖的分子量、单糖种类、单糖残基组成比例及其连接方式等一级结构的研究上。

通过对双孢蘑菇子实体多糖进行研究表明，利用 DEAE–Cellulose–52 离子交换柱层析、聚丙烯酰胺凝胶电泳显示等方法发现，该子实体多糖为蛋白结合多糖，由 D- 果糖与 D- 葡萄糖构成[3]。研究还发现，野生双孢蘑菇粗多糖的相对分子质量是 1.2×10^5，由葡萄糖、甘露糖和果糖组成[4]。有研究采取复合酶辅助提取双孢蘑菇子实体多糖，分离纯化获得一种组分 ABP-1，其由多糖（93.67%）和蛋白质（1.46%）组成，其单糖组成为葡萄糖、甘露糖、半乳糖和木糖[5]。通过甲基化分析及核磁共振光谱方法，解析了双孢蘑菇子实体多糖的结构以 α（1-6）–D-Galp 为主链，在其 2 位被 α–L-Fucp 或 –D-Galp 取代[6]。有学者在生产双孢蘑菇罐头的工业废水中提取了 4 种多糖组分，其相对分子质量分别为 3.36×10^5、1.28×10^4、3.30×10^5、1.58×10^4，均为杂多糖，单糖主要由葡萄糖组成；红外光谱分析中显示这 4 种多糖主要以 β- 糖苷键连接[7]。

脂肪酸

双孢蘑菇的脂肪酸成分主要为亚油酸、亚麻酸等，可作为功能性食品、膳食食品开发、食品添加剂等材料。有研究报道利用核磁共振技术对冷冻干燥后的双孢蘑菇样品进行分析，发现其含有亚油酸[8]。另据研究发现，双孢蘑菇含有亚油酸、亚麻酸、共轭亚油酸等不饱和脂肪酸[9]。用气相色谱质谱联用仪（GC–MS）等方法发现，双孢蘑菇中脂肪酸主要由亚油酸和棕榈酸组成，其含量分别为 61.82%~67.29%、12.67%~14.71%[10]。测定结果显示子实体中含有的不饱和脂肪酸占总脂肪酸的 80.5%[11]。

酚类化合物

在双孢蘑菇子实体中提取出的酚类化合物，主要包括芸香苷、没食子酸、咖啡酸、儿茶素、儿茶酸等。利用 HPLC 分析，发现双孢蘑菇子实体的甲醇提取物中含有芸香苷、没食子酸、咖啡酸、儿茶素等[12]。用乙醇从双孢蘑菇新鲜子实体中提取的酚类化合物，经超高效液相色谱质谱联用仪（UPLC–MS）分析发现其含有没食子酸、儿茶酸、咖啡酸，还含有原儿茶酸、阿魏酸和杨梅素等[13]。

蛋白质

双孢蘑菇中的粗蛋白质含量为 23.9%~34.8%，几乎是香菇的两倍，与动物蛋白含量相当[14]。有学者测定了双胞蘑菇子实体中含有 17 种氨基酸，人体必需氨基酸的含量占总氨基酸含量的 42.3%，尤其含有一般植物中缺乏的赖氨酸，其含量是 143mg/100g[15]。

其他成分

除上述几种药理作用物质之外，研究者们还提取了其他物质，如从双

食用菌
营养健康功能的现代研究

孢蘑菇中分离出两种化合物，分别为 7-L- 谷氨酰 -4- 羟基苯和 7-L- 谷氨酰 -3，4- 苯醌，二者将来可被用作巯基酶依赖抑制剂[16]。研究报道，双孢蘑菇中含有 N-（7-1- 谷氨酰基）-4- 羟基苯胺、核黄素、维生素 D_2、多酚氧化酶。在双孢蘑菇子实体中提取出了 8 种高活性的血管紧张素 I 转化酶抑制剂，其中效果最好的是 AHEPVK、RIGLF、PSSNK，其 IC_{50} 值分别为 63pm、116pm、129pm[17]。另外，研究发现在双孢蘑菇子实体中还含有吲哚类化合物[18]。双孢蘑菇含有多种维生素，如维生素 B_1、维生素 B_2、维生素 C、维生素 D、烟酸等[11]。通过测定子实体中维生素 B_1 与维生素 B_2 的含量，结果表明维生素 B_1 的含量为 0.004~0.08mg/100g，维生素 B_2 的含量为 0.037~0.298mg/100g；同时含有人体必需矿物元素 Fe、Cu、Zn、Mn、Se 等[19]。另据报道发现，其子实体中含有的一些核苷酸类物质具有较高的药用价值。

双孢蘑菇的药理作用

调节免疫

双孢蘑菇的活性成分可以促进抗病毒物质的产生以及其他一些由细胞释放可保护和修复组织的蛋白生产，从而提高机体抵御各种疾病的免疫功能，还能够帮助人们补充各种营养物质，发挥预防疾病的作用。

研究发现，给小鼠灌胃双孢蘑菇匀浆液可增强小鼠腹腔吞噬细胞的吞噬功能，并随剂量的增高，胸腺指数、脾指数也有增高的趋势[20]。在体外免疫调节实验中发现，双孢蘑菇乙醇提取物可以刺激人外周血单个核细胞生成 IFN-γ[21]。研究证实，双孢蘑菇子实体中存在 -β-（1→6）-D- 葡聚糖，其能够刺激人源性 THP-1 巨噬细胞的增殖，提高人体先天性的免疫力[22]。研究人员将 24 名健康志愿者随机分为两组（正常饮食组和双孢蘑菇添加组），结果显示，与第一周相比，双孢蘑菇添加组的受试者在第 2、3 周的分泌性免疫球蛋白（SIgA）显著上升；该结果表明，通过每日摄入双孢蘑菇可以增加 SIgA，提高黏膜免疫力[23]。

抗肿瘤

从双孢蘑菇的子实体中提取的多糖，在体外实验中发现该多糖能够抑制肝癌 SMMC-7721 细胞生长；在体内实验中，注射双孢蘑菇多糖的小鼠平均瘤重明显低于对照组，说明该多糖具有较好的抗肿瘤活性[24]。研究发现，双孢蘑菇乙酸乙酯提取物中的不饱和脂肪酸类能够抑制芳香化酶的活性和雌激素的生成，说明双孢蘑菇可能具有抑制乳腺癌的作用[9]。从双孢蘑菇子实体中分离出两种多糖（ABP-1、ABP-2），在体外实验中发现这两种多糖能明显抑制人乳腺癌 MCF-7 增殖，但对人结肠癌、前列腺癌、胃癌、小鼠肉瘤 S180 细胞生长的抑制作用不明显；在体内实验中，这两种多糖对小鼠肉瘤 S180 细胞有明显抑制作用。已有的研究表明，双孢蘑菇的抗肿瘤活性物质主要是多糖及不饱和脂肪酸[23]。

抗氧化

将光解水给大鼠灌胃，造脂质过氧化模型，再灌胃双孢蘑菇匀浆液，10 天后测定 SOD、MDA 等相关指标，显示双孢蘑菇匀浆液可以提高成年大鼠血液和肝脏组织中 SOD 的含量，降低血清和肝组织中 MDA 的含量，证明双孢蘑菇具有抗氧化作用[20]。给大鼠饲喂富硒双孢蘑菇干品，测得实验组中大鼠结肠部位的谷胱甘肽过氧化物酶 -1 和谷胱甘肽过氧化物酶 -2 的表达增多，说明了双孢蘑菇中具有抗氧化活性[25]。研究人员在双孢蘑菇子实体中提取了酚类化合物及组氨酸衍生物，发现其具有抗氧化、抗突变及防辐射的作用[26, 27]。利用双孢蘑菇的甲醇提取物做抗氧化实验，如 DPPH 自由基清除能力、羟基自由基清除实验、总酚和抗坏血酸含量测定等，结果显示，其活性成分就是天然的抗氧化剂[11]。利用双孢蘑菇的乙醇提取物分别做了体内及体外抗氧化实验，进一步证明其活性成分是一种天然的抗氧化剂[12]。通过测定双孢蘑菇多糖对 DPPH、·OH 及 O_2· 的清除能力，发现双孢蘑菇多糖具有明显的体外抗氧化活性[28]。通过体内外实验还证实了双孢蘑菇多糖具有抗氧化活性[4, 5, 25]。用三氯化铝造大鼠神经毒性模型，给大鼠服用双孢蘑菇子实体的甲醇提取物，测定大鼠脑匀浆中神经氧化应激指标，如谷胱甘肽（GSH）生化测定、总抗氧化能力、抗氧化酶测定、氧化二氯荧光素测定，结果表明甲醇提取物的抗氧化性使铝离子在大脑中积累减少，毒性大大降低，能够消除神经细胞的氧化应激[29]。有学者在双孢蘑菇中提取得到 β-D- 葡聚糖，发现其具有抗氧化能力。总之，因为双孢蘑菇的子实体具有抗氧化和清除自由基活性的作用，其具有用于预防由自由基导致的严重疾病（如哮喘、癌症、心血管病、糖尿病、胃肠道炎性疾病、动脉粥样硬化等）的潜力[30]。

抑菌

双孢蘑菇具有抑菌作用。研究发现，双孢蘑菇甲醇提取物中含有芸香苷、没食子酸、咖啡酸、儿茶素等化合物，具有抑制放线菌、蜡样芽孢杆菌、藤黄微球菌、枯草芽孢杆菌、白色念珠菌、热带假丝酵母等作用[11]。研究还发现，双孢蘑菇中提取的脂肪酸对革兰阳性菌具有明显的抑制效果，尤其是抗藤黄微球菌、黄色微球菌、枯草芽孢杆菌、蜡样芽孢杆菌[10]。有研究人员提取并纯化了双孢蘑菇的子实体蛋白质，通过革兰氏染色实验，发现该活性蛋白质具有抗金黄色球菌和耐甲氧西林金黄色葡萄球菌（MRSA）的作用[31]。综上，双孢蘑菇子实体的不同提取物具有不同的抑菌作用，可能与提取物的成分不同有关，或与抑菌的作用位点及方式不同有关。

消炎镇痛

研究人员从双孢蘑菇干子实体中分离出双孢岩藻黄素半乳聚糖，建立脓毒症模型（UFPR）和福尔马林模型（UFSC），对该种多糖进行了药理作用的研究，结果表明这种物质可抑制 iNOS 和 COX-2 在组织中的表达，具有明显的镇痛、抗炎效果，能够有效预防多种细菌引起的小鼠败血症，防止组织损伤[6]。

保肝

据《全国中草药汇编》记载，双孢蘑菇具有平肝阳的作用。研究报道，给切除卵巢的小鼠喂食双孢蘑菇（冷冻干燥后）的粉末，结果显示双孢蘑菇对脂肪肝病变有保护作用[32]。在双孢蘑菇子实体中提取出两种物质，一种物质含有麦角甾醇，另一种物质含有 β- 葡聚糖，分别对两种物质开展保护肝脏的体内外实验，结果表明麦角甾醇具有降低肝脏内三酰甘油分泌、调节胆固醇相关的 mRNA 表达的作用，说明食用双孢蘑菇可以预防脂肪肝的形成[33]。研究人员在生产双孢蘑菇罐头的工业废水中提取了 4 种多糖组分，并对这 4 种多糖的结构和分子量进行了分析，其中相对分子质量为 1.28×10^4、1.58×10^4 的两种多糖对四氯化碳造模的肝损伤小鼠具有明显的保护作用[7]。

降血糖和降胆固醇

双孢蘑菇具有降血糖、降胆固醇的作用。通过高胆固醇血症模型和糖尿病模型，发现喂食双孢蘑菇可显著降低高胆固醇血症模型大鼠的血浆总胆固醇、低密度脂蛋白的含量，显著降低糖尿病模型大鼠血浆中葡萄糖和三酰甘油的含量以及丙氨酸转氨酶和天冬氨酸转氨酶的活性，同时减缓肝重增加，说明摄入双孢蘑菇具有降血糖和降血脂的作用[34]。有研究报道，从双孢蘑菇中分离出的葡聚糖可以降低高胆固醇血症中胆固醇的含量[35]。

其他作用

利用小鼠骨髓细胞和人淋巴细胞培实验，发现双孢蘑菇乙醇提取物在体内实验中可以减少异常细胞和正常细胞畸变的频率，在体外实验中可以减少染色体畸变和姐妹染色单体交换[36]。研究人员从双孢蘑菇子实体中提取出凝集素，发现其具有较强的血细胞凝集效果及调节细胞周期蛋白作用，能够使受损的胰岛 β- 细胞增殖，在预防和治疗糖尿病方面具有很大潜力[37-39]。有学者研究了野生双孢蘑菇粗多糖的抗缺氧实验，发现其可以延长小鼠的生存时间、降低血尿素氮和乳酸含量、增加肝糖原含量，说明粗多糖具有抗缺氧的功能[4]。研究人员从双孢蘑菇子实体中提取出 8 种高活性的血管紧张素 I 转化酶抑制剂，可以作为开发功能性食品、膳食补充剂的原料[17]。给大鼠饲喂 0.5%、1%、2%、5% 不同含量的双孢蘑菇冻干片，8 周后 0.5% 饮食量大鼠的运动和记忆能力得到提高，表明日常膳食中增加双孢蘑菇有可能改善中老年人的运动和记忆能力[40]。

双孢蘑菇的产品和应用

双孢蘑菇是世界上生产数量最大、消费人群最广，尤其受发达国家消费者青睐的主要品种之一，也是欧美市场上最受欢迎的食用菇。据数据显示，90% 的欧美家庭食用的蘑菇是双孢蘑菇，其在美国具有高达 12 亿美元的庞大市场，也是我国出口食用菌的主要品种。目前，市场上双孢蘑菇的产品形态主要有功能性食品和普通食品。随着双孢蘑菇深加工的发展，开始出现双孢蘑菇保健饮料等产品，如复合双孢蘑菇饮料，主

食用菌
营养健康功能的现代研究

要以双孢蘑菇、大枣、枸杞子等为原料，用酶将双孢蘑菇水解，再经过一系列加工工艺，制得具有特色风味的复合双饱菇果汁饮品。双孢蘑菇的功能性饮料具有一定保健功能。市场上双孢蘑菇产品已有即食型双孢蘑菇脆片、蘑菇调味汁、双孢蘑菇饮料、双孢蘑菇酱油等多种深加工产品。

参考文献

[1] 楚炎沛，张九魁. 食品风味配料概念清晰界定的探讨 [J]. 中国调味品，2010，35（9）：22-25.

[2] 李秦，海洋，师会勤，等. 平菇与香菇挥发性香气成分的 GC-MS 分析比较 [J]. 化学与生物工程，2010，27（2）：87-89.

[3] 武金霞，张贺迎，杨睿，等. 双孢蘑菇子实体多糖的提取及单糖组成 [J]. 中国食用菌，2003，22（1）：31-32.

[4] Li HJ, Chen HY, Fan LL, et al. In vitro antioxidant activities and in vivo anti-hypoxic activity of the edible mushroom Agaricus bisporus（Lange）Sing. Chaidam[J]. Molecules, 2015, 20（10）: 17775-17788.

[5] Yin X, You Q, Zhou X. Complex enzyme-assisted extraction, purification, and antioxidant activity of polysaccharides from the button mushroom, Agaricus bisporus（higher Basidiomycetes）[J]. International Journal of Medicinal Mushrooms, 2015, 17（10）: 987-996.

[6] Ruthes AC, Rattmann YD, Malquevicz-Paiva SM, et al. Agaricus bisporus fucogalactan: Structural characterization and pharmacological approaches[J]. Carbohydrate Polymers, 2013, 92（1）: 184-191.

[7] Huang J, Ou Y, Yew TWD, et al. Hepatoprotective effects of polysaccharide isolated from Agaricus bisporus industrial wastewater against CCl4-induced hepatic injury in mice[J]. International Journal of Biological Macromolecules, 2016（82）: 678-686.

[8] Bonzom PM, Nicolaou A, Zloh M, et al. NMR lipid profile of Agaricus bisporus[J]. Phytochemistry, 1999, 50（8）: 1311-1321.

[9] Chen S, Oh SR, Phung S, et al. Anti-aromatase activity of phytochemicals in white button mushrooms（Agaricus bisporus）[J]. Cancer Research, 2006, 66（24）: 12026-12034.

[10] Öztürk M, Duru ME, Kivrak Ş, et al. In vitro antioxidant, anticholinesterase and antimicrobial activity studies on three Agaricus species with fatty acid compositions and iron contents: A comparative study on the three most edible mushrooms[J]. Food and Chemical Toxicology, 2011, 49（6）: 1353-1360.

[11] Huang BH, Yung KH, Chang ST. The sterol composition of Volvariella volvacea and other edible mushrooms[J]. Mycologia, 1985, 77（6）: 959-963.

[12] Abah SE, Abah G. Antimicrobial and antioxidant potentials of Agaricus bisporus[J]. Advances in Biological Research, 2010, 4（5）: 277-282.

[13] Liu J, Jia L, Kan J, et al. In vitro and in vivo antioxidant activity of ethanolic extract of white button mushroom（Agaricus bisporus）[J]. Food and Chemical Toxicology, 2013（51）: 310-316.

[14] Chang ST, Miles. Mushrooms: cultivation, nutritional value, medicinal effect and environmental impact[M]. 2nded. Boca Raton: CRC Press, 2004.

[15] Beelman RB, Royse DJ, Chikthimmah N. Bioactive components in button mushroom Agaricus bisporus（J. Lge）Imbach（Agaricomycetideae）of nutritional, medicinal, and biological importance[J]. International Journal of Medicinal Mushrooms, 2003, 5（4）: 321-337.

[16] Weaver RF, Rajagopalan KV, Handler P, et al. Isolation from the mushroom Agaricus bisporus and chemical synthesis of γ-L-glutaminyl-4-hydroxybenzene[J]. Journal of Biological Chemistry, 1971, 246（7）: 2010-2014.

[17] Lau CC, Abdullah N, Shuib AS, et al. Novel angiotensin I-converting enzyme inhibitory peptides derived from edible mushroom Agaricus bisporus（JE Lange）Imbach identified by LC‐MS/MS[J]. Food Chemistry, 2014（148）: 396-401.

[18] Muszyńska B, Kała K, Sułkowska-Ziaja K, et al. Agaricus bisporus and its in vitro culture as a source of indole compounds released into artificial digestive juices[J]. Food Chemistry, 2016（199）: 509-515.

[19] Furlani RPZ, Godoy HT. Vitamins B_1 and B_2 contents in cultivated mushrooms[J]. Food Chemistry, 2008, 106（2）: 816-819.

[20] 常海兰，殷凤. 双孢蘑菇的抗氧化作用及对免疫功能影响的研究 [J]. 山西医科大学学报，2003，34（2）：122-123.

[21] Kozarski M, Klaus A, Niksic M, et al. Antioxidative and immunomodulating activities of polysaccharide extracts of the medicinal mushrooms Agaricus bisporus, Agaricus brasiliensis, Ganoderma lucidum and Phellinus

linteus[J]. Food chemistry, 2011，129（4）：1667-1675.

[22]Smiderle F R, Alquini G, Tadra-Sfeir MZ, et al. *Agaricus bisporus* and *Agaricus brasiliensis*（1→6）-β-d-glucans show immunostimulatory activity on human THP-1 derived macrophages[J]. Carbohydrate Polymers, 2013，94（1）：91-99.

[23]Jeong SC, Koyyalamudi SR, Pang G. Dietary intake of *Agaricus bisporus* white button mushroom accelerates salivary immunoglobulin A secretion in healthy volunteers[J]. Nutrition, 2012，28（5）：527-531.

[24]徐朝晖，姜世明，付培武. 双孢蘑菇子实体多糖的提取及其对癌细胞的抑制[J]. 中国食用菌，1997，16（4）：5-7.

[25]Maseko T, Howell K, Dunshea FR, et al. Selenium-enriched *Agaricus bisporus* increases expression and activity of glutathione peroxidase-1 and expression of glutathione peroxidase-2 in rat colon[J]. Food chemistry, 2014（146）：327-333.

[26]Ey J, Schömig E, Taubert D. Dietary sources and antioxidant effects of ergothioneine[J]. Journal of Agricultural and Food Chemistry, 2007，55（16）：6466-6474.

[27]Markova NG, Karaman-Jurukovska N, Dong KK, et al. Skin cells and tissue are capable of using L-ergothioneine as an integral component of their antioxidant defense system[J]. Free Radical Biology and Medicine, 2009，46（8）：1168-1176.

[28]张强，宫璐婵，孟凡荣，等. 双孢菇多糖抗氧化活性的研究[J]. 中国林副特产，2010（1）：16-19.

[29]Waly MI, Guizani N. Antioxidant potential properties of mushroom extract（*Agaricus bisporus*）against aluminum-induced neurotoxicity in rat brain[J]. Pakistan Journal of Biological Sciences: PJBS, 2014，17（9）：1079-1082.

[30]Khan, Asma, Ashraf, et al. Effect of gamma-irradiation on structural, functional and antioxidant properties of beta-glucan extracted from button mushroom（*Agaricus bisporus*）[J]. Innovative Food Science & Emerging Technologies, 2015（31）：123-130.

[31]Tehrani MHH, Fakhrehoseini E, Nejad MK, et al. Search for proteins in the liquid extract of edible mushroom, agaricusbisporus, and studying their antibacterial effects[J]. Iranian Journal of Pharmaceutical Research: IJPR, 2012，11（1）：145-150.

[32]Kanaya N, Kubo M, Liu Z, et al. Protective effects of white button mushroom（*Agaricus bisporus*）against hepatic steatosis in ovariectomized mice as a model of postmenopausal women[J]. PLoS One, 2011，6（10）：e26654.

[33]Gil-Ramírez A, Caz V, Martin-Hernandez R, et al. Modulation of cholesterol-related gene expression by ergosterol and ergosterol-enriched extracts obtained from *Agaricus bisporus*[J]. European Journal of Nutrition, 2016，55（3）：1041-1057.

[34]Jeong SC, Jeong YT, Yang BK, et al. White button mushroom（*Agaricus bisporus*）lowers blood glucose and cholesterol levels in diabetic and hypercholesterolemic rats[J]. Nutrition Research, 2010，30（1）：49-56.

[35]Volman JJ, Mensink RP, Van Griensven L, et al. Effects of α-glucans from *Agaricus bisporus* on ex vivo cytokine production by LPS and PHA-stimulated PBMCs; a placebo-controlled study in slightly hypercholesterolemic subjects[J]. European Journal of Clinical Nutrition, 2010，64（7）：720-726.

[36]Ahmad S, Gautam B, Afzal M. Antigenotoxic and anticlastogenic potential of *Agaricus bisporus* against MMS induced toxicity in human lymphocyte cultures and in bone marrow cells of mice[J]. Egyptian Journal of Medical Human Genetics, 2013，14（4）：395-402.

[37]张迪，林勇，杨晓钦，等. 双孢蘑菇2796凝集素的提取及其部分理化性质研究[J]. 福建农业学报，2011，26（3）：457-461.

[38]Wang Y, Liu Y, Wang H, et al. *Agaricus bisporus* lectins mediates islet β-cell proliferation through regulation of cell cycle proteins[J]. Experimental Biology and Medicine, 2012，237（3）：287-296.

[39]Ditamo Y, Rupil LL, Sendra VG, et al. In vivo immunomodulatory effect of the lectin from edible mushroom *Agaricus bisporus*[J]. Food & Function, 2016，7（1）：262-269.

[40]Thangthaeng N, Miller MG, Gomes SM, et al. Daily supplementation with mushroom（*Agaricus bisporus*）improves balance and working memory in aged rats[J]. Nutrition esearch, 2015，35（12）：1079-1084.

食用菌
营养健康功能的现代研究

香菇

Lentinula edodes

香菇中的活性成分主要是多糖、嘌呤和氨基酸等。现代医学研究表明，其具有提高人体免疫力、防癌抗癌、降血压、降血脂等药理作用[1, 2]。

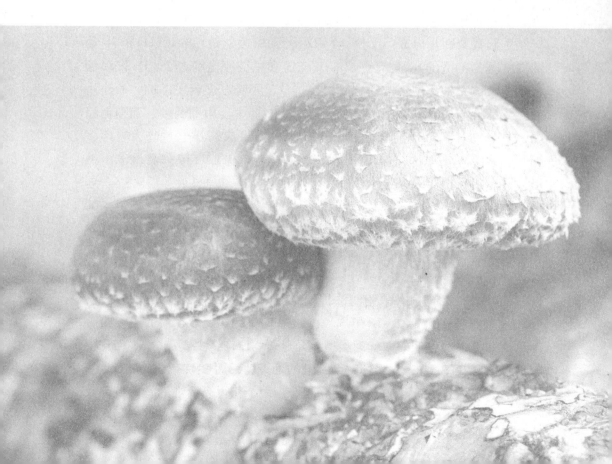

香菇，又名香菌、香蕈，起源于我国，是世界第二大菇，也是珍贵的食药用菌。我国是世界上香菇人工栽培最早的国家，也是最大的香菇生产国。由于香菇味道鲜美、香气沁人、营养丰富，被视为"菇中之王"[3]。香菇的药性和功效在古代和现代书籍中均有著述，如《本草纲目》中记载，香菇"甘、平、无毒"；《医林篡要》认为，香菇"甘、寒"；《日用本草》中记载，香菇"益气、不饥、治风破血"；《中华本草》记载，香菇归肝、胃经，具有扶正补虚、健脾开胃、祛风透疹、化痰理气、解毒、抗肿瘤等功效，适用于正气衰弱、神倦乏力、纳呆、消化不良、贫血、佝偻病、高血压、高脂血症、慢性肝炎、盗汗、小便不禁、水肿、麻疹透发不畅、荨麻疹、肿瘤等。

香菇的活性成分

多糖

香菇多糖（LNT）属真菌类多糖，是香菇的主要活性成分之一。研究表明，香菇多糖具有抗肿瘤、调节免疫、抗氧化、降血糖等功效。

香菇葡聚糖是以 $\beta-(1\rightarrow3)-D-$ 葡萄糖为主链，$\beta-(1\rightarrow6)-$ 葡萄糖残基为侧链的 $\beta-$ 葡聚糖[4]，其支链和主链的比例为 $2:5$。该多糖在水溶液体系中呈现特殊的三股螺旋构象，是香菇多糖发挥抗肿瘤作用的主要活性物质。从香菇中分离获得的杂多糖主要由葡萄糖、葡萄糖醛酸、甘露糖、木糖、半乳糖和鼠李糖等单糖组成，其中一些为酸性多糖[5]。采用碱提取法结合超滤分级获得 LNT-1 和 LNT-2 两种香菇多糖组分[6]，结构分析结果显示两种组分均含有末、$(1\rightarrow3)$、$(1\rightarrow3,6)$ 连接类型的糖残基，各连接类型的糖残基摩尔比分别为 $1.07:1.56:1.00$ 及 $1.00:1.70:1.08$。运用改进的水提醇沉法获得一种香菇多糖，其单糖组成为葡萄糖、半乳糖、甘露糖、木糖、阿拉伯糖、岩藻糖，并含有 $(1\rightarrow3)(1\rightarrow4)(1\rightarrow6)$ 3 种连接类型的糖残基（摩尔比分别为 $1:2:0.6$）[7]。有学者采用酶法提取结合超滤分离得到 3 种香菇多糖，分别为 LNT-1、LNT-2、LNT-3[8]。研究表明，这 3 种多糖的主要组分都是葡萄糖，但它们的糖苷键类型差异显著。LNT-1 主要是含 $\alpha-$ 糖苷键的葡聚糖，LNT-3 主要是含 $\beta-$ 糖苷键的葡聚糖，而 LNT-2 既含有 $\alpha-$ 糖苷键，又含有 $\beta-$ 糖苷键的葡聚糖。此外，为了获得高活性的香菇多糖及其衍生物，常对香菇多糖进行化学修饰[9]。

核苷

香菇中核苷成分含量丰富，从香菇子实体的水提液中分离得到了腺苷、尿苷、腺嘌呤、尿嘧啶、鸟苷、香菇嘌呤等 6 个化合物，其中腺嘌呤为首次从香菇中分离得到的[10]。天然核苷类成分具有多种药理活性，如调节机体免疫、参与代谢、抑菌和抗病毒等，对肝脏、心血管及神经系统疾病亦有治疗作用。香菇嘌呤是香菇中特有的一种核苷类成分，分子式为 $C_9H_{11}N_5O_4$，分子量为 253，化学名称为 2（R），3（R）- 二羟基 -4-（9- 腺嘌呤）丁酸，其主要有 4 种空间异构体，其中天然香菇嘌呤为 D-eritadenine，具有降血脂、预防血栓及保肝等作用[11]。

蛋白质和氨基酸

香菇具有高蛋白、低脂肪的特点，对改善膳食结构、促进骨骼发育、强身健体等有良好作用。香菇中的氨基酸包括天门冬氨酸、谷氨酸、丙氨酸、缬氨酸、亮氨酸等 18 种氨基酸，其中含量最高的是谷氨酸。据文献报道[12]，香菇菌盖与菌柄中氨基酸的含量略有不同，它们均含 10 种必需氨基酸和半必需氨基酸，菌盖与菌柄的游离必需氨基酸与游离非必需氨基酸总量的比值为 1.00∶1.04。无论总氨基酸含量还是必需氨基酸含量，菌盖皆略高于菌柄。从香菇中分离出 4 种蛋白质组分 F_1~F_4，分析后发现其分子量主要集中在（2~4）× 10^4g/mol[13]；其中组分 F_1、F_3、F_4 属于酸性蛋白质，含有较高的天冬氨酸和谷氨酸，这 3 种组分均含有除色氨酸之外的 7 种必需氨基酸，其余必需氨基酸含量接近（除蛋氨酸含量较低外），并且赖氨酸含量较高。

维生素

香菇中具有丰富的维生素，其中维生素 B_1 的含量约为 0.07mg/100g，维生素 B_2 的含量约为 1.13mg/100g，烟酸的含量约 18.9mg/100g，维生素 C 的含量较少。除此之外，香菇中维生素 D 含量较少，但是香菇中含有一般蔬菜中缺少的麦角甾醇（即维生素 D 原），经阳光或紫外照射后，能够产生丰富的维生素 D_2，能促进血液中磷和钙的正常代谢[14]。另外，香菇中还含有 B 族维生素，包括维生素 B_1（硫胺素）、B_2（核黄素）、B_3

（烟酸）等[15]，具有一定的止痛、促进消化等作用。

其他成分

香菇中不仅含有人体必需的钾、钙、镁、磷、硫等矿质元素，还含有人体必需的锌、铜、铁、锰、镍、铬、硒、锗等微量元素，元素的总量在 2.37%~4.50%。1g 可食用部分的香菇干含锌 132.0mg、铁 3252.0mg、钙 3965mg、钾 22013mg、镁 2707mg、钠 399mg、锰 72.5mg[16]，尤其是钾含量丰富，可作为低盐饮食者的首选健康食品。香菇中含有超过 40 种挥发性成分[17]，其中含量较高的且对香菇风味贡献较大的为 7 种含氧杂环化合物，质量分数 5.36%；1 种杂环化合物，质量分数 0.11%；4 种含氮酸类化合物，质量分数 13.43%；5 种烃类化合物，质量分数 3.91%；9 种含硫化合物，质量分数为 31.35%，是香菇风味的重要组成成分，通常能影响香菇的整体风味。香菇中还含有少量脂肪[18]，其中不饱和脂肪酸含量丰富，亚油酸、油酸含量高达 90% 以上。

香菇的药理作用

调节免疫

香菇多糖具有显著的免疫调节功能，被认为是 T 细胞活性调节剂和免疫增强剂；可以刺激巨噬细胞，增强巨噬细胞吞噬率，促进淋巴细胞活化因子的产生，激活 T 细胞的功能；促进 B 淋巴细胞合成抗体 IgG 和 IgM，增加脾分泌抗体细胞的数量[19]。研究发现，香菇多糖片能通过改善稳定期慢性阻塞性肺疾病患者的细胞免疫功能[20]，从而减少慢性阻塞性肺疾病患者急性发作。有学者报道，香菇多糖可以提高巨噬细胞吞噬率、增加免疫器官质量、促进淋巴细胞转化率升高，说明香菇多糖具有增强小鼠非特异性免疫和体液免疫的能力[21]。此外，有文献报道香菇嘌呤能增强人体的免疫力[22]。

抗肿瘤

香菇中含有多种活性成分，其中香菇多糖具有显著的抗肿瘤作用。大量研究结果表明，香菇多糖并不能直接杀死肿瘤细胞，但其能通过增强免疫功能、调控细胞凋亡、诱导肿瘤细胞自噬和抑制肿瘤血管生成等

食用菌营养健康功能的现代研究

途径达到抗肿瘤效果[23]。研究还发现，用适当浓度的香菇多糖处理细胞因子诱导的 NK 细胞能够提高其对肺癌 A549 细胞株的杀伤率[24]。香菇多糖能够显著抑制人脐静脉内皮细胞的增殖、迁移、黏附以及体外血管的生成，这一结果说明香菇多糖可能通过抑制血管的生成而发挥抗肿瘤作用[25]。通过探究不同香菇多糖的分子量、三螺旋结构和抗肿瘤之间的关系[26]，发现在香菇多糖分子量相近的情况下，具有三螺旋结构的香菇多糖比单螺旋结构的香菇多糖对肉瘤 S180 细胞的抑制率高，这表明三螺旋构象是香菇多糖发挥抗肿瘤作用的重要结构。

抗氧化和抗衰老

香菇多糖具有显著的抗氧化和抗衰老作用。通过建立衰老小鼠学习记忆障碍模型，进行跳台学习记忆实验和抗氧化指标的检测，观察小鼠灌胃香菇多糖后相应指标的变化，结果发现香菇多糖能够改善学习记忆障碍小鼠的学习记忆能力，其机制可能与抗氧化作用有关[27]。同时有研究发现，香菇多糖和其降解物具有清除 DPPH 和 ·OH 自由基的能力[28]，并且能提高模型小鼠的总抗氧化能力、谷胱甘肽过氧化物酶和超氧化物歧化酶的活性，降低丙二醛的含量，提示香菇多糖具有明显的抗衰老作用。有学者研究发现，香菇酚类化合物对清除 ·O_2^-、·OH 和 DPPH 自由基都具有很明显的效果[29]。此外，有研究报道香菇多肽也表现出良好的抗氧化活性[30]。

降血糖和降血脂

香菇多糖有显著的降血糖、改善糖耐量、增加体内肝糖原的作用，其机制主要通过调节糖代谢、促进肝糖原合成、减少肝糖原分解等途径发挥作用[31]。通过探究香菇对四氧嘧啶诱导的糖尿病小鼠的降血糖作用，发现香菇能使糖尿病小鼠精神好转，活动增多，体重增加，改善"三多一少"（多饮、多食、多尿、体重减少）的症状，改善胰腺、脾等脏器指数；还能显著降低糖尿病小鼠的空腹血糖值，改善糖耐量，增加肝糖原含量[32]。同时，研究发现香菇柄多糖及其乙酰化多糖对 α- 淀粉酶和 α- 葡萄糖苷酶具有剂量依赖性抑制活性[33]，并且乙酰化可显著提高多糖对 α- 葡萄糖苷酶的抑制活性。有学者通过在饲料中添加香菇嘌呤喂养大鼠[34]，证实了香菇中能显著降低大鼠总胆固醇的活性物质为香菇嘌呤。此外，香菇中所含的维生素也具有降血脂的作用[35]。

保肝

香菇的保肝活性首次被 Kaneda 等学者发现。经研究，香菇嘌呤已经被认定为保肝的有效化合物，并证实其保肝机制可能是降低肝脏中脂蛋白的分泌[36]。研究发现，香菇甲醇提取物在灌胃给药 200mg/kg 的剂量下，可使对乙酰氨基酚（扑热息痛）诱导肝毒素的威斯特白化病老鼠中的血清转氨酶和胆红素明显下降，表明香菇提取物可以保护药物引起的肝损伤[37]。有学者发现，香菇多糖片能够提高肝脏谷胱甘肽过氧化物酶活性[38]，降低力肝脏中丙二醛和血清谷丙转氨酶的活性，对肝脏具有抗氧化和抗损伤等保护作用。也有文献报道[39]，香菇嘌呤能够明显缓解脂肪肝，对肝脏具有一定的保护作用。

香菇的产品和应用

香菇多糖具有调节免疫、抗肿瘤、降低胆固醇等药理活性。现已有抗肿瘤、抗病毒型肝炎、抗辐射、抗糖尿病等的香菇药物用于临床，主要有片剂、胶囊剂和口服液，目前能查询到的以香菇为原材料的药品包括香菇多糖片、香菇多糖注射液等。香菇多糖片能益气健脾、补虚扶正，主要用于辅助治疗 HBV 和肿瘤等疾病；香菇多糖注射液可补益气血、扶正固本，主治慢性病毒性肝炎、肝中毒、肝硬化、肿瘤及其他免疫功能低下的气血不足证。

目前，香菇类食品产品有香菇罐头、香菇饮料、香菇粉和香菇口服液等，是一种良好的膳食营养补充剂。另外，香菇酱和香菇脆片等休闲即食食品也有较多的市场。

参考文献

[1] 张弘，王琦，姚骏，等. 香菇柄营养成分及生物活性的研究 [J]. 食品研究与开发，2019，40（7）：203-206.

[2] 杨溢烁，曾德永，刘艳，等. 香菇多糖体内抗氧化活性研究 [J]. 中国食物与营养，2016，22（8）：72-74.

[3] 朱慧. 挤压喷雾生产香菇粉工艺及风味物质的研究 [D]. 天津：天津科技大学，2017.

[4] 何永，伍玉明，高红东，等. 香菇营养成分研究进展 [J]. 现代农业科技，2010（23）：140-141.

[5] 张欣，吕作舟. 香菇多糖的提取纯化及其理化性质的研究 [J]. 中国食用菌，1999，18（6）：34-35.

[6] 李石军. 房县小冬菇中香菇多糖的精制、结构鉴定和体外抗肿瘤活性研究 [D]. 武汉：华中科技大学，2011.

[7] 辜明. 香菇多糖 LT1 的提取纯化及结构鉴定 [D]. 武汉：华中科技大学，2009.

[8] 谢红旗. 香菇多糖提取、纯化、结构表征及生物活性的研究 [D]. 长沙：中南大学，2007.

[9] 牛天增, 许艳杰, 李知瑾, 等. 香菇多糖结构修饰研究进展 [J]. 中国现代应用药学, 2015, 32（7）: 895-900.

[10] 唐庆九, 王淑蕾, 王晨光, 等. 香菇子实体中单核苷类成分研究 [J]. 食品与生物技术学报, 2017, 36（3）: 283-286.

[11] 王淑蕾, 梁敬钰, 唐庆九. 香菇嘌呤的研究进展 [J]. 菌物学报, 2012, 31（2）: 151-158.

[12] 白岚. 香菇蛋白质氨基酸的分析 [J]. 菌物研究, 2006（2）: 21-24.

[13] 李波, 芦菲, 田燕, 等. 香菇蛋白的分级纯化和结构分析 [J]. 天然产物研究与开发, 2010, 22（2）: 257-260.

[14] 张茜, 李超, 崔珏, 等. 香菇及香菇柄的研究进展 [J]. 农产品加工（上半月）, 2018（11）: 53-56.

[15] 李启, 梅少林, 徐峻卿, 等. 庆元县香菇中水溶性维生素含量分析 [J]. 预防医学, 2019, 31（11）: 1162-1164.

[16] 黄敏文, 李亚卿, 潘丽元. 香菇中九种无机元素的测定 [J]. 齐齐哈尔医学院学报, 2006（7）: 836-837.

[17] 张书香, 谢建春, 孙宝国. 固相微萃取/气-质联用分析香菇挥发性香味成分 [J]. 北京工商大学学报（自然科学版）, 2010, 28（2）: 1-5+13.

[18] 刘存芳. 三种真菌子实体脂溶性成分的研究 [J]. 食品工业科技, 2009, 30（3）: 172-174.

[19] 董晓宇, 宁安红, 曹婧 等. 香菇及其药理作用研究进展 [J]. 大连大学学报, 2005（2）: 63-68.

[20] 王海燕, 郑盛杰. 香菇多糖对慢性阻塞性肺疾病患者免疫功能的影响 [J]. 临床和实验医学杂志, 2012, 11（1）: 40-41.

[21] 芦殿荣, 祝彼得, 芦殿香, 等. 香菇多糖对正常小鼠以及免疫抑制小鼠免疫功能的影响 [J]. 甘肃中医学院学报, 2004（4）: 20-22+12.

[22] 李月梅. 香菇产业具有良好的发展前景 [J]. 食品科学, 2005（7）: 261-266.

[23] 苏畅, 李小江, 贾英杰, 等. 香菇多糖的抗肿瘤作用机制研究进展 [J]. 中草药, 2019, 50（6）: 1499-1504.

[24] 戴尔珣, 汪步海, 戴金梁, 等. 香菇多糖诱导 CIK 细胞对肺癌 A549 细胞杀伤作用的研究 [J]. 江苏中医药, 2016, 48（6）: 71-74.

[25] 朱青静. 香菇多糖体外抗血管生成作用实验研究 [J]. 中医学报, 2017, 32（12）: 2426-2429.

[26] Zhang L, Li X, Xu X, et al. Correlation between antitumor activity, molecular weight, and conformation of lentinan[J]. Carbohydrate Research, 2005, 340（8）: 1515-1521.

[27] 逯爱梅, 于天贵, 李文杰 等. 香菇多糖改善衰老小鼠学习记忆能力的抗氧化机制 [J]. 中国老年学杂志, 2011, 31（4）: 613-615.

[28] 王丽芹. 香菇 SD-08 菌株多糖及其降解产物的提取、结构及抗氧化抗衰老活性研究 [D]. 泰安: 山东农业大学, 2015.

[29] 马洪娟. 香菇多酚含量的测定及抗氧化活性研究 [J]. 黑龙江农业科学, 2013（7）: 116-119.

[30] 张璐. 香菇柄多肽的制备及其抗氧化活性研究 [D]. 扬州: 扬州大学, 2017.

[31] 王慧铭, 黄素霞, 孙炜. 香菇多糖对小鼠降血糖作用及其机制的研究 [J]. 中国自然医学杂志, 2005（3）: 5-8.

[32] 柳冬月. 香菇对糖尿病小鼠降血糖作用的研究 [D]. 武汉: 湖北中医药大学, 2010.

[33] 李顺峰, 许方方, 崔国梅, 等. 不同纯化程度香菇柄多糖的乙酰化修饰及降血糖活性 [J/OL]. 食品科学技术学报: 1-9.

[34] Chibata I, Okumura K, Takeyama S, et al. Lentinacin: a new hypocholesterolemic substance in *Lentinus edodes*[J]. Experientia, 1969, 25（12）: 1237-1238.

[35] 陈海强. 香菇水解物的制备及其对小鼠机体活性的影响研究 [D]. 长沙: 湖南农业大学, 2012.

[36] Kaneda T K, Arai K T K, Tokuda S T. The effect of dried mushroom, crinellus shiitake, on cholesterol metabolism in rats[J]. Journal of Japan Society of Nutrition and Food Sciences, 1964（16）: 466-468.

[37] Sasidharan S, Aravindran S, Latha L Y, et al. In *vitro* antioxidant activity and hepatoprotective effects of *Lentinula edodes* against paracetamol-induced hepatotoxicity[J]. Molecules, 2010（15）: 4478-4489.

[38] 史亚丽, 辛晓林, 杨立红, 等. 香菇多糖对力竭小鼠抗疲劳及保肝作用研究 [J]. 吉林农业大学学报, 2004（3）: 301-304.

[39] Tuchweber B, Salas M. Prevention of $CeCl_3$-induced hepatotoxicity by hypolipidemic compounds[J]. Archives of Toxicology, 1978, 41（3）: 223-232.

黑木耳

Auricularia auricula（L.ex Hook.）Underw

黑木耳具有调节免疫、降血糖、抗氧化、降血脂、抗肿瘤和抗凝血等作用，已被应用于多种药品、保健食品和功能性食品中。

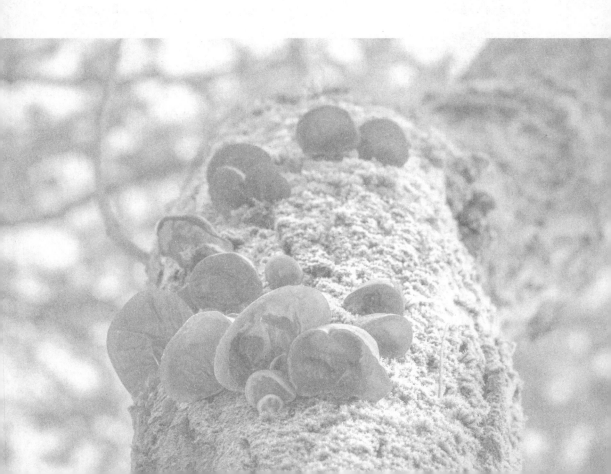

黑木耳，又名黑菜、木耳、云耳，功效为凉血活血、益气强身、止痛，为我国珍贵的药食兼用胶质真菌。我国历史上对黑木耳的食用、医用都有研究。《礼记》中有关于帝王宴会上食用黑木耳的记载；《神农本草经》记载，其"盛气不饥，轻身强志"；《饮善正要》认为，黑木耳"利五脏，宽肠胃"；《本草纲目》记载，木耳味甘、性平，可益气不饥、轻身强志，并对痔疮、血痢下血有较好的作用。明清时期中医大家傅山曾以黑木耳为主药，用于调理妇人产后或男子中风中寒、腰部疼痛、手足麻木、拘挛痿软、行走艰难或痿弱不能下床。木耳含有丰富的营养成分和活性成分，可食用或入药，并且资源丰富，近年来备受国内外学者的广泛关注。

黑木耳的活性成分

多糖

黑木耳的主要活性成分是多糖，多由甘露糖、葡萄糖、木糖和己糖醛酸等单糖组成，具有抑制肿瘤、增强免疫力、抗氧化、止咳化痰、降血脂等功能[1, 2]。

有研究用热水和热乙醇从黑木耳子实体中分离得到两种酸性杂多糖，其主链均为 α–（1,3）连接的 D- 甘露吡喃糖，在部分甘露糖的 2 位上被 β-D- 葡萄糖醛酸取代，还有一些 2 和 6 位上被短链 β-D- 木糖所取代[3]。采用离子交换及排阻层析对黑木耳多糖进行纯化，经过红外光谱、GC/MS 测定后发现，黑木耳多糖同时具有 α- 构型及 β- 构型，是由鼠李糖、阿拉伯糖、木糖、甘露糖、葡萄糖和半乳糖组成[4]。

黄酮

黄酮类物质是一种存在于大多数食用菌中的次生代谢化合物，具有抗氧化、降血脂、抗疲劳等作用，黑木耳中含有较丰富的黄酮类成分。有研究以野生黑木耳为实验材料，采用超声波辅助提取黑木耳的黄酮类化合物，发现了 18 种化合物；对萃取相进行抗氧化活性研究，发现 4 个萃取相都有清除自由基能力和抗氧化作用[5]。还有研究发现，茶叶和黑木耳黄酮复合物对于自由基的清除作用明显强于单种黄酮复合物的抗氧化作用，说明两种黄酮具有一定的协同效果[6]。

蛋白质

黑木耳中蛋白质的含量为 10%~16%[7]，与肉类相当，并且赖氨酸、亮氨酸、缬氨酸、苏氨酸等 7 种人体必需氨基酸含量占氨基酸总含量的 35% 以上[8]，属于优质蛋白质，营养可与鸡蛋和各种肉类媲美。黑木耳既可为人体提供优质蛋白质和必需氨基酸，又使摄入的脂肪较少，具有很多肉类无法比拟的优势，多吃黑木耳可有效避免因红肉摄入过多所致的结肠、直肠癌的患病风险增大。

黑木耳的药理作用

调节免疫

黑木耳具有扶正固本的功效，以及恢复机体平衡、调节免疫的作用。研究表明，多糖成分是黑木耳中调节免疫的主要活性成分。通过考察黑木耳多糖（AAP）对荷瘤小鼠免疫功能的影响，发现黑木耳多糖具有抗肿瘤活性，其作用机制为促进小鼠脾细胞产生 IL-2，间接促进体液免疫应答，改善肿瘤造成的免疫抑制作用[9]。黑木耳多糖还能够促进巨噬细胞的增殖，显著提升 RAW264.7 细胞中 NO 的分泌及细胞因子 IL-6、TNF-α 的释放水平；其免疫活性与其具有的 β- 构型糖苷键和三股螺旋构象有关[10]。从黑木耳中分离出一种纯度较高的多糖组分 AAP-10，在低剂量 [2.5mg/（kg·d）] 及中剂量 [5.0mg/（kg·d）] 下均能够提高环磷酰胺（CPA）免疫抑制小鼠的脾淋巴细胞转化增殖能力，增强 CPA 免疫抑制小鼠单核巨噬细胞的吞噬能力和 NK 细胞的活性，从而发挥增强免疫的作用[11]。

降血糖

黑木耳中含有甘露聚糖、木糖等多糖成分及膳食纤维，对减少人体血糖波动及调节胰岛素分泌有一定的帮助。有学者研究了黑木耳多糖模拟水解产物的抗糖尿病作用，发现其可增加肝糖原和胰腺胰岛素水平，降低血清甘油三酯和低密度脂蛋白水平，但对总胆固醇和高密度脂蛋白水平无显著影响[12]。黑木耳多糖降血糖试验结果表明，与模型对照组比较，黑木耳多糖可显著降低小鼠的血糖[13]。还有研究发现，黑木耳多糖能显著降低糖尿病小鼠的血糖值，增加糖尿病小鼠的糖耐量，表现出良好的降糖活性，但对正常小鼠的血糖值没有影响[14]。黑木耳的酸性多糖对 α- 葡萄糖苷酶的活性抑制较强，中性多糖和碱性多糖对该酶的抑制较弱[15]；中性多糖能明显降低糖尿病小鼠的血糖水平、糖化血红蛋白水平以及尿糖水平，但是酸性多糖对糖尿病小鼠的上述指标均无影响[16]。

抗氧化

黑木耳具有明确的抗氧化活性，其主要机制在于对自由基的清除和对脂质过氧化的抑制等，黑色素和多糖为其抗氧化的活性物质基础。通过小鼠模型研究黑木耳提取物的抗氧化作用发现，黑木耳提取物可以显著升高小鼠肝脏、心肌等组织中的 SOD 活性，明显降低血浆中的 GOT（谷草转氨酶）、GPT（谷丙转氨酶）、MDA 水平，表明黑木耳提取物能有效防治肝脏等组织因过氧化而造成的损伤[17]。黑木耳黑色素对 ABTS、DPPH 和羟基自由基具有较强的清除能力[18]。黑木耳多糖能显著提高氧化损伤心肌细胞的存活率，显著降低心肌细胞 LDH 和 MDA 含量，显著提高细胞内 SOD 的活性，其抗氧化损伤作用呈剂量依赖关系，推测黑木耳多糖减轻心肌细胞的毒性可能与自由基清除、过氧化损伤减轻有关[19]。

降血脂

有研究报道，以黑木耳多糖对高脂血症小鼠连续给药 4 周，可明显降低小鼠血清总胆固醇含量和动脉粥样硬化指数，改善肝脏细胞脂变程度[20]。每天给高脂血症小鼠注射黑木耳多糖，1 周后小鼠血清中的胆固醇含量会明显降低[21]。采用高血脂模型小鼠评价黑木耳多糖的作用，发现黑木耳多糖可降低小鼠的血清 TG、TC 和 LDL-C 含量，显著提高 HDL-C 含量，说明黑木耳多糖有降血脂作用[22]。

抗肿瘤

黑木耳多糖通过增强机体细胞的免疫功能而达到抗肿瘤的作用。研究表明，黑木耳子实体中多糖的化学结构与其抗肿瘤活性有关，其水溶性葡聚糖成分具有明显的抗肿瘤作用[23]。黑木耳多糖腹腔注射给药，可抑制小鼠实体瘤 S180 的生长；静脉注射给药，对抑制 Lewis 肺瘤、B16 黑素瘤和 H22 肝癌变有效，最适有效剂量为 20μg/kg[24]。此外，研究还发现黑木耳多糖可提高 H22 小鼠血清中 NO 含量，促进肿瘤细胞凋亡[25]。

抗凝血

黑木耳多糖有抑制血小板凝集的作用，其机制主要是抑制凝血酶的活性。有研究表明，在体外实验中，用 10mg/ml 黑木耳多糖液与兔血以 1∶4 比例混合，活化部分凝血活酶时间显著延长[26]。通过小鼠尾部血栓模型实验，对小鼠黑尾抑制率、出血时间、凝血时间和尾部血栓苏木精 – 伊红染色（HE 染色）后发现，黑木耳多糖在小鼠体内具有较强的抑制内源、外源和共同性凝血途径的功能，其机制主要是通过抑制血小板激活的途径抑制血栓形成[27]。

黑木耳的产品和应用

以黑木耳或其提取物为原料的加工产品主要应用在药品、保健食品和功能性食品等领域。以黑木耳为主要成分的中药妙济丸，可用于肝肾不足、风湿瘀阻所致的痹证，有补益肝肾、祛湿通络、活血止痛的功效。中成药木耳舒筋丸具有舒筋活血、祛风湿、补肝肾的功效，主治腰膝酸痛无力、肢体麻木、抽搐。益脂平胶囊具有健脾益气、化痰活血的功效，用于治疗脾气虚兼血瘀痰浊的高脂血症。

在国家市场监督管理总局注册的保健食品中，以黑木耳为原料与其他原料复配开发的产品占绝大多数，它们具有增强免疫力、辅助降血脂、辅助降血糖等功能。由于黑木耳属于药食同源的食用菌，所以也有以黑木耳为原料制成的功能性食品。目前市场上以黑木耳为原料的精深加工产品主要有黑木耳超微粉、黑木耳营养餐和速食食品等。黑木耳经超微粉碎后，具有更明显的降血脂作用，可制成黑木耳营养保健面包，也可与黑米、糯米、蓝莓果干等搭配制成强化营养粥，适用于便秘、肥胖、糖尿病和冠心病患者食用。此外，黑木耳还用于生产黑木耳饮料、黑木耳饼干、黑木耳馒头、黑木耳速食羹、黑木耳薄膜食品等。

参考文献

[1]Fan YQ, Wu QH, Sheng JH. Study on the antithrombotic effect of polysaccharide of *Auricularia auricula-judae*[J]. Chinese Journal of Biochemistry and Pharmacology, 2009.

[2]Luo Y, Chen G, Li B, et al. Evaluation of antioxidative and hypolipidemic properties of a novel functional diet formulation of *Auricularia auricula* and Hawthorn[J]. Innovative Food Science and Emerging Technologies, 2009, 10（2）: 215-221.

[3]S Ukai, S Morisaki, M Goto, et al. Polysaccharide in fungi VII. Acidic heteroglycans from the fruit bodies of *Auricularia auricula-judae* Quel[J]. Chemical and Pharmaceutical Bulletin, 1982, 30（2）: 635-641.

[4]王雪. AAPI-a 黑木耳多糖的分离纯化及其抗衰老功能的研究 [D]. 哈尔滨: 哈尔滨工业大学, 2009.

[5]翟雅琴. 黑木耳黄酮类化合物提取、结构鉴定与其抗氧化性研究 [D]. 太原: 山西师范大学, 2018.

[6]李小芳, 冯小强, 杨声, 等. 黑木耳和茶叶黄酮复配物的抗氧化活性 [J]. 资源开发与市场, 2012, 28（2）: 104-105.

[7]陈雪凤, 韦仕岩, 吴圣进, 等. 不同黑木耳菌株的营养成分分析比较 [J]. 食用菌, 2016, 38（2）: 72-73.

[8]李曦, 邓兰, 周娅, 等. 金耳、银耳与木耳的营养成分比较 [J]. 食品研究与开发, 2021, 42（16）: 77-82.

[9]张秀娟, 耿丹, 于慧茹, 等. 黑木耳多糖对荷瘤小鼠红细胞免疫功能的影响 [J]. 中草药, 2006（1）: 94-96.

[10]庄伟, 屈咪, 赵迪, 等. 黑木耳多糖的结构组成及其免疫活性研究 [J]. 食品科技, 2020, 45（2）: 205-210.

[11]甘霖, 许海林, 吴小勇, 等. 黑木耳多糖 AAP-10 对免疫抑制小鼠的免疫调节作用 [J]. 食品科学, 2018, 39（19）: 196-200.

[12]Lu A, Yu M, Shen M, et al. Preparation of the *Auricularia auricular* polysaccharides simulated hydrolysates and their hypoglycaemic effect[J]. International Journal of Biological Macromolecules, 2018, 106: 1139-1145.

[13]宗灿华, 于国萍. 黑木耳多糖对糖尿病小鼠降血糖作用 [J]. 食用菌, 2007, 29（4）: 60-61.

[14]韩春然, 马永强, 唐娟. 黑木耳多糖的提取及降血糖作用 [J]. 食品与生物技术学报, 2006（5）: 111-114.

[15]尹红力, 赵鑫, 佟丽丽, 等. 黑木耳多糖体外和体内降血糖功能 [J]. 食品科学, 2015, 36（21）: 221-226.

[16]Takeuchi H, He P, Mooi LY. Reductive effect of hot-water extracts from woody ear（*Auricularia auricula-judae* Quel.）on food intake and blood glucose concentration in genetically diabetic kk-ay mice[J]. Journal of Nutritional Science and Vitaminology, 2004, 50（4）: 300-4.

[17]史亚丽, 姜川, 杨立红, 等. 黑木耳粗多糖对力竭小鼠抗氧化能力的影响 [J]. 现代预防医学, 2008, 35（24）: 4845-4846+4857.

[18]侯若琳, 袁源, 项凯凯, 等. 纤维素酶 - 超声波协同提取黑木耳黑色素工艺及其抗氧化活性分析 [J]. 菌物学报, 2019, 38（3）: 414-427.

[19]孙湛, 姚雪萍, 于文燕, 等. 黑木耳多糖对大鼠心肌细胞过氧化损伤的保护作用 [J]. 时珍国医国药, 2015, 26（2）: 265-266.

[20]何嘉烽. 黑木耳多糖的降血脂作用及相关机制的初步探讨 [D]. 广州: 广东药科大学, 2019.

[21]蔡小玲, 章佩芬, 何有明, 等. 黑木耳多糖、红菇多糖的降胆固醇作用研究 [J]. 深圳中西医结合杂志, 2002, 12（3）: 137-139.

[22]周国华. 黑木耳多糖抗衰老及降血脂生物功效的研究 [D]. 哈尔滨: 东北农业大学, 2005.

[23]A Misaki. Antitumor β-1,3-glucans from *Auricularia* species[J]. Japan Kokai Tokkyo Koho, 1979, 79.

[24]黄滨南, 张秀娟, 邹翔, 等. 黑木耳多糖抗肿瘤作用的研究 [J]. 哈尔滨商业大学学报（自然科学版）, 2004, 20（6）: 648-651.

[25]宗灿华, 于国萍. 黑木耳多糖抑制肿瘤作用的研究 [J]. 中国医疗前沿, 2007, 2（12）: 37-38.

[26]李德海, 史锦硕, 周聪, 等. 黑木耳多糖的制备及其抗凝血功能的研究 [J]. 安徽农业科学, 2015, 43（2）: 283-285+309.

[27]卞春. 黑木耳抗凝血多糖分离与结构表征及对血栓形成抑制机制 [D]. 哈尔滨: 哈尔滨工业大学, 2020.

银耳

Tremella fuciformis Berk.

现代研究证实，银耳及其多糖具有增强免疫、抗肿瘤、降血糖、延缓衰老等作用，已被广泛应用于药品、保健食品和功能性食品中。

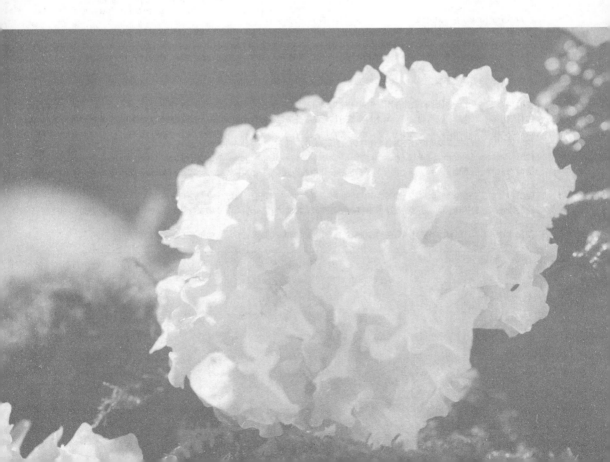

银耳，又称雪耳、白木耳，是一种营养丰富的滋补品。银耳自古便被列为养生上品，《神农本草经》和《本草纲目》记载，其色白如银，形似菊花、鸡冠，长于古树，性味甘辛，可清肺热、济肾燥、强心神、益气血；《中华本草》记载，其可滋补生津、润肺养胃，适用于虚劳咳嗽、痰中带血、津少口渴、病后体虚、气短乏力，归肺、胃、肾经；《中国药学大辞典》记载，其甘平无毒，能润肺生津、滋阴养胃、益气和血、补脑强心。现代研究表明，银耳具有止咳、嫩肤、恢复肌肉疲劳等功效，常用于治疗虚劳咳嗽、痰中带血、津少口渴、病后体虚、气短乏力等。

银耳的活性成分

多糖

银耳中的多糖含量占其干重的 60%~70%，是重要的活性成分之一，具有调节免疫、抗肿瘤、降血糖、降血脂、抗氧化和延缓衰老等功效。

有研究从银耳子实体中用水提和碱提得到 3 种酸性多糖，由葡萄糖醛酸、木糖和甘露糖组成；得到一种中性多糖，由甘露糖、木糖、葡萄糖和半乳糖组成[1, 2]。从银耳细胞壁中用热水提取得到一种酸性多糖，由葡萄糖醛酸、甘露糖和木糖组成；得到一种碱不溶性多糖，由葡萄糖、葡萄糖醛酸、甘露糖和木糖组成[3]。有研究从银耳的细胞培养液中提取得到胞外多糖，其主要以 α-（1→3）连接的甘露糖为主链，以β-（1→2）连接的 D- 木糖和 β-D- 葡萄糖醛酸为支链[4]。从银耳子实体水提物中分离得到一种酸性多糖，由阿拉伯糖、岩藻糖、甘露糖、木糖、葡萄糖和葡萄糖醛酸组成，毒理学表明其毒性很低[5]。还有研究从银耳孢子中提取得到 3 种酸性杂多糖，其主链都是以（1→3）-D- 甘露糖连接，并在 O-2，O-4，O-6 位上有分支，具有免疫活性[6]。另外，从银耳中还提取到一种酸性杂多糖，通过 X 射线衍射技术确定其是以 α-D-甘露糖为主链，在 C-2 位上连接着 β-D- 木二糖、β-D- 葡萄糖醛酸和β-D- 木糖[7]。

蛋白质

银耳中的蛋白质含量占其干重的 6%~10%，含有 17 种氨基酸，即缬氨酸、脯氨酸、丝氨酸、精氨酸、甘氨酸、赖氨酸、丙氨酸、苏氨酸、亮氨酸、异亮氨酸、酪氨酸、苯丙氨酸、谷氨酸、胱氨酸、天门冬氨酸、甲硫氨酸、组氨酸等，其中谷氨酸含量最高，天冬氨酸次之，并含 8 种必需氨基酸中的 7 种，因此银耳是蛋白质的良好来源[8, 9]。

脂类

银耳中含有 0.6%~1.28% 的脂肪，其中不饱和脂肪酸约占总脂肪酸量的 75%，主要成分是亚油酸[10]。通过光谱法和气相色谱法测定银耳中的脂类化合物有十一烷酸、十二烷酸（月桂酸）、十三烷酸、十四烷酸（豆蔻酸）、十五烷酸、十六烷酸（棕榈酸）、十八烷酸（硬脂酸）、十六烯酸 –（9）– 酸、十八碳烯 –（9）– 酸、十八碳烯 –（9，12）– 酸[11]。

银耳的药理作用

调节免疫

银耳多糖主要通过激活免疫细胞和网状内皮系统、增加免疫因子表达来提高机体的免疫功能，进而实现对免疫系统的调节。

通过给小鼠口服银耳多糖，结果发现能显著影响巨噬细胞的吞噬指数和吞噬百分数，分别为对照组的 3.71 倍和 1.57 倍[12]。通过对环磷酰胺诱导白细胞减少的大鼠模型研究，发现银耳多糖中的 6 种组分均可显著增加模型大鼠外周血中白细胞的数量[13]。通过研究脓毒症小鼠模型，发现银耳多糖能够影响 T 细胞对 CD4[+]T 细胞的增殖和极化，显著降低模型小鼠的死亡率[14]。将银耳多糖按 12.5~25.0mg/kg 的剂量静脉注射 4 天后，对小鼠网状内皮系统有明显的激活作用，并随剂量的增大作用增强，对可的松、环磷酰胺、四环素所致的免疫功能抑制均有明显提升作用；对于可的松及环磷酰胺所致的小鼠脾脏萎缩，银耳多糖也有明显的拮抗作用[15]。有研究从银耳子实体分离到 4 种酸性杂多糖，发现它们在体外均可诱导人单核细胞产生 IL-1、IL-6 和 TNF[16, 17]。研究还发现，银耳多糖可提高 19 月龄老年小鼠脾细胞产生 IL-2 的能力，使之恢复至

3月龄成年小鼠的水平，并能显著减轻氢化可的松和环孢素A抑制小鼠脾细胞产生IL-2的作用[18]。

抗肿瘤

研究表明，银耳多糖具有一定的抗肿瘤活性，其特点是毒性低、安全性高。通过肿瘤小鼠模型评价银耳多糖口服和静脉注射两种方式的作用，发现银耳多糖对环磷酰胺具有增效作用[19]。给荷H22肝癌小鼠服用银耳多糖，发现银耳多糖在6mg/kg时的抑制肿瘤作用最强，抑瘤率达72.3%；经基因表达谱芯片分析后发现，表达上调和下调的基因主要为信号转导基因、DNA损伤检测、p53和ATM（共济失调毛细血管扩张突变基因）通路基因、抗原递呈基因、化疗应答相关基因，既与癌症相关基因有关，又与免疫调节、信号传导等基因有关，这表明其抗肿瘤作用是多靶点、多因素作用的结果[20]。

降血糖和降血脂

研究表明，银耳多糖具有降血糖的作用。有研究将银耳多糖用于正常小鼠和四氧嘧啶诱导的糖尿病小鼠，发现其在10mg/kg、33mg/kg、100mg/kg三个剂量下均对正常小鼠有降血糖作用，能明显降低糖尿病小鼠的血糖水平，口服多糖4~7小时后，降血糖作用最显著，剂量为33mg/kg时能明显减少糖尿病小鼠的饮水量[21]。另有研究发现，银耳多糖在250mg/kg、500mg/kg、1000mg/kg三个剂量下能明显降低四氧嘧啶糖尿病小鼠的血糖水平，升高血清胰岛素水平。在注射四氧嘧啶前4小时口服银耳多糖300mg/kg，小鼠血糖含量明显降低，葡萄糖耐量曲线恢复正常，表明银耳多糖对四氧嘧啶引起的糖尿病具有预防作用[22]。

银耳多糖在发挥降血糖作用的同时，也会伴随产生降血脂作用。有研究通过链脲佐菌素联合高糖、高脂饲料喂食建立2型糖尿病大鼠模型，发现银耳多糖可显著降低大鼠的GLU（血糖）、TG、TC及LDL-C，升高HDL-C[23]。还有研究表明，通过给大鼠喂食高胆固醇饮食和5%银耳干粉，4周后大鼠血清中的总胆固醇浓度降低19%，血清LDL-C水平下降31%，血清中TG水平显著下降，中性类固醇和胆汁酸在大鼠中的排泄量增加36%[24]。

抗氧化和抗衰老

银耳多糖具有抗氧化和抗衰老作用，可以清除体内自由基，保护皮肤，延缓衰老。有研究发现，银耳多糖通过上调 SIRT1 的表达促进下游信号通路，从而减轻过氧化氢对皮肤成纤维细胞的氧化应激反应和凋亡率，表明银耳多糖可能是一种潜在的治疗氧化应激相关皮肤病和衰老的药物[25]。有研究通过腹腔注射 D- 半乳糖建立衰老小鼠模型评价银耳多糖的抗氧化能力，结果表明给药银耳多糖 8 周后，给药组小鼠心、脑中的超氧化物歧化酶和谷胱甘肽过氧化物酶活性显著高于对照组，说明银耳多糖具有一定的抗氧化作用[26]。通过研究银耳多糖对 D- 半乳糖致衰小鼠皮肤的改善作用，发现银耳多糖可提升衰老皮肤中羟脯氨酸和透明质酸的含量，并逆转了 D- 半乳糖所致小鼠结肠内 pH 下降和 SCFAs 浓度增加，特别是正丁酸和异丁酸，表明银耳多糖对肠道菌群具有调节作用，推测银耳多糖对小鼠衰老皮肤的改善作用可能是通过提高机体抗氧化酶活性实现的[27]。

保护胃黏膜

银耳多糖还具有保护胃黏膜、抑制胃溃疡形成的功能。研究表明，将银耳多糖以每天 70mg/kg 的剂量灌胃 2 天，能明显抑制大鼠应激型胃溃疡的形成；以每天 165mg/kg 的剂量灌胃 12 天，能促进醋酸型胃溃疡的愈合[28]。还有研究将银耳多糖以 500mg/（kg·d）的剂量分别灌胃，作用于小鼠的应激型溃疡、消炎痛型溃疡、慢性醋酸型溃疡和幽门结扎型溃疡模型，结果发现，给药 3 天后应激型溃疡分级较对照组显著下降；银耳多糖的抗溃疡作用主要通过局部作用产生，并主要通过制酸和抑制胃蛋白酶活性来弥补吲哚美辛（消炎痛）的后续伤害[29]。

银耳的产品和应用

银耳不仅具有多种功能活性，而且是一种传统的滋补食品，已被应用于药品、保健食品和功能性食品等产品中。目前，国家药品监督局审批的以银耳为主要原料的药品主要为银耳孢糖胶囊类，其可益气和血、滋阴生津、扶正固本，具有升高白细胞、抗放射损伤和改善机体免疫功能的作用，用于放疗、化疗或其他原因引起的白细胞减少症，亦可作为放射损伤的辅助治疗。川贝银耳糖浆具有养阴清肺，生津止咳的作用，用于治疗肺虚久咳、津伤烦渴。目前通过国家市场监督管理总局注册的以银耳为主要原料的保健食品，其保健功能包括辅助降血脂、通便、调节免疫、增强免疫力等。此外，银耳还被用于制作各类营养补充型食品，如银耳糖、即食银耳、银耳饮料、速溶银耳粉、银耳果冻等方便食品；与其他食品制成复合食品，如由山楂、银耳制成的复合保健饮料，由银耳、绿茶、金银花等制成的银耳复合保健茶，由银耳、枸杞、燕窝等制成的银耳羹，由银耳、魔芋精粉制成的复合粉丝等。

参考文献

[1]Ukai S, Hirose K, Kiho T. Isolations and characterizations of polysaccharides from *Tremella fuciformis* Berk[J]. Chemical and Pharmaceutical Bulletin, 1972, 20（6）: 1347–1348.

[2]Ukai S, Kiho T, Hara C, et al. Polysaccharides in fungi. III. A neutral heteroglycan from alkaline extract of *Tremella fuciformis* berk[J]. Chemical and Pharmaceutical Bulletin, 1978, 26（6）: 1707–1712.

[3]Sone Y, Misaki A. Structures of the cell wall polysaccharides of Tremella *fuciformis*[J]. Agricultural and Biological Chemistry, 1978, 42（4）: 825–834.

[4]Kakuta M, Sone Y, Umeda T, et al. Comparative structural studies on acidic heteropolysaccharides isolated from "shirokikurage," fruit body of *Tremella fuciformis* Berk and the growing culture of its yeast-like cells[J]. Agricultural and Biological Chemistry, 1979, 43（8）: 1659–1668.

[5] 夏尔宁，陈琼华．银耳子实体多糖的分离、分析及生物活性 [J]．菌物学报，1988（3）: 40–48.

[6] 姜瑞芝，陈怀永，陈英红，等．银耳孢糖的化学结构初步研究及其免疫活性 [J]．中国天然药物，2006, 4（1）: 73–76.

[7]Yui T, Ogawa K, Kakuta M, et al. Chain conformation of a glucurono–xylo–mannan isolated from fruit body of *Tremella fuciformis* Berk[J]. Journal of Carbohydrate Chemistry, 1995, 14（2）: 255–263.

[8] 林志彬，林树钱．银耳医学研究现状 [J]．食用菌，1982（1）．

[9] 王立泽．食用菌栽培 [M]．合肥: 安徽科学技术出版社，1995.

[10] 梁多．南瓜复合饮料的研制 [D]．广州: 华南理工大学，2004.

[11] 黄步汉，张树庭．银耳脂类化学成分研究 [J]．植物学报: 英文版，1984（1）: 66–70.

[12] 林志彬，孙曼琴，柴宝玲，等．银耳多糖对巨噬细胞吞噬功能、骨髓造血功能及蛋白质、核酸合成的影响 [J]．中医杂志，1982, 23（5）: 389–391.

[13]Jiang RZ, Wang Y, Luo HM, et al. Effect of the molecular mass of *Tremella* polysaccharides on accelerated recovery from cyclophosphamide–induced leucopenia in rats[J]. Molecules, 2012（17）: 3609–3617.

[14]Shi ZW, Liu Y, Xu Y, et al. Tremella polysaccharides attenuated sepsis through inhibiting abnormal CD4$^+$CD25 high regulatory T cells in mice[J]. Cell Immunology, 2014, 288（1–2）: 60–65.

[15] 邓文龙，廖渝英．银耳多糖的免疫药理研究 [J]．中草药，1984, 15（9）: 23–26.

[16]Gao QP, Seljelid R, Chen H, et al. Characterisation of acidic heteroglycans from *Tremella fuciformis* Berk with cytokine stimulating activity[J]. Carbohydrate Research, 1996（88）: 135–142.

[17]Gao QP, Jiang R, Chen H, et al. Characterisation and cytokines stimulating activities of heteroglycan from *Tremella fuciformis*[J]. Planta Medica, 1996, 62（4）: 297–302.

[18] 马莉，林志彬．银耳多糖对小鼠脾细胞产生白介素 2（IL–2）的影响 [J]．药学学报，1992, 27（1）: 1–4.

[19] 谢昊霖．银耳多糖不同途径给药对环磷酰胺抗肿瘤的减毒增效作用研究 [D]．长春: 吉林大学，2012.

[20] 韩英，徐文清，杨福军，等．银耳多糖的抗肿瘤作用及其机制 [J]．医药导报，2011, 30（7）: 849–852.

[21] 薛惟建，鞠彪，王淑如，等．银耳多糖和木耳多糖对四氧嘧啶糖尿病小鼠高血糖的防治作用 [J]．中国药科大学学报，1989, 20（3）: 181–183.

[22] 姜秀莲，洪铁，金春花，等．银耳多糖对四氧嘧啶糖尿病小鼠的降血糖作用．长白山中医药研究与开发，1995, 4（2）: 48.

[23] 田春雨，薄海美，李继安．银耳多糖对实验性 2 型糖尿病大鼠血糖及血脂的影响 [J]．辽宁中医杂志，2011, 38（5）: 986–987.

[24]Cheung PCK. The hypocholesterolemic effect of two edible mushrooms: *Auricularia auricula*, (tree-ear) and *Tremella fuciformis*, (white jelly-leaf) in hypercholesterolemic rats 1[J]. Nutrition Research, 1996，16（10）: 1721-1725.

[25]Shen T, Duan C, Chen BD, et al. *Tremella fuciformis* polysaccharide suppresses hydrogen peroxide-triggered injury of human skin fibroblasts via upregulation of SIRT1[J]. Molecular Medicine Reports, 2017，16（2）: 1340-1346.

[26]沈卫，曲丹，蔡东联，等. 银耳多糖对 D- 半乳糖所致衰老小鼠抗氧化能力的影响 [J]. 中华临床营养杂志，2009（3）:158-160.

[27]赵明月，钟兴伟，何瑞琪，等. 透明质酸与银耳多糖对 D- 半乳糖致衰老小鼠作用的研究 [J]. 中国食品添加剂，2021，32（12）: 1-8.

[28]薛惟建，王淑如，陈琼华. 银耳多糖、银耳孢子多糖及黑木耳多糖的抗溃疡作用 [J]. 中国药科大学学报，1987（1）:45-47.

[29]侯建明，蓝进，高益槐. 银耳多糖抗溃疡作用的试验研究 [J]. 中国疗养医学，2008, 17（5）:316-318.

食用菌
营养健康功能的现代研究

冬虫夏草

Cordyceps sinensis（BerK.）Sacc.

现代研究已经证明,冬虫夏草对机体的循环系统、免疫系统、造血系统、心血管系统、呼吸系统和腺体系统都有作用。它具有增强和调节免疫功能、抗肿瘤、抗菌、抗氧化、降血糖、降血脂等活性,用于治疗肾脏、心脏、肝脏和呼吸道疾病等[1]。这些生物活性源于其含有的多种活性成分,包括多糖、核苷、糖醇、氨基酸、维生素、甾醇等。

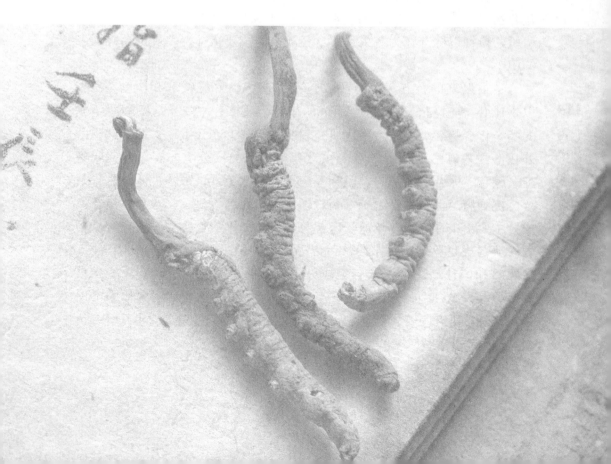

冬虫夏草，又名夏草冬虫，简称冬虫草或虫草，是一味滋补强壮的名贵中药。《中国药典》描述其为冬虫夏草菌寄生在蝙蝠蛾科昆虫幼虫上所形成的药材[2]。冬虫夏草是虫体与出自虫体头部的真菌子座相连而成的，其中所谓的"草"是虫草菌感染鳞翅目蝙蝠蛾（*Hepialus armoricanus oberthlir*）幼虫后发育成的真菌子座，所谓的"虫"则是充满菌丝的僵死幼虫。虫草菌在冬季侵入冬眠的虫草蝙蝠蛾幼虫里，形成菌核，并吸取虫体的营养，在夏季从菌核或虫体上长成整个子座，因其头部长出的菌座形状如草，所以称之为冬虫夏草。冬虫夏草古有用之，得到了历代医家的认可，并记载于本草典籍中，1990 年载入《中国药典》。

冬虫夏草的活性成分

核苷

核苷是冬虫夏草的主要活性成分之一，并以腺苷为代表的核苷类化合物均证明具有较明显的药理作用。自 2000 年版《中国药典》以来，历版药典均以腺苷作为冬虫夏草含量测定的重要指标，并规定不得低于0.010%。

冬虫夏草的核苷类成分主要包括碱基、由含氮碱基和核糖（Rib）以生成 β- 糖苷键的方式缩合而成的小分子及核苷中戊糖与磷酸所生成的酯类化合物 3 类成分。现代研究表明，核苷类成分主要来源于细胞内外核酸或核苷酸的分解[3]。冬虫夏草中核苷类成分主要有鸟苷、尿嘧啶、腺苷、尿苷、黄嘌呤、肌苷等，具有调节免疫、影响机体心血管系统、抗肿瘤、保护神经系统等药理作用。研究结果显示，水溶性核苷类成分主要集中在冬虫夏草的子座部分，虫体的水溶性核苷类成分含量较低；从冬虫夏草子座的水浸液可以分离得到微量的次黄嘌呤、腺嘌呤、鸟嘌呤和核苷[4]。根据核苷类成分中碱基的不同，从不同来源的冬虫夏草中共发现 32 种核苷类成分[5]。其中，人工冬虫夏草子实体中可以分离出 3'- 脱氧腺苷、腺苷、No- 甲基腺苷、Os'- 乙酰基冬虫夏草素、N6- ［β-（乙酰胺甲酰）氧乙基］腺苷等成分[5]。

多糖

冬虫夏草多糖是从冬虫夏草子实体、菌丝体及发酵液中提取分离得到的一类真菌多糖，不同来源和提取条件得到的冬虫夏草多糖，其化学组成、结构及药理活性均存在一定的差异。

相较于对发酵虫草的广泛研究，目前对天然冬虫夏草多糖的报道仍然较少。研究人员从天然冬虫夏草中纯化出一种高度分支的半乳甘露聚糖，其结构以α-（1→2）-D-呋喃甘露聚糖为主链，由（1→3）（1→5）和（1→6）-D-呋喃半乳糖基,（1→4）-呋喃半乳糖基残基构成支链，非还原末端为D-呋喃半乳糖和吡喃甘露糖，而分支点位于D-吡喃甘露糖[6]。研究者从天然冬虫夏草中提取出一种分支度为43.3%的超支化多糖，其分子量为 2.24×10^4 g/mol，回转半径为 15.4 ± 2.4 nm，固有黏度为1.41ml/g，应用高分子溶液理论测得指数 ν 和 α 分别为0.28和0.42[7]。

当前对发酵虫草多糖的研究相对丰富，但是由于发酵菌种多样，提取溶剂和纯化方法不同，所以发酵所得的胞外、胞内多糖显示出不同的结构特征。有学者从发酵菌丝体经热水提取乙醇沉淀柱层析获得多糖CHWp，产率为1.71%，其分子量为 3.2×10^4 g/mol，由D-甘露糖、D-半乳糖和D-葡萄糖3种单糖组成，其各分子比值为1.0：2.7：1.8；通过药理实验发现，CHWp具有降血糖作用[8]。从冬虫夏草菌 UM01 发酵菌丝体中分离得到一种杂多糖，主要由甘露糖、葡萄糖、半乳糖和半乳糖醛酸组成[9]。研究人员从冬虫夏草发酵液中制备得到胞外多糖 EPS-1A，其由D-葡萄糖、D-甘露糖和D-半乳糖组成，主链由（1→6）-α-D-葡萄糖残基（77%）和（1→6）-α-D-甘露糖残基（23%）组成；在（1→6）-α-D-甘露糖残基的O-3位置上连有（1→6）-α-D-甘露糖残基、（1→6）-α-D-葡萄糖残基和非还原性末端的β-D-半乳糖残基，分子摩尔比为1：5：1，这一结构形式是从人工培养冬虫夏草菌丝发酵液中发现的一种新的多糖结构重复单元[10]。

甾醇

冬虫夏草的子座、虫体中均含有甾醇及其衍生物，其中麦角甾醇是真菌类的特征甾醇，在冬虫夏草中含量相对稳定。

有学者对不同来源的冬虫夏草中游离麦角甾醇的含量进行比较，结果表明不同来源的天然冬虫夏草中游离麦角甾醇的含量差异显著，但均明显高于人工虫草菌丝[11]。20世纪80年代初，我国学者从3种不同来源的冬虫夏草中已分离出麦角甾醇、麦角甾醇过氧化物、麦角甾醇–β–D–吡喃葡萄糖苷、2，2–二羟基麦角甾醇、β–谷甾醇等化合物[12]。研究人员应用活性跟踪分离的方法从冬虫夏草甲醇提取液中获得具有抗癌活性的麦角甾醇–3–氧–β–D–吡喃葡萄糖和2，2–二氢麦角甾醇–3–氧–β–D–吡喃葡萄糖[13]。有学者从冬虫夏草的菌丝体中分离得到了β–谷甾醇、麦角甾醇等甾醇类[14]；从人工栽培的冬虫夏草子实体中分离出了麦角甾醇的氧化物[5]。不同来源和品种的冬虫夏草含有不同成分的甾醇类物质。

糖醇

20世纪80年代初，我国学者从冬虫夏草、亚香棒冬虫夏草、凉山冬虫夏草中分离出D–甘露醇和蕈糖[12]。肖永庆等从冬虫夏草的乙醚提取物中分离得到D–甘露醇，即虫草酸[15]。由于种类、产地、生长期及测定方法的不同，报道的虫草酸含量差异较大，多数为5%~8%，最少的含量为2.87%~3.80%，最高的含量为11.74%[16]。据大多数的报道显示，天然冬虫夏草的甘露醇含量显著高于发酵菌粉。

蛋白质和氨基酸

据研究报道，冬虫夏草中蛋白质含量为20.06%~26.40%，并且含有18种氨基酸，其中包括了8种必需氨基酸，而水解氨基酸含量报道不一，多数报道含量为20%~25%[17]。

天然冬虫夏草子实体和深层培养的菌丝体的主要氨基酸组成相似，均主要为缬氨酸、精氨酸、天冬氨酸和谷氨酸，而振摇培养的菌丝体中的氨基酸主要为谷氨酸、精氨酸、天冬氨酸和亮氨酸[18]。冬虫夏草在临床上的补益功能、辅助治疗消化系统及神经系统疾病、抑制病菌及增强免疫功能等，可能与其含有丰富的氨基酸有一定联系。

维生素

据研究报道，冬虫夏草中含有较为丰富的维生素，包括维生素 B_1、维生素 B_2、维生素 B_{12}、维生素 C、烟酸和烟酰胺等[12]。

冬虫夏草的药理作用

调节免疫

目前有关冬虫夏草调节免疫功能的研究主要集中在冬虫夏草多糖与核苷。冬虫夏草作为一种免疫调节剂，能有效治疗或预防一些免疫系统疾病。

从冬虫夏草菌丝体提取分离的胞外多糖可诱导 T 淋巴细胞的增殖以及 IL-2、IL-6 和 IL-8 的分泌。此外，该多糖可促进细胞的细胞外调节蛋白激酶磷酸化，增强巨噬细胞的吞噬活性和酸性磷酸酶活性，表明冬虫夏草多糖可调节机体免疫反应[19]。从冬虫夏草菌丝体中提取的酸性多糖（APSF）可增强巨噬细胞 RAW264.7 的吞噬能力，促进 iNOS 在转录水平和蛋白水平的表达。APSF 处理后，RAW264.7 的 NF-κB 水平升高，推测其作用机制为冬虫夏草多糖通过激活 IκB-NF-κB 通路而达到激活巨噬细胞的作用[20]。

研究报道，冬虫夏草所含核苷类成分也具有免疫调节作用，不同的核苷成分免疫调节机制不一。腺苷可以通过调节单核巨噬细胞系统和适应性免疫系统而发挥免疫调节作用[21]。肌苷能增强肥大细胞脱颗粒，并通过减少巨噬细胞、淋巴细胞和中性粒细胞数目来抑制促炎介质的产生，从而发挥免疫调节作用[22]。鸟苷可通过减少 NO 的含量，增加 IL-1β 释放巨噬细胞，增加巨噬细胞的 TNF-α 释放，从而对机体起免疫调节作用[23]。

抗肿瘤

冬虫夏草中含有丰富的多糖、腺苷、多肽、甾醇等活性物质，对黑色素瘤、肺癌、宫颈癌、乳腺癌、白血病、淋巴瘤等多种肿瘤具有抑制生长增殖的作用。相关研究报道了野生冬虫夏草子实体水提液能够显著抑制黑色素瘤 B16 细胞的生长。给小鼠接种黑色素瘤 B16 细胞，同时给予不同质量浓度的冬虫夏草提取物，发现黑色素瘤 B16 的生长被显著抑制[24]。有研究发现，冬虫夏草醇提物能够抑制肺癌 NCI-H460 细胞的增殖，并诱导肺癌细胞凋亡[25]。研究者从冬虫夏草菌丝体的甲醇提取物中分离出两种具有抗肿瘤作用的甾醇（麦角甾醇和麦角甾醇的过氧化糖化形式），这两种物质对 HL-60 和 K562 细胞的抑制作用较强[26]。

降血糖

冬虫夏草并非通过促进人体分泌胰岛素来降血糖，而是通过改善糖的代谢过程与保护胰岛细胞来发挥降血糖作用的。冬虫夏草多糖在600mg/kg 剂量时能显著降低四氧嘧啶糖尿病小鼠的血糖水平和糖基化血红蛋白含量，增强糖尿病小鼠的负荷糖耐量，还能促进高糖和胰岛素诱导 1R 的脂肪细胞的胰岛素刺激葡萄糖摄取，表明冬虫夏草多糖的降血糖作用机制可能与促进外周组织的葡萄糖代谢有关[27]。据报道，人工发酵虫草菌丝（PHC）预防给药对链佐霉素（STZ）所致大鼠 1 型糖尿病（IDDM）有明显的降血糖作用，推测其降糖机制主要与其防止炎症细胞浸润、保护胰岛细胞免受损伤有关[28]。

抗氧化

冬虫夏草是一种天然的抗氧化剂。相关研究表明，冬虫夏草在抑制亚油酸氧化、清除 DPPH 自由基和羟自由基、螯合金属离子的实验中均显示出很高的活性[29]。冬虫夏草可减少因自由电子漏出而产生自由基的含量，其提取液在肝线粒体呼吸链及氧化还原系统中能有效拮抗由糖尿病氧化损伤造成的电子传递和质子泵出的偶联程度降低，改善和调节能量代谢，使 ATP 的含量增加，改善机体的能量供应，减少自由基对线粒体氧化还原能力的损伤，从而保护线粒体膜的完整性，保护酶活性，有效抑制自由基的损伤[30]。有学者发现，冬虫夏草中含有 SOD，其活性高达 340U/g 干重，可显著提高脏器中抗氧化酶的活性，降低 B 型单胺氧化酶的活性和 MDA，拮抗脂质过氧化；冬虫夏草中的 D- 甘露醇是羟自由基（HFR）的特异性清除剂，而其所含的虫草素对超氧阴离子自由基（SAFR）可能有清除作用，推断虫草素和 D- 甘露醇等成分共同作用于机体产生的大量自由基，防止自由基对细胞膜的攻击，保护膜功能的稳定性；冬虫夏草中的黏多糖与细胞相互作用，在膜表面形成一层糖屏障，能够有效防止机体缺氧时肝组织细胞膜脂质流动性的降低，保护细胞膜 Na^+-K^+-ATP 酶活性，维持细胞膜功能，从而防止细胞受到氧自由基的损伤；冬虫夏草中的核苷类物质可扩张肝组织动脉血管，改善肝组织氧的代谢平衡，降低肝组织的耗氧量[31]。

食用菌
营养健康功能的现代研究

抗菌和抗病毒

冬虫夏草及其提取物具有一定的抗菌、抗病毒作用。据相关报道，冬虫夏草发酵液中含有耐热的广谱性抗菌物质，能拮抗革兰阴性菌及阳性菌、芽孢菌和非芽孢菌、链霉菌，但对酵母及丝状真菌则没有抗菌活性[32]。研究人员对野生冬虫夏草的水溶浸提物抑制人免疫缺陷病毒Ⅰ型（HIV-1）的效果及其抗病毒作用靶点进行分析，发现从虫体、子座、全草、干燥虫体和子座5种不同组分中获得的水溶性提取物均具有显著的体外抗HIV-1病毒活性，其作用机制为通过抑制HIV-1逆转录酶的活性和提高Vif蛋白的体外结合力发挥体外抗病毒活性[33]。

降血脂

多项研究均证实了冬虫夏草菌丝体与子实体都具有降血脂的作用。冬虫夏草提取物在200mg/kg剂量下可以明显降低高脂饮食饲养的地鼠血清中TC、TG、LDL-C的含量，升高HDL-C含量，表明冬虫夏草具有一定的降血脂作用[34]。通过比较天然与人工冬虫夏草子实体和菌丝体降血脂的药理活性，结果显示人工冬虫夏草子实体降低高脂小鼠胆固醇作用优于其他两种，推测与三者所含化学成分腺苷、虫草素含量不同有关[35]。

冬虫夏草的产品和应用

冬虫夏草有悠久的药用历史，具有调节免疫、抗氧化、抗肿瘤、抗菌、抗衰老、降血糖和降血脂等多种药理活性和作用。因其在营养、保健和预防疾病方面具有独特的功能，加上资源有限，导致近几年冬虫夏草市场价格居高不下，也使得其良好的药理作用深入人心。目前，在冬虫夏草深加工产品领域，市场发展速度较为缓慢，相关产品数量较少，研发速度缓慢，产品多以冬虫夏草原药材为原料，而较少用到冬虫夏草人工菌丝体。冬虫夏草的产品形态主要为药品。冬虫夏草菌的第一代产品——百令胶囊于1988年获得试生产许可，之后冬虫夏草开始广泛应用于药品，现已经开发成了百令胶囊、百令片和百令颗粒等多种产品形态，临床上可用于治疗心脑血管、呼吸系统、肾脏以及肝脏疾病[36]。

参考文献

[1] 刘高抢，王晓玲，杨青等. 冬虫夏草化学成分及其药理活性的研究 [J]. 食品科技，2007，32（1）：202-205.

[2] 郑依玲，梅全喜，李文佳，等. 冬虫夏草的药用历史及现代服用方法探讨 [J]. 中药材，2017，40（11）：2722-2725.

[3]Herbert Z. Extracellular metabolism of ATP and other nucleotides[J]. Naunyn Schmiedebergs Arch Pharmacol, 2000, 362（4-5）：299-309.

[4] 徐文豪，薛智，马建民. 冬虫夏草水溶性成分－核苷类化合物的研究 [J]. 中药通报，1988，13（4）：34.

[5] 艾中，钱正明，李文佳. 冬虫夏草核苷类成分分析研究进展 [J]. 菌物学报，2016，35（4）：388-392+394+404.

[6]Miyazak T, Oikawa N, Yamada H. Studies on fungal polysaccharides. XX. galactomannan of *Cordyceps sinensis*[J]. Chemical & Pharmaceutical Bulletin, 1977, 25（12）：3324-3328.

[7]Wu D, Meng L, Wang L, et al. Chain conformation and immunomodulatory activity of a hyperbranched polysaccharide from *Cordyceps sinensis*[J]. Carbohydrate Polymers, 2014（110）：405-414.

[8] 季晖，涂红湖，李耐三. 人工冬虫夏草菌丝多糖的分离提取及降血糖作用研究 [J]. 中国药科大学学报，1993，24（1）：39-42.

[9]Cheong KL, Meng LZ, Chen XQ, et al. Structural elucidation, chain conformation and immuno-modulatory activity of glucogalactomannan from cultured *Cordyceps sinensis* fungus UM01[J]. Journal of Functional Foods, 2016（25）：174-185.

[10] 闫景坤. 抗氧化新型冬虫夏草胞外多糖的制备、结构与溶液特征研究 [D]. 广州：华南理工大学，2010.

[11] 李绍平，李萍，季晖，等. RP-HPLC 测定天然与人工冬虫夏草游离麦角甾醇的含量 [J]. 中国现代应用药学杂志，2001，18（4）：297-299.

[12] 赵余庆，于明，陈立君，等. 冬虫夏草属真菌化学研究概况 [J]. 中草药，1999，30（12）：950-953.

[13]Bok J W. Antitumor sterols from the mycelia of *Cordyceps sinensis*[J]. Phytochemishtry, 1999, 51（7）：891.

[14] 刘静明，钟裕容，杨智，等. 冬虫夏草化学成分研究 [J]. 中国中药杂志，1989，14（10）：32.

[15] 肖永庆，刘静明，屠呦呦，等. 冬虫夏草化学成分研究 [J]. 中药通报，1983，8（2）：32-33.

[16] 蔡仲军，尹定华，黄天福，等. 不同产地冬虫夏草甘露醇含量比较 [J]. 中国药房，2003，14（8）：505-506.

[17] 纪莎，施小兵，易骏. 冬虫夏草化学成分研究概况 [J]. 福建中医学院学报，1999，9（2）：46-47.

[18]Li C, Li Z, Fan M, et al. The composition of *Hirsutella sinensis*, anamorph of *Cordyceps sinensis*[J]. Journal of Food Composition and Analysis, 2006, 19（8）：800-805.

[19]Cheung JKH, Li J, Cheung AWH, et al. Cordysinocan, a polysaccharide isolated from cultured *Cordyceps*, activates immune responses in cultured T-lymphocytes and macrophages: signaling cascade and induction of cytokines [J]. Journal of Ethnopharmacology, 2009, 124（1）：61-68.

[20]Chen W, Zhang W, Shen W, et al. Effects of the acid polysaccharide fraction isolated from a cultivated *Cordyceps sinensis* on macrophages in vitro[J]. Cellular Immunology, 2010, 262（1）：69-74.

[21]Haskó G, Pacher P. Regulation of macrophage function by adenosine[J]. Arteriosclerosis Thrombosis & Vascular Biology, 2012, 32（4）：865-869.

[22]Haskó G, Sitkovsky MV, Szabó C. Immunomodulatory and neuroprotective effects of inosine[J]. Trends Pharmacol Science. 2004, 25（3）：152-157.

[23]Yu L, Zhao J, Zhu Q, et al. Macrophage biospecific extraction and high performance liquid chromatography for hypothesis of immunological active components in *Cordyceps sinensis*[J]. Journal of Pharmaceutical & Biomedical Analysis, 2007, 44（2）：439-443.

[24]Yoshikawa N, Nishiuchi A, Kubo E, et al. *Cordyceps sinensis* acts as an adenosine A3 receptor agonist on mouse melanoma and lung carcinoma cells, and human fibrosarcoma and colon carcinoma cells[J]. Journal of Pharmaceutical Sciences, 2011, 2（4）：266-270.

[25] 陈家念，张璇，蔡豪斌，等. 冬虫夏草菌丝体水提醇沉物体外抗肿瘤活性研究 [J]. 药物评价研究，2014，37（2）：108-112.

[26]Kodama EN, Mccffrey RP, Keisuke Y, et al. Antileukemic activity and mechanism of action of cordycepin against terminal deoxynucleotidyl transfer-ase-positive（TdT+）leukemic cells[J]. Biochemical Pharmacology, 2000, 59（3）：273-281.

[27] 黄志江，季晖，李萍. 人工虫草多糖降血糖作用及其机制研究 [J]. 中国药科大学学报，2002，33（1）：51.

[28] 汤静，张程亮，赵小红，等. 人工发酵虫草菌丝对链佐霉素致大鼠 1 型糖尿病的防治作用 [J]. 中国药师，2005，8（5）：355-358.

[29] 顾宇翔，宋聿文，范立强，等. 虫草及其发酵制品抗氧化能力研究 [J]. 中国中药杂志，2007，32（11）：1028-1031.

[30] 张蘑，陈顺志，刘树森. 冬虫夏草提取液对糖尿病小鼠肝线粒体氧化损伤的保护效应 [J]. 中国临床康复，2006，10（39）：132-134.

[31] 张敏玲. 冬虫夏草对运动小鼠肝组织自由基代谢及血清酶活性的影响 [J]. 西安体育学院学报，2005，22（6）：70-72.

食用菌
——营养健康功能的现代研究

[32] 程显好，自毓谦. 冬虫夏草菌丝体及发酵液中抗菌活性物质的初步研究 [J]. 中国食用菌，1995，14（3）：37-38.

[33] 朱莹，马莉，胡秦，等. 野生冬虫夏草水提物体外抗 HIV-1 病毒作用的初步研究 [J]. 病毒学报，2016，32（4）：417-422.

[34] 姜微哲，渠凯，朱海波. 冬虫夏草提取物调血脂与抗氧化活性 [J]. 中国实验方剂学杂志，2011，17（12）：127-131.

[35] 杨毅，贾力莉，武玉鹏，等. 人工冬虫夏草抗疲劳、降血脂作用实验研究 [J]. 山西中医，2008（10）：46-48.

[36] 李长红，孟宪群，任成涛，等. 金水宝胶囊治疗肾病综合征高脂血症的临床观察 [J]. 黑龙江医药科学，1998，21（4）：44-45.

树舌灵芝

Ganoderma applanatum

树舌灵芝含有多糖、甾体化合物、三萜类化合物等多种活性成分。现代研究表明，树舌灵芝有调节免疫、抗肿瘤、保肝、抗菌、抗病毒等广泛的药理活性[1]。

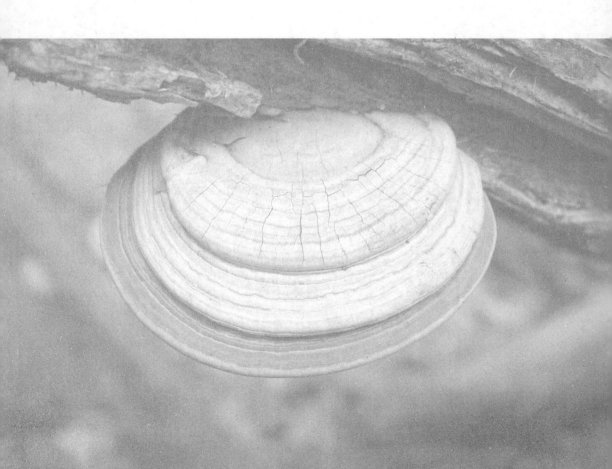

树舌灵芝，别名为柏树菌、赤色老母菌、扁灵芝、扁菌、扁芝、平盖灵芝、白斑腐菌及皂角菌，民间俗称"老牛肝"。其子实体多年生，木栓质至木质，无菌柄，侧生。《中华本草》记载，其归脾、胃经，性平、气微、味微苦，可消炎抗肿瘤，适用于咽喉炎、食管癌、鼻咽癌等，具清热、解毒、止痛、抗肿瘤之功效[2-4]。

树舌灵芝的活性成分

多糖

多糖是树舌灵芝的主要功能成分之一，主要包括葡聚糖和杂多糖两类，分子量在 10^3~10^6g/mol 之间，具有调节免疫、抗癌、保护肝脏、抗炎等活性。

采用乙醇和十六烷基三甲基氢氧化铵分步沉淀法，从树舌灵芝水提物中分离出一种多糖类物质 G-Z[5]。经鉴定，G-Z 为 β-（1→3）和β-（1→4）键连接的葡聚糖。从树舌灵芝菌丝体热水提取物中分离出两种多糖组分，即 α-葡聚糖和 β-葡聚糖[6]。其中 α-葡聚糖以线性 α-（1→4）-葡萄糖苷为骨架，每9~12 个残基有 1 个 α-（1→6）-葡萄糖侧链；β-葡聚糖以线性 β-（1→3）-葡萄糖为主链，每 12 个残基通过 β-（1→6）键连接一个侧链。有学者采用 DEAE 离子交换色谱法和葡聚糖凝胶色谱法分离得到分子量小于 1 万的均一多糖，由 Glc、Gal、Man、Xyl、Ara、Rib、Fuc 组成（摩尔比为 37.68∶1∶4.47∶0.63∶0.98∶0.82∶0.97），结构分析表明其重复结构单元为 α-D-Man-（1→6）-β-D-Man-（1→3）-［β-D-Glc-（1→3）-β-D-Glc（1→］₉[7]。

三萜

树舌灵芝中的三萜类物质为高度氧化的羊毛甾烷型，其表现出一定的抗肿瘤、抗炎和抗氧化活性。

研究者从树舌灵芝中先后分离得到多种羊毛甾烷型三萜，如扁芝酸、树舌酸、灵芝酸等。依据文献报道，首先从树舌灵芝中分离出的三萜化合物为赤杨酮和栓酮[8]。有学者[9]从树舌灵芝甲醇提取物中分离出 6 种新的三萜类物质，分别为树舌酸 F、G、H、I，呋喃灵芝酸和灵芝酸 AP。另有学者从树舌灵芝的子实体中分离得到 29 种三萜化合物，其中 6 种为新型三萜（spiroganocalitones A–D 和 ganodecalones A、B），灵芝酮 A 对癌细胞表现出良好的毒性[10]。有研究采用化学法测定了不同材料中的三萜含量，发现树舌灵芝子实体中三萜含量较高，这为树舌灵芝后续的精深加工提供了参考依据[11]。

甾醇

目前对于树舌灵芝甾体类化合物的研究较少，麦角甾醇是树舌灵芝中含量较高的成分，具有抗炎、抗癌等生物活性。

将树舌灵芝乙醇提取物进行皂化，以乙醚提取再经薄层色谱（TLC）分离得到 24- 甲基胆甾烷 -7，22- 二烯 -3β- 醇[12]。同样有学者从树舌灵芝中分离出两种麦角甾烷型类固醇[13]，分别为麦角甾烷 -7，22- 二烯 -3- 酮和麦角甾烷 -7，22- 二烯 -3β- 醇。通过用己烷浸提树舌灵芝干燥子实体，再用三氯甲烷和甲醇依次萃取己烷浸液，采用硅胶柱层析分离出 3 种类固醇[14]：麦角甾 -4，6，8（14），22- 四烯 -3- 酮（2）、5α，8α- 环氧麦角甾 -6，9，（11），22- 三烯 -3β- 醇和赤芝酮 A。

其他成分

树舌灵芝中还含有氨基酸、维生素、矿物质等。研究表明，树舌灵芝中总氨基酸的含量为 7.22%[15]，其中含量最高的是异亮氨酸，其含量占总氨基酸含量的 1/3 以上，其次是亮氨酸、天门冬氨酸和谷氨酸，含量在 0.1% 以下的有甲硫氨酸、酪氨酸和组氨酸等。树舌灵芝子实体的蛋白质含量为 11.4%，并含有丰富的维生素 A 和维生素 C 等[16]。有学者采用气质联用技术分析了树舌灵芝的化学成分[17]，鉴定出 60 种化合物，涉及醇类、醛酮类、烃类及其衍生物、酸类、脂类等，为进一步研究树舌灵芝提供了根据。

树舌灵芝的药理作用

调节免疫

树舌灵芝能够通过激活巨噬细胞、提高巨噬细胞的吞噬能力、促进抗体的生成以及激活免疫相关的信号通路而发挥调节免疫作用。有学者研究了树舌灵芝的中药复方煎剂对小鼠免疫系统的影响[18]，结果表明树舌灵芝的中药复方煎剂对小鼠脾细胞的抗体生成细胞数（PFC）、血清溶菌酶活性和抗绵羊红细胞抗体的水平均有明显增强，尤其是 PFC 比正常对照组的增强更为明显（$P < 0.01$）。树舌灵芝多糖（GRP）能够促进巨噬细胞分泌 TNF-α、IL-1β、IL-6、NO，并且当其与 LPS 共同作用于 RAW264.7 细胞，生成的 NO 浓度显著低于单独的 LPS 组，提示树舌灵芝多糖具有双向免疫调节作用；进一步研究表明，树舌灵芝多糖可通过激活 p38MAPK 信号转导通路活化转录因子 NF-κB，促进 TNF-α、IL-1β、IL-6 的合成与分泌等途径提高机体的免疫功能[19]。

抗肿瘤

目前对于树舌灵芝抗肿瘤作用的相关研究主要集中于多糖，其可以通过调节机体免疫、抑制肿瘤细胞增殖、诱导肿瘤细胞凋亡等多个途径发挥功效。采用树舌灵芝多糖注射液连续处理 HepA 荷瘤鼠 10 天，发现多糖在 50mg/kg、25mg/kg、12.5mg/kg 剂量下对应的肿瘤抑制率分别为 41.07%、61.46% 和 57.70%，具有较好的抑制肿瘤效果；该多糖还可作为免疫增强剂提高荷瘤鼠外周血的 CD4+、CD8+T 细胞含量，提高腹腔巨噬细胞的吞噬能力，改善荷瘤鼠的免疫功能[20]。树舌灵芝多糖不仅能提高环磷酰胺抑制昆明小鼠移植性 S180 肉瘤的生长，还可拮抗环磷酰胺带来的免疫抑制作用，包括促进 IL-2、TNF-α 等细胞因子的分泌，以及胸腺、脾脏指数的升高[21]，提示树舌灵芝多糖可能是通过提高 IL-2、TNF-α 免疫因子的分泌发挥抑瘤作用。还有研究表明，树舌灵芝多糖 GF 对肿瘤细胞具有诱导细胞凋亡的作用，使细胞阻滞于 S 期不能进入 M 期[22]。同时，研究表明树舌灵芝多糖能够上调 MAPK 信号通路中的 p-p38 和 p-JNK 蛋白，而使 p-ERK1/2 蛋白的表达下调，从而引发乳腺癌 MCF-7 细胞自噬[23]。

保肝

树舌灵芝多糖被认为能消除体内的有毒、有害物质，并通过缓解机体的氧化应激而发挥一定的保肝作用。树舌灵芝多糖能对抗四氯化碳所致的大鼠体重降低，明显改善四氯化碳肝纤维化大鼠的生存状况，使四氯化碳所致的肝纤维化大鼠血清丙氨酸转移酶（ALT）、白蛋白（ALB）含量降低[24]，说明树舌灵芝多糖能改善四氯化碳诱发的肝损伤大鼠模型的肝脏功能，改善机体的整体状态，在肝功能恢复中有较好的应用前景。此外，树舌灵芝多糖还可以降低肝损伤模型小鼠血清中的 AST、ALT 和 ALP（碱性磷酸酶），升高抗氧化应激相关酶（GSH–Px、SOD 和 CAT）的活性，并能减弱 CCl_4 诱导的炎症反应，表明树舌灵芝多糖可以通过缓解氧化应激、炎症反应来减轻 CCl_4 诱导的肝损伤[25]。

抗菌消炎

树舌灵芝具有良好的抗菌和抗炎活性。有研究发现，树舌灵芝水提物对普通变形杆菌和表皮葡萄球菌有明显的抗菌活性[26]；在氨苄西林抗头孢唑啉，抗枯草芽孢杆菌、藤黄小球菌和土霉素抗金黄色葡萄球菌的实验中，加入树舌灵芝水提物均可有效增强药物的抗菌活性。通过研究树舌提取物对 19 株细菌和 17 株真菌的抑制活性[27]，发现树舌提取物对普通变形杆菌的抗性最强，高浓度（7.5~15.0g/L）时对真菌的生长有抑制作用。此外，有研究发现树舌灵芝多糖可明显减轻二甲苯所致的小鼠耳郭肿胀和角叉菜导致的大鼠足肿胀，并减少小鼠扭体次数[28]，说明其具有明显的抗炎功能。

树舌灵芝的产品和应用

树舌灵芝的化学成分复杂，目前已经被证实的活性物质有多糖、甾体化合物、三萜类化合物、脂类等。科学研究表明，其具有抗肿瘤、增强免疫力、抗氧化、保肝护肝、改善睡眠等药理作用，已经成为我国药品领域开发的重要原料。目前对树舌灵芝的临床研究主要集中在肝炎方面的治疗。有研究使用复方树舌片治疗慢性 HBV[29]，绝大多数患者在症状、体征及肝功能方面均得到满意的改善。然而，因其木质化程度较高，所以不适合进行普通食品类产品的开发。

参考文献

[1] 周忠波，马红霞，图力古尔. 树舌化学成分及药理学研究进展 [J]. 菌物研究，2005（1）：35-42.

[2] 姜俊清，赵绥林，李艳平，等. 扁芝生物学特性的初步研究 [J]. 东北林业大学学报，1999，27（5）：59-61.

[3] 李玉，图力古尔. 中国长白山蘑菇 [M]. 北京：科学出版社. 2003.

[4] 邓学龙，朱宇同，郭兴伯，等. 先天和后天感染鸭乙肝病毒的广州麻鸭外周血中病毒血症的动态比较及应用 [J]. 广州中医药大学学报，1999，16（1）：56-60.

[5] Sasaki T, Arai Y, Ikekawa T, et al. Antitumor polysaccharides from some polyp-oraceae, *Ganoderma*

applanatum and *Phellinus linteus*[J]. Chemical & Pharmaceu-tical Bulletin, 1971，19（4）：821-826.

[6]Mizuno T, Ushiyama M, Usui T, et al. Studies on the host-mediated antitumor Polysaccharides. Ⅳ. Isolation and Characterization of Antitumor Active β-D-glucan from Mycelial Cells of *Ganoderma applanatum*[J]. Shizuoka Daigaku Nogaku-bu Kenkyu Hokoku, 1982（32）：41-58.

[7]焦连庆. 树舌多糖分离纯化、结构鉴定及其生物活性研究[D]. 长春: 长春中医药大学, 2010.

[8]Chairul, Sofni M, Chairu L, et al. Lanostanoid triterpenes from *Ganoderma applanatum*[J]. Phytochemistry, 1994（35）：1305-1308.

[9]Yoshikawa K, Nishimura N, Bando S, et al. New lanostanoids, elfvingic acidsA-H, from the fruit body of *Elfvingia applanata*[J]. Journal of Natural Products, 2002（65）：548-552.

[10]Huang SZ, Ma QY, Kong FD, et al. Lanostane-type triterpenoids from the fruiting body of *Ganoderma calidophilum*[J]. Phytochemistry, 2017（143）：104-110.

[11]付立忠, 吴学谦, 李明焱, 等. 灵芝品种子实体多糖和三萜含量分析与评价[J]. 中国食用菌, 2009, 28（4）：38-40.

[12]Kac D, Barbieri G, Falco MR, et al. The Major sterols from species of polyporaceae[J]. Phytochemistry, 1984，23（11）：2686-2687.

[13]Helmut R, Herbert B. Steroids from *Ganoderma applanatum*[J]. Phytochemistry, 1975, 14（10）：2297-2298.

[14]Gan KH, Kuo SH, Lin CN. Steroidal constituents of *Ganoderma applanatum* and *Ganoderma neo-japonicum*[J]. Journal of Natural Products, 1998（61）：1421-1422.

[15]张贵君, 于英君, 于立河, 等. 树舌的生药鉴定[J]. 中药材, 1996, 19（5）：226-228.

[16]李田田, 黄梓芮, 潘雨阳, 等. 树舌灵芝化学成分分析及其多糖、三萜组分的抗氧化活性[J]. 食品工业科技, 2017, 38（19）：63-66+73.

[17]李田田, 花朋朋, 黄梓芮, 等. 顶空固相微萃取结合气质联用分析树舌灵芝的化学成分[J]. 农产品加工, 2017（19）：37-40.

[18]李丽秋, 马淑霞, 杨景云, 等. 树舌中药复方煎剂对小鼠肠道菌群及体液免疫的调节作用[J]. 中国微生态学杂志, 1997（6）：26, 33.

[19]杨颜铭. 树舌多糖双向免疫调节作用的研究[D]. 长春: 吉林农业大学, 2011.

[20]管宇, 于英君. 树舌多糖 GF 注射液对 HepA 荷瘤鼠 T 细胞亚群、白介素-2 及巨噬细胞吞噬功能的影响[J]. 中国药业, 2005（3）：31-33.

[21]胡静, 杜金, 杨扬, 等. 树舌多糖与抗肿瘤化疗药物联合应用的效果[J]. 吉林农业大学学报, 2014, 36（1）：40-43.

[22]于英君, 孙玺媛. 树舌多糖 GF 对小鼠 HepA 瘤细胞凋亡影响的初探[J]. 中医药学报, 2003（5）：67.

[23]Xu H, Liu L, Ding M, et al. Effect of *Ganoderma applanatum* polysaccharides on MAPK/ERK pathway affecting autophagy in breast cancer MCF-7 cells[J]. International Journal of Biological Macromolecules, 2020（146）：353-362.

[24]李玉白, 黄红焰, 唐光辉. 树舌灵芝多糖对肝纤维化大鼠的肝功能的影响[J]. 湖南环境生物职业技术学院学报, 2008（1）：4-6.

[25]Gao Z, Yuan FF, Li HP. The ameliorations of *Ganoderma applanatum* residue polysaccharides against CCl$_4$ induced liver injury[J]. International Journal of Biological Macromolecules, 2019（137）：1130-1140.

[26]So KY, Eo SK, Oh KW, et al. Antimicrobial activity of water soluble components of *Elfvingia applanata* alone and in combination with quinolones[J]. Mycobiology, 2001, 29（1）：11-14.

[27]Cheon JH, Lee SO, Eo SK, et al. Antimicrobial activity of *Elfvingia applanata* extract alone and in combination with naringeni[J]. Han' guk Kyunhakhoec-hi, 1995, 23（2）：153-160.

[28]焦连庆, 于敏, 焦莹, 等. 树舌多糖的分离纯化、理化性质及抗炎镇痛活性研究[J]. 中国药师, 2010, 13（5）：615-617.

[29]唐丽霞, 王百龄, 谢树莲. 复方树舌片治疗慢活肝 142 例疗效观察[J]. 现代中西医结合杂志, 1996（4）：86.

蝉花

Cordyceps cicadae

蝉花的活性成分主要包括核苷、多糖、甾醇、生物碱等，具有调节免疫、降血糖、改善肾功能、抗疲劳、解热镇痛等药理作用，现在已日益应用于临床上治疗心脑血管疾病的药物以及慢性肾病的中药治疗。

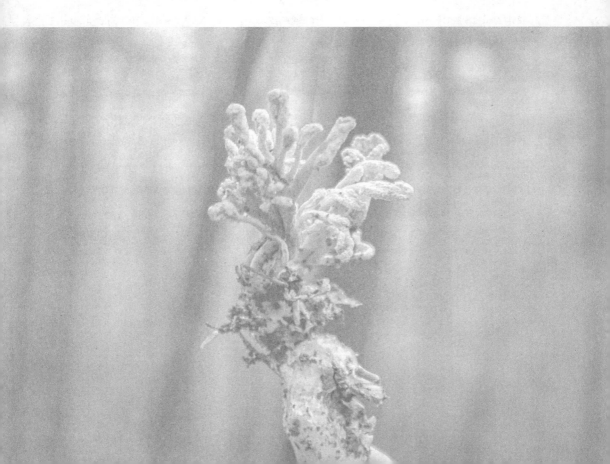

蝉花，又名金蝉花、冠蝉、蝉蛹草、蝉茸、胡蝉等，是蝉的若虫被虫草科的棒束孢属蝉花菌寄生形成的干燥复合体，属于虫生真菌，始载于《本草图经》[1, 2]。现代研究表明，蝉花及其提取物具有免疫调节、抗肿瘤、解热镇痛、镇静催眠、改善肾功能等作用[1]。《证类本草》记载，蝉花主要用于"小儿惊痫瘛疭、夜啼、心悸"；《本草纲目》记载，其药效"功同蝉蜕，又止疟疾"。目前蝉花的原料有天然的，也有人工培育的。人工培育又包括人工栽培蝉花子实体与液体发酵菌丝体，无论是哪种途径获得的蝉花都具有多种生物活性[3]。天然蝉花主要生于竹林及针阔叶林混交林中地上，其在竹林的产量高于其他环境，主要分布在我国秦岭–淮河以南的地区[4, 5]。

蝉花的活性成分

多糖

多糖是一种天然高分子化合物，广泛存在于动物、植物和真菌中。作为蝉花中含量最多的活性成分之一，蝉花多糖具有广泛的药理活性，如调节免疫、保护肝肾、抗肿瘤等。

蝉花多糖的提取方式包括水提醇沉、超声波辅助提取、微波辅助、酶法提取等，不同的提取方式能获得理化性质、活性成分不同的产物。多糖多采用水作为提取溶剂，获得的多糖提取物通常以复杂的混合物形式存在，往往需要采用纯化方法才能获得较纯的多糖产品。蝉花多糖极易溶于水，而难溶于乙醇。研究人员以蝉花为原料经脱脂干燥、水提、浓缩、透析、乙醇沉淀和真空干燥后，得到金蝉花水提粗多糖（其中中性单糖含量为 48.36%，糖醛酸含量为 12.39%，总多糖含量为 60.75%，分子质量为 9.3×10^3 g/mol），然后经阴离子交换柱纯化获得的 4 种多糖组分，均表现较强的免疫抑制作用[6]。目前分离纯化得到的蝉花多糖主要以杂多糖为主。有研究从 50% 醇沉的粗多糖中分离纯化出两个均一多糖 CPA–1 和 CPB–1，二者均由葡萄糖、甘露糖和半乳糖组成，摩尔比分别为 1∶0.479∶0.615 和 1∶0.14∶0.114；二者的糖醛酸含量分别为 0.956% 和 1.87%，主要由 β 构型糖苷键连接，同时也含有少量 α 构型糖苷键。通过体外实验发现两种杂多糖的蝉花多糖均具有调节免疫的活性[7]。通过纤维素酶辅助法提取得到的蝉花孢子粉多糖，能通过抗氧化活性发挥其对酒精性肝损伤小鼠的保护作用[8]。

蛋白质和氨基酸

蝉花中含有丰富的蛋白质和氨基酸，其中谷氨酸、天门冬氨酸含量最多[9]。有学者对野生蝉花、蝉花液体发酵菌丝体、蝉花固体培养孢梗束和菌质蛋白质营养价值进行全面分析，结果显示其蛋白质含量分别为19.65%、25.30%、32.90% 和 16.17%。野生蝉花中第一限制氨基酸为半胱氨酸和蛋氨酸，而菌质和子实体的第一限制氨基酸分别是赖氨酸和异亮氨酸[10]。利用高效液相色谱柱比较野生和人工蝉花的 17 种氨基酸，发现与野生蝉花相比，人工蝉花中未测得丙氨酸和胱氨酸[11]。

核苷

截至 2020 年，已从蝉花分离并鉴定出 11 种核苷类化合物，包括尿嘧啶、尿苷、2'- 脱氧尿苷、肌苷、鸟嘌呤、胸苷、腺嘌呤、腺苷、2'- 脱氧腺苷、虫草素（3'- 脱氧腺苷）和 N6-（2 - 羟乙基）- 腺苷（HEA）。腺苷是一种嘌呤核苷，由核糖和腺嘌呤组成，通过 β-N9- 糖苷键连接[12]。核苷类物质具有多种生物活性，包括抗肿瘤、调节免疫、抗病毒、抗氧化、抑制中枢神经元的兴奋性等[13]。有研究从蝉花子实体中可分离得到肌苷、鸟苷、胞嘧啶、尿苷、腺苷和虫草素 6 种核苷类成分[14]。比较不同产地的 10 种蝉花、4 种冬虫夏草和 1 种蛹虫草中的 10 种核苷类成分含量，结果表明蝉花核苷类物质的含量和分布与冬虫夏草、蛹虫草的相似，存在地区差异[15]。

甾醇

虫草属中常见的甾醇类物质有麦角甾醇及其过氧化物、胆甾醇、谷甾醇等。截至 2020 年，从蝉花中共分离鉴定出 9 种甾醇类物质。麦角甾醇是真菌细胞膜上的一种重要甾醇，在蝉花中含量较多且具有多种药理作用，因此可作为蝉花的质量控制指标之一[16]。天然蝉花的麦角甾醇含量为 0.5743mg/g，而蝉花发酵菌丝体的麦角甾醇含量为 0.6256mg/g[17]。有实验优化金蝉花提取麦角甾醇的最佳工艺是在 74℃下以 88% 乙醇提取 38 分钟，麦角甾醇最高提取量为 693.04μg/g[18]。从蝉花中分离得到的麦角甾醇及其过氧化物具有抗肿瘤和肾保护等生物活性[19]；麦角甾醇能抑制 TGF-P1 诱导的大鼠肾成纤维细胞活化，从而有效防止肾组织纤维化；麦角甾醇过氧化物可抑制肾细胞癌（RCC）的细胞生长、定植、迁移和侵袭[20]。

虫草酸

虫草酸又称 D- 甘露糖，属于糖醇，是蝉花中的主要活性物质之一。虫草酸的检测多采用色谱法与比色法。据报道，虫草酸对术后急性胰腺炎有利尿和预防作用，具有减轻肾功能衰竭、止咳平喘和抗自由基活性[21]。有研究检测蝉花中虫草酸的含量为 78.57mg/g，大于冬虫夏草中的虫草酸含量[22]。文欣等检测到蝉花菌丝体中虫草酸的含量为 149.52mg/g[23]。黄小忠等在改良的液体发酵培养基上培养金蝉花，获得的金蝉花菌丝中虫草酸含量达到 95.82mg/g[24]。

生物碱

生物碱是一类具有显著药理活性的碱性含氮化合物，常与酸类化合物结合以生物碱盐的形式存在，其在抗肿瘤、抗炎、抗病毒、抗菌、降血糖、调节机体自身免疫以及治疗心血管系统疾病方面显示了突出的疗效[25]。根据陈祝安等对蝉花历史产区浙江的 1467 个样品的研究表明，蝉花中含有多种生物碱[26]。通过对蝉花中分离得到的蝉棒束孢菌株发酵液中的次生代谢产物进行分析，共检测出 48 种代谢物，可分为 5 个种类，主要集中在氨基酸及其衍生物、生物碱、酚酸类、木脂素和香豆类及其他类等。其中生物碱的种类最多，约占总代谢物的 43%，生物碱类的吲哚 -3- 乙醇和 N- 甲基烟酰胺对害虫小菜蛾有较高的致病力[27]。

蝉花的药理作用

调节免疫

多项研究表明，蝉花及其活性成分多糖、核苷等能提高机体的免疫功能，其作用机制为通过调节 TLR4 信号途径以及其下游的 NF-κB 信号通路，从而提高一系列促炎因子的产生。

从野生蝉花中分离纯化出相对分子质量为 3.09×10^4、5.55×10^4 的两个杂多糖 JCH-1 和 JCH-2，表明二者均能明显增强巨噬细胞的活性。

研究表明，蝉花多糖可以通过激活 TLR4 下游的 MAPK 和 NF-κB 信号，提高巨噬细胞 NO 的产生以及 IL-1β、IL-6 和 TNF-α 的基因表达。另外，蝉花多糖还通过 TLR4 信号途径，诱导免疫细胞表型和功能成熟，增强同种异体 T 细胞的刺激[28]。据报道，N6-（2- 羟乙基）- 腺苷（HEA）11 通过抑制 RAW264.7 巨噬细胞的 toll 样受体 TLR4 介导的核因子 -κB（NF-κB）信号通路，减轻 LPS 诱导的促炎反应。体内实验发现，HEA 可减少单侧输尿管梗阻诱导的炎症和肾成纤维细胞的增殖[29]。除野生的天然蝉花，人工培育的蝉花子实体与发酵产物及其提取物也具有明显的免疫调节活性。研究人工栽培的蝉花子实体对小鼠免疫功能的影响及其机制，结果表明蝉花子实体在 0.34~1.66g/kg 能明显促进小鼠脾细胞增殖，增强 NK 细胞杀伤活性和巨噬细胞吞噬能力，从而增强机体免疫功能[30]。研究人员从蝉花发酵液中分离出一种名为多球壳菌素（ISP-1）的成分，具有显著的双向免疫调节作用，对 T 细胞增殖有特异性的抑制作用[31]。

改善肾功能

近年来，通过大量的动物及临床试验研究已证实，蝉花中的多种活性成分具有减轻各种慢性肾脏疾病的功效。蝉花中核苷类成分 HEA 可减轻炎症的发生和抑制肾成纤维细胞活化，防止肾脏损伤，从而达到保护肾脏的功能。蝉花中过氧化麦角甾醇可抑制转化生长因子（TGF-β1）诱导的肾成纤维细胞增殖、细胞骨架蛋白和结缔组织生长因子（CTGF）的表达以及细胞外基质（ECM）的产生[32]。蝉花中的多球壳菌素（ISP-1）对小鼠肾脏肥大和肾硬化病变中有一定的作用，通过喂食小鼠高糖食物模拟糖尿病患者体内的高糖环境，研究结果表明 ISP-1 不仅对肾小球系膜细胞系肥大有治疗作用，还可以使细胞外基质的分泌减少，从而发挥预防肾小球硬化的作用[33]。为了研究蝉花菌丝液体培养物对 5/6 肾切除大鼠肾小球硬化的干预影响，检测给药后各组大鼠的血清肌酐（Scr）、尿素氮（BUN）、白蛋白（ALB）、转化生长因子 -β1（TGF-β1）、基质金属蛋白酶 -2（MMP-2）等指标，应用图像分析系统对其进行定量分析，得出蝉花菌丝液体培养物能延缓肾小球硬化的进程，明显对慢性肾衰竭大鼠的肾功能有改善成效，减少肾组织内炎性细胞浸润和细胞增生[34]。

降血糖

天然产物的降血糖作用与西药相比，显现出良好的发展趋势，因此近年来受到广泛关注。研究表明，蝉花可在多种高血糖动物模型中具有降血糖作用，并且效果显著。蝉花及其提取物可作为潜在的治疗糖尿病及其并发症的有效药物。有研究表明，蝉花粗多糖对四氧嘧啶造成的高血糖具有显著降血糖效果，并且呈剂量依赖性[35]。有研究人员用蝉花对四氧嘧啶模型糖尿病小鼠、失血性贫血和盐酸苯肼贫血模型小鼠灌胃，检测蝉花对模型小鼠的影响，证实蝉花对糖尿病小鼠有明显降低血糖的功效，并且表现出显著抗失血性贫血和抗盐酸苯肼贫血的成效[36]。蝉花菌丝体及活性化合物N6-（2-羟乙基）腺苷能够减轻遗传性肥胖小鼠的多种糖尿病并发症，表明其在小鼠体内有降血糖活性[37]。

抗疲劳和抗应激

研究表明，蝉花具有一定抗疲劳、抗应激作用。多种氨基酸均有滋补强体的功效。药理实验表明，蝉花与多种虫草的氨基酸皆有不同程度的补益作用。用蝉花的水煎液对小鼠灌胃后能显著延长小鼠的游泳时间，延长其在缺氧状态和高温条件下的存活时间，证明蝉花具备抗疲劳、抗应激作用[38]。

解热镇痛

蝉花具有明显的解热镇痛作用。研究人员用小鼠扭体法和热板法发现，蝉花对正常及人工致热大鼠均有降温作用，对小鼠化学刺激及热灼性疼痛也有抑制作用[39]。陈祝安等也证明了蝉花具有解热镇痛的功效[40]。

镇静催眠

蝉花有较好的镇静催眠作用。蝉花组小鼠给药可减少其自主活动的次数，明显延长小鼠的睡眠时间，缩短戊巴比妥钠的翻正反射消失的时间；还能增加小鼠在单位时间内的入睡率，人工培育与天然蝉花的结果表明两者效果差异不大[41]。有学者以生理盐水作对照，用野生和人工蝉花分别向小鼠给药1小时后，测定10分钟内自主活动的次数，均显著少于对照组，并明显延长小鼠的睡眠时间，明显缩短翻正反射消失的时间[39]。

蝉花的产品和应用

蝉花为药食同源的材料，能用于中医临床治疗，也能用作日常保健食材。多项毒理学实验结果表明，蝉花是无毒的[42, 43]，这为蝉花的提取物作为功能性食品及药物的安全性提供了科学的实验依据。蝉花中的虫草酸作为高渗透性脱水剂，在临床上被广泛应用，常用于心肺复苏、脑卒中与肾脏疾病的治疗，控制血压等，尤其在心脑血管疾病的临床治疗中更为常见，此外还被用作为利尿药物、脱水药物、抗癌药物的辅剂[44]。蝉花汤（党参、丹参、半夏、川莲、茯苓、蝉花等）可用于慢性肾病的中医治疗，并取得显著成效[45]。

参考文献

[1] 解思友，尹彬，龙文君，等. 蝉花及其成分增强免疫、抗肿瘤药理作用研究进展[J]. 药物评价研究，2020，43（4）：624-629.

[2] 李龙宇，葛言琪，伍一炜，等. 蝉花多糖的研究进展[J]. 现代中药研究与实践，2019，33（4）：83-86.

[3] Zhao J, Xie J, Wang LY, et al. Advanced development in chemical analysis of *Cordyceps*[J]. Journal of Pharmaceutical and Biomedical Analysis, 2014（87）: 271-289.

[4] Meng C, Han Q, Wang X, et al. Determination and quantitative comparison of nucleosides in two *Cordyceps* by HPLC-ESI-MS-MS[J]. Journal of Chromatographic Science, 2019, 57（5）: 426-433.

[5] 李龙宇，葛言琪，伍一炜，等. 蝉花多糖的研究进展[J]. 现代中药研究与实践，2019，33（4）：83-86.

[6] 杨全伟，肖柳，黄雄超，等. 金蝉花多糖的含量组成分析及其对LPS诱导的THP-1细胞NF-κB活性的研究[J]. 中国现代中药，2016，18（9）：1129-1134.

[7] 封燕. 金蝉花多糖的结构特征及免疫活性初步研究[D]. 镇江：江苏大学，2016.

[8] 南婷婷，许东霞，王余宸铭，等. 蝉花孢子粉多糖的酶辅助提取及其对酒精性肝损伤小鼠的保护作用[J]. 食品工业科技，2021，42（2）：295-301+309.

[9] 俞滢，顾蕾，陈启琪，等. 蝉花的化学成分分析[J]. 杭州师范学院学报，1997（6）：63-65.

[10] 于士军，纪伟，董建飞，等. 不同蝉花产品蛋白质营养价值分析[J]. 生物资源，2014，36（4）：35-39.

[11] 滕晔，官宗华，宋玉良. 野生蝉花与人工培养品中氨基酸、无机元素成分的比较[J]. 浙江中医药大学学报，2012，36（10）：1123-1125.

[12] Kunhorm P, Chaicharoenaudomrung N, Noisa P. Enrichment of cordycepin for cosmeceutical applications: culture systems and strategies[J]. Applied Microbiology and Biotechnology, 2019, 103（4）: 1681-1691.

[13] Olatunji OJ, Feng Y, Olatunji OO, et al. Neuroprotective effects of adenosine isolated from *Cordyceps cicadae* against oxidative and ER stress damages induced by glutamate in PC12 cells[J]. Environmental Toxicology & Pharmacology, 2016（44）: 53-61.

[14] 陈安徽，陈宏伟，徐洋，等. 蝉花虫草中核苷类成分的分离纯化和鉴定[J]. 食品科学，2013，34（1）：131-134.

[15] Zeng WB, Yu H, Ge F, et al. Distribution of nucleosides in populations of *Cordyceps cicadae*[J]. Molecules, 2014, 19（5）: 6123-6141.

[16] Merdivan S, Lindequist U. Ergosterol Peroxide. A Mushroom-derived compound with promising biological activities–A review[J]. International Journal of Medicinal Mushrooms, 2017, 19（2）: 93.

[17] 葛飞，夏成润，李春如，等. 蝉拟青霉菌丝体与天然蝉花中化学成分的比较分析[J]. 菌物学报，2007，1：68-75.

[18] 杨安伦，陈忠，李建生. 响应面设计法优选金蝉花麦角甾醇提取工艺[J]. 实用药物与临床，2015，18（11）：1351-1355.

[19] He L, Shi W, Liu X, et al. Anticancer Action and mechanism of ergosterol peroxide from *Paecilomyces cicadae* fermentation broth[J]. International Journal of Molecular Sciences, 2018, 19（12）: 3935.

[20] Zhu R, Zheng R, Deng YY, et al. Ergosterol peroxide from *Cordyceps cocadae* ameliorates TGF-β-induced activation of kidney fibroblasts[J]. Phytomedicine, 2014, 21（3）: 372-378.

食用菌
营养健康功能的现代研究

[21]Zhang X, Hu Q, Weng Q. Secondary metabolites（SMs）of *Isaria cicadae* and *Isaria tenuipes*[J]. RSC Advances. 2019, 9（1）: 172-184.

[22] 温鲁, 唐玉玲, 张平. 蝉花与有关虫草活性成分检测比较 [J]. 江苏中医药, 2006（1）: 45-46.

[23] 文欣, 刘素纯, 黄晓晗. 蝉花菌株的筛选及菌丝体成分分析 [J]. 食品与机械, 2013, 29（3）: 61-65.

[24] 黄小忠, 谢春芹, 张雪松, 等. 蝉花真菌液体发酵及活性成分测定 [J]. 江苏农业科学, 2020, 48（2）: 197-201.

[25] 何惠霞, 朱平, 岳德超. 麦角碱的类型、药理活性及临床应用 [J]. 中国药学杂志, 1992（4）: 198-201.

[26] 陈祝安, 刘广玉, 胡菽英. 蝉花的人工培养及其药理作用研究 [J]. 真菌学报, 1993（2）: 138-144.

[27] 高晋. 蝉棒束孢对小菜蛾的致病作用 [D]. 贵阳: 贵州大学, 2020.

[28]Kim HS, Kim JY, Lee HK, et al. Activation of macrophages by polysaccharide through to ll-like receptor 4[J]. Food and Chemical Toxicology, 2012, 50（9）: 3190-3197.

[29]Lu MY, Chen CC, Lee LY, et al. N6-（2-Hydroxyethyl）adenosine in the medicinal mushroom *Cordyceps cicadae* attenuates lipopolysaccharide- stimulated pro-inflammatory responses by suppressing TLR4-Mediated NF-κB signaling pathways[J]. Journal of Natural Products, 2015, 78（10）: 2452-2460.

[30] 杜金莎, 吕中明, 王民生. 蝉花子实体对小鼠免疫功能的影响 [J]. 江苏医药, 2013, 39（18）: 2117-2119.

[31]Fujita T, Inoue K, Yamamoto S, et al. Fungal metabolites. Part 11. A potent immunosuppressive activity found in *Isaria sinclairii* metabolite[J]. The Journal of Antibiotics, 1994, 47（2）: 208-215.

[32]Kuo YC, Weng SC, Chou CJ, et al. Activation and proliferation signals in primary human T lymphocytes inhibited by ergosterol peroxide isolated from *Cordtceps cicadae*[J]. British Journal of Pharmcology, 2003, 140（5）: 895-906.

[33] 肖朝华, 周建华, 吴衡平. 多球壳菌素对高糖诱导肾小球系膜细胞肥大及细胞外基质合成的影响 [J]. 实用儿科临床杂志, 2006, 21（5）: 268-270.

[34] 朱戎, 陈以平, 邓跃毅. 液体培养蝉花菌丝对5/6肾切除大鼠肾小球硬化的干预作用 [J]. 上海中医药杂志, 2010, 44（5）: 4-8.

[35]Zhang Q, Olatunji OJ, Chen H, et al. Evaluation of the Anti-diabetic activity of polysaccharide from *Cordyceps cicadae* in experimental diabetic rats[J]. Chemistry & Biodiversity, 2018, 15（8）: e1800219.

[36] 宋捷民, 忻家础, 朱英. 蝉花对小鼠血糖及造血功能影响 [J]. 中华中医药学刊, 2007（6）: 1144-1145.

[37]Li IC, Lin S, Tsai YT, et al. *Cordyceps cicadae* mycelia and its active compound HEA exert beneficial effects on blood glucose in type 2 diabetic db/db mice[J]. Journal of the Science of Food & Agriculture, 2019, 99（2）: 606-612.

[38] 王砚, 赵小京, 唐法娣. 蝉花药理作用的初步探讨 [J]. 浙江中医志, 2001, 36（5）: 219.

[39] 刘广玉, 胡菽英. 天然蝉花和人工培养品镇静镇痛作用比较 [J]. 现代应用药学, 1991, 8（2）: 5.

[40] 陈祝安, 刘广玉, 胡菽英. 蝉花的人工培养及其药理作用研究 [J]. 真菌学报, 1993, 12（2）: 138.

[41] 陈祝安. 虫草真菌蝉拟青霉的研究 [J]. 真菌学报, 1991, 10（4）: 280.

[42]Chen YL, Yeh SH, Lin TW, et al. A 90-day subchronic toxicity study of submerged mycelial culture of *Cordyceps cicadae*（Ascomycetes）in rats[J]. International Journal of Medicinal Mushrooms, 2015, 17（8）: 771-781.

[43]Tsai YS, Hsu JH, Lin DP, et al. Safety assessment of HEA-enriched *Cordyceps cicadae* mycelium: a randomized clinical trial[J]. Journal of the American College of Nutrition, 2021, 40（2）: 127-132.

[44] 钟健. 浅析甘露醇在临床中的应用 [J]. 中西医结合心血管病电子杂志, 2017, 5（17）: 2-3.

[45] 王海颖, 陈以平. 陈以平教授巧用蝉花经验 [J]. 中国中医药信息杂志, 2000（10）: 71.

135

蝉花

安络小皮伞

Marasmiellus androsaceus（L.: Fr.）Fr.

在我国民间传统药物中，安络小皮伞主要是以治疗跌打损伤、骨折疼痛、坐骨神经痛和偏头痛等传统中药材形式出现，是一种价值很高的中药。安络小皮伞含有水溶性多糖等成分，具有一定的抗氧化作用；含有的皮伞碱，具有镇痛、镇静作用；还含有多种氨基酸，研究发现其主要能促进神经组织和纤维结缔组织的炎症消失，改善局部血流循环和组织营养状况。

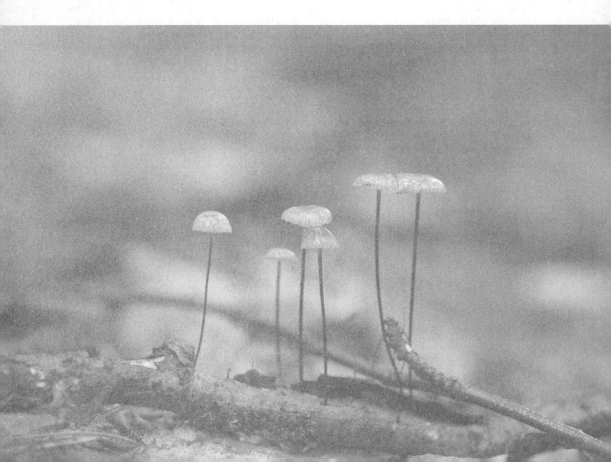

安络小皮伞，别名盾盖小皮伞、茶褐小皮伞，生于林下枯枝落叶上，因其有黑褐色、细长密集的针状菌索，又称鬼毛针、树头发[1]，分布于吉林、湖南、云南等地。《新华本草纲要》记载，安络小皮伞属性温和，微带苦涩，属肝经，可除炎症、止痛。《中华本草》记载，安络小皮伞微苦、性温、归肝经，可活血定痛，适用于跌打损伤、骨折疼痛、偏头痛、各种神经痛、腰腿疼痛、风湿痹痛。此外，针对安络小皮伞产物的工业化生产，目前大部分企业主要通过固体发酵的方法对安络小皮伞进行培养生产[2]。研究表明，其主要的活性成分有甘露醇、胆甾醇醋酸酯、氨基酸、对羟基肉桂酸、麦角甾醇[3]，以及糖类和蛋白质类成分等[4]。随着安络小皮伞菌液体发酵技术的应用和对安络小皮伞菌营养价值和药理作用的研究，发现安络小皮伞菌具有更多的药理作用，使其在药品制剂、功能食品、保健食品等方面得到广泛开发与应用，具有良好的市场和经济价值。

安络小皮伞的活性成分

多糖

安络小皮伞胞内多糖和胞外多糖均具有调节免疫功能。研究发现，安络小皮伞多糖可提高小鼠细胞免疫功能，调节小鼠血清中 IL-2 的水平。安络小皮伞多糖可以提高细胞免疫功能、减轻炎症，在临床上具有重要的药用价值和开发前景。

安络小皮伞碱溶性多糖 R-1 用高效液相色谱法鉴定为均一多糖，气相色谱法分析表明该多糖的组成为葡萄糖：甘露糖 =2：1[5]。采用纸层析测定法对所获得的安络小皮伞多糖的单糖组成进行测定，发现其是由葡萄糖、甘露糖、岩藻糖组成；采用 GC 法（气相色谱）测定，发现葡萄糖、甘露糖、岩藻糖的摩尔比为 1.2：3：1.7[6]。

研究结果表明，安络小皮伞胞内外多糖具有抗氧化能力，尤其是在清除羟基自由基方面效果显著[7]。对安络小皮伞菌丝体水提取液用醇沉法进行逐级沉淀，所得各级物质对·OH 的去除效果，随着加入乙醇体积倍数的提升呈线性提高，对·O_2^- 也有较强的清除作用。当加入体积倍数为 4 的乙醇时，提取物质浓度为 0.4mg/ml，对·O_2^- 的清除率可达 49.72%[8]，说明安络小皮伞真菌多糖在清除·OH 方面效果显著，当加入的乙醇与溶液体积相同时，所得物质对·O_2^-的清除率可达 42.22%；该多糖的抗脂质过氧化率高达 98%。

生物碱

安络小皮伞的生物碱主要成分为皮伞碱（3，3，5，5- 四甲基 -4- 哌啶酮），药理研究表明其具有较强的降压作用。由于皮伞碱在安络小皮伞中含量少，不易分离获得，所以目前对皮伞碱的研究主要集中在对 3，3，5，5- 四甲基 -4- 哌啶酮人工合成及结构修饰方面的研究，而有关安络小皮伞生物碱成分有效分离富集及其他药理作用的研究尚缺乏[9]。有学者以皮伞碱为指标成分对有效部位的定量分析，为建立安络小皮伞活性成分的质量控制标准提供一定的理论依据，从而解决不同地区因发酵培养过程菌种变异引起的产品质量问题，为进一步对安络小皮伞镇痛机制的探讨提供一定的参考依据[10, 11]。

其他成分

安络小皮伞中的其他成分主要有氨基酸、腺苷、甘露醇、胆留醇醋酸酯、倍半萜内酯、有机酸、异香豆素、三十碳酸、2，3，5，6- 四氯 -1，4- 二甲氧基苯、β- 谷留醇棕榈酸酯、5，8- 过氧麦角甾醇、β- 谷甾醇、麦角甾醇、总生物碱等。有镇痛作用的成分为三十碳酸、2，3，5，6- 四氯 -1，4- 二甲氧基苯、倍半萜内酯和麦角甾醇。

研究人员从安络小皮伞醇浸膏中得到对小鼠起镇痛作用的成分对羟基肉桂酸和麦角甾醇，采用反相高效液相色潜法建立了稳定、可靠的含量测定方法[3]。

利用层析的方法对安络小皮伞粗提物进行分离纯化，获得一种吗啉二酮类化合物，经检索为新化合物，对其进行抗菌、抗氧化以及镇痛试验，发现其对醋酸引起的小鼠扭体反应有抑制作用[12]。另有研究表明，安络小皮伞菌丝中的主要成分为糖肽类物质，含量在 70% 以上，不同发酵生产方式对其理化性质的影响较大[13, 14]。

营养健康功能的现代研究 食用菌

安络小皮伞的药理作用

调节免疫

通过对安络小皮伞粗多糖（MAP）各组分的单一免疫活性的研究，并考察纯化所得 MAP60 组分的免疫功能作用，该 MAP60 组分针对小鼠非特异性免疫和体液免疫等功能具有显著增强免疫抑制，其发挥调节免疫功能作用可能基于调控细胞因子的分泌和表达作用[15]。

抗肿瘤

研究发现，从安络小皮伞中提取的碱溶多糖 R-1 和其降解多糖 R-2 均有抑制小鼠 S180 肉瘤的作用，说明安络小皮伞具有抗肿瘤作用。其中水溶性多糖 R-2 的抗肿瘤作用较为明显，对小鼠腹腔注射 R-2，剂量为 10mg/（kg·d）时，对 S180 的抑瘤率可达 82.7%；剂量为 5mg/（kg·d），抑瘤率可达 92.8%。碱溶性多糖 R-1 难溶于水，但是去除侧链后，其水溶性和抑瘤活性都明显增加。剂量 0.5mg/kg 组和 1.0mg/kg 组相比，R-1 和 R-2 的抑瘤作用均以 0.5mg/kg 组效果好[5]。

镇痛

安络小皮伞为我国民间传统的食药用真菌，具有消炎、止痛等功效，对三叉神经痛、坐骨神经痛、眶上神经痛、偏头痛和类风湿关节炎、跌打损伤、骨折性疼痛等均有较好的疗效。安络小皮伞中具有镇痛作用的化学物质有多种，有研究认为是麦角甾醇等甾醇类化合物、羟基肉桂酸等有机酸，也有研究认为是多糖、糖蛋白类物质，还有认为是生物碱和黄酮类化合物[16]。

偏头痛的常见症状包括经常跳动的头痛、视觉障碍、恶心和畏光。偏头痛有各种各样的触发因素，其中可能包括压力、脱水、疲劳以及咖啡因。关于安络小皮伞对偏头痛的治疗早有记载，目前偏头痛的发作率越来越高，但是由于治疗药物副作用较大，所以对于治疗偏头痛开发新思路尤为重要。以安络小皮伞为主要原料的安络痛，临床效果显著，镇痛时效长，尚未发现明显副作用。偏头痛的发病机制具有复杂性，而安络小皮伞可通过减轻神经末梢的炎症反应和调节神经递质的浓度，来减轻偏头痛。

通过采用常规的热板实验和扭体实验筛选安络小皮伞发酵产物不同极性溶剂提取部位的镇痛活性，结果显示安络小皮伞总生物碱组分具有显著的速效镇痛效果[11]。此外，有学者采用电刺激钾离子投入甩尾法研究安络小皮伞水提醇沉物的镇痛效果，其结果显示，该组分具有起效慢、时效长并呈现一定量效关系的作用[17]。

降血压

高血压是心血管疾病最常见的危险因素。近年来，我国高血压患病率在不断上升。数据表明，高血压是中国人死亡的主要可预防危险因素，40岁以上的成年人总死亡率超过48%。因此迫切需要开发新型有效的抗高血压药。研究人员从安络小皮伞提取的新化合物，发现具有抗高血压作用。从安络小皮伞中提取的化合物3，3，5，5-四甲基-4-哌啶酮（TMP），具有显著的抗高血压作用。药理学研究显示，TMP可明显降低正常麻醉大鼠和猫的血压的作用，抑制豚鼠自动节律收缩节段，抑制兔主动脉平滑肌收缩。同时血液动力学研究显示，TMP除具有降低血压和左心室工作能力外，并未发现其他生理变化；而心率变化分析表明，在TMP给药后交感迷走神经能够恢复正常[18]。以上所有结果都表明TMP可用于预防或治疗高血压及其相关疾病。

另有学者从安络小皮伞提取新化合物，探讨血流动力学概况和有关该化合物的机制。高血压大鼠（SHRs）和肾高血压大鼠（两肾一夹模型，2K1C）用于检查TMP的急性和慢性抗高血压作用，麻醉狗用于评价TMP的血液动力学效应。结果表明，在30分钟内，TMP（2.5mg/kg、5mg/kg和10mg/kg）可显著降低SHRs的血压。2周施用TMP（2.5mg/kg、5mg/kg和10mg/kg，口服）可降低2K1C大鼠的血压。TMP（30mg/kg）可消除由神经节前刺激诱导的瞬变膜反应。麻醉狗的血液动力学研究结果表明，除了减少血液的压力和左心室工作，没有检测到其他变化。心率变异性的结果分析表明，TMP处理后可调节交感神经迷走神经平衡。因此，安络小皮伞中提取的新化合物是一种新的抗高血压化合物，具有开发药用的可行性。

抗氧化

通过单因素和正交试验对安络小皮伞菌丝体粗多糖提取条件进行优化，在此基础上，利用提取并纯化的多糖进行抗脂质过氧化作用的研究[19,20]。研究通过硫代巴比妥酸（TBA）法测定脂质过氧化物 MDA 的含量，MDA 在 $EDTA-2Na^+-Fe^{2+}-H_2O_2$ 系统中诱导大鼠肝匀浆，结果显示以 0.4 倍体积沉淀的安络小皮伞多糖，浓度为 0.2mg/ml 时的效果最佳，可达到 98%，表明纯化的菌丝体多糖对脂质过氧化有显著的抑制作用。

抗抑郁

抑郁症被认为是全球性人类问题。据统计，抑郁症可影响 15%~25% 的世界人口。安络小皮伞胞内外多糖表现出显著的缓解抑郁样症状的作用。利用强迫游泳试验（FST）、尾部悬吊试验（TST）、5- 羟色胺诱导的头部抽搐评估和利血平诱导的低体温评估，其给药 7 天可增强小鼠的运动和平衡能力。类似于抗抑郁药氟西汀治疗后的结果，安络小皮伞发酵产生的多糖（MEPS）显著降低了 FST 和 TST 中的不动持续时间，在 5-HTP 诱导的头部抽搐测试中增加了头部抽搐和直肠温度。MEPS 改变了在白藜芦醇诱导的小鼠模型中下丘脑 5- 羟色胺、5- 羟基吲哚乙酸、多巴胺和去甲肾上腺素的异常浓度。另外，在 MEPS 施用 7 天后，发现酪氨酸羟化酶的表达增加和下丘脑中多巴胺转运蛋白的水平降低[21]。总之，安络小皮伞多糖显示出抗抑郁样效应，可能与其对多巴胺能系统的调节有关。

抗脂质过氧化

体外实验研究显示，安络小皮伞多糖组分具有对羟自由基、超氧阴离子、DPPH 的清除作用以及对过氧化氢诱导的红细胞氧化溶血和大鼠肝匀浆脂质过氧化的抑制作用[7]，表明安络小皮伞多糖具有抗脂质氧化的效果。

安络小皮伞的产品和应用

安络小皮伞主要应用于医药领域，通过液体深层发酵培养获得其原料。现在临床上用小皮伞菌制成的药物有很多种，主要功能为通经活络、活血止痛。安络小皮伞片的剂型有片剂、糖衣片剂、薄膜衣片剂3种类型，功能为通经活络、活血止痛，用于坐骨神经痛、三叉神经痛、风湿性关节痛等。复方曲马多片是复方制剂，主要用于跌打损伤、三叉神经痛、骨骼疼痛等，对于治疗临床各种慢性疼痛、骨骼疼痛、三叉神经痛以及其他神经疼痛都有很好的效果，并且无成瘾性。其作用机制为通过调整大脑皮层功能及自主神经系统功能，改善神经系统血液循环和神经组织活性，进而使本身营养状态得到改善，发挥通经活血作用；通过增加营养，促进神经组织代谢，修复受损神经，调节神经平衡状态，恢复神经正常的生理功能；解除或降低致痛因子的活性，阻断内源性致痛因子和物质的兴奋性传递，降低疼痛冲动，从而增强中枢系统对疼痛的下行抑制作用，快速解除各种中重度急慢性疼痛。

参考文献

[1] 周世杰. 茶氨酸对于乒乓球运动员抗运动性疲劳机制及运动研究[J]. 福建茶叶, 2017, 39（9）: 33.

[2] Rixia B, Quan G, Wenjie T, et al. Structure study of marasmius androsaceus（L; FR）FR. polysaccharide by~（13）C-nuclear magnetic resonance spectrometry[J]. Chinese Journal of Analytical Chemistry, 1999, 27（8）: 969-971.

[3] 陈英红, 姜瑞芝, 高其品. 安络小皮伞醇提物中镇痛成分麦角甾醇和肉桂酸的含量测定[J]. 中成药, 2005, 27（5）: 583-585.

[4] 陈西广, 张翼伸. 安络小皮伞[Marasmius Androsaceusc（L.:Fr.）Fr.]中水溶性多糖的研究——Ⅲ. 多糖 Fp_1 与其中蛋白质结合方式的研究[J]. 青岛海洋大学学报, 1992（1）: 127-132.

[5] 白日霞, 薛业. 碱提鬼毛针多糖的研究[J]. 化学通报, 2000, 63（7）: 46-48.

[6] 陈西广, 张翼伸. 安络小皮伞中水溶性多糖的研究[J]. 青岛海洋大学学报, 1994, 24（2）: 211-213.

[7] 董媛, 高翔, 李婷婷, 等. 安络小皮伞胞外及胞内多糖体外抗氧化性的研究[J]. 食品研究与开发, 2008（4）: 45-48.

[8] 王曦. 安络小皮伞菌丝体多糖的提取及其抗氧化性研究[J]. 食品科技, 2006, 31（12）: 81-83.

[9] 童元峰, 张装, 戚燕, 等. 3,3,5,5-四甲基-4-哌啶酮的简便合成[J]. 合成化学, 2009, 17（5）: 628-629.

[10] Gao Y, Liu D, Yang X, et al. Isolation and characterization of glycopeptides with analgesic activities from Marasmius androsaceus[J]. European Journal of Integrative Medicine, 2014, 6（6）: 728.

[11] 黄志宏. 安络小皮伞镇痛有效部位的药效筛选研究[D]. 广州: 广州中医药大学, 2011.

[12] 吴小君. 3种食用菌活性物质的分离纯化及结构分析[D]. 福州: 福建师范大学, 2013.

[13] 高阳, 杨献玲, 徐多多. 安络小皮伞菌糖肽理化性质与镇痛作用[J]. 长春中医药大学报, 2013, 29（5）: 777-778.

[14] 张洪贺, 肖旭朗, 高阳. 不同安络小皮伞提取物理化性质及组成糖研究[J]. 食品科技, 2016（10）: 162-165.

[15] 王惠国. 安络小皮伞多糖的提取及其免疫调节作用研究[D]. 沈阳: 辽宁中医药大学, 2008.

[16] 方圣鼎, 蔡国琴. 安络小皮伞菌丝体中的镇痛成分[J]. 中草药, 1989, 20（1）: 2-4.

[17] 叶文博, 杨晓彤, 陈莹, 等. 安络小皮伞对大鼠的长时效镇痛作用[J]. 中药药理与临床, 2002,（4）: 19-21.

[18] Zhang L, Yang M, Song Y, et al. Anti hypertensive effect of 3,3,5,5-tetramethyl-4-piperidone, a new compound extracted from Marasmius androsaceus[J]. Journal of Ethnopharmacology, 2009, 123（1）: 34-39.

[19] 王曦, 梁启明, 李婷婷, 等. 安络小皮伞菌丝体多糖的提取及其抗氧化性研究[J]. 食品科技, 2006, 31（12）: 80-83.

[20] 梁启明, 徐扬, 王艳珍, 等. 安络小皮伞菌丝体多糖的提取及其抗脂质过氧化作用的研究[J]. 食品工业科技, 2007, 28（9）: 127-129.

[21] Song J, Xing G, Cao J, et al. Investigation of the antidepressant effects of exopolysaccharides obtained from Marasmius androsaceus fermentation in a mouse model[J]. Molecular Medicine Reports, 2016, 13（1）: 939-946.

食用菌营养健康功能的现代研究

姬松茸

Agaricus blaze Murill

姬松茸（巴西蘑菇）具杏仁香味，菌盖嫩、菌柄脆，味道鲜美，营养丰富，含有丰富的蛋白质、维生素、糖类和多种氨基酸，还含有多种活性物质，如多糖、核酸和甾醇类物质等，具有抗肿瘤、调节免疫、降血糖、降血压、抗动脉血管硬化，以及改善骨质增生、安神等作用。

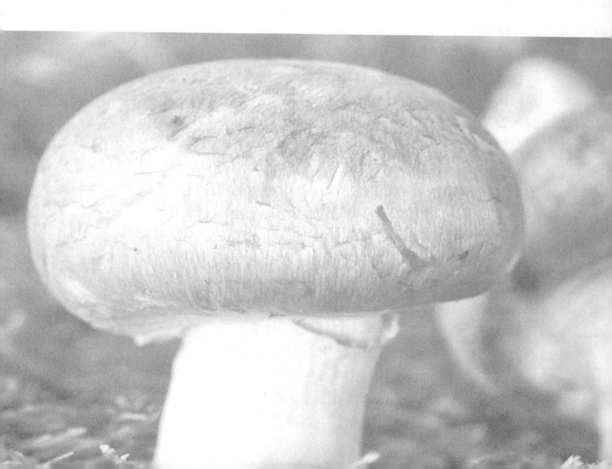

姬松茸，原产于巴西，又名巴西蘑菇，在巴西圣保罗地区被称为"上帝的蘑菇"，在中国也称为梁金菇，是食药兼用的真菌。其多分布在美国佛罗里达州海边的草地上、南加利福尼亚平原上及巴西、秘鲁等国，巴西南部圣保罗的皮埃达德是主要产地。姬松茸属于一种中高温菇类，菌丝生长温度为 10~33℃，37℃时菌丝细胞会死亡，最适宜的生长温度为 22~23℃。其是一种夏秋生长的腐生菌，生活在高温、多湿、通风的环境中，长久以来被认为是健康食品[1]。《中华本草》记载，姬松茸可舒筋活络、理气化痰，用于腰腿疼痛、筋络不舒等症。其药性平和，五味属甘，归心、肺、肝、肾经，具有健脑、消炎、补肾、降血糖、缓解糖尿病、降低胆固醇、改善动脉硬化及防治心脑血管病等作用，已成为科学界研究的热点[2, 3]。

姬松茸的活性成分

多糖

姬松茸多糖是从优质姬松茸子实体中提取的有效活性成分，气味芳香，功效显著，对人体有增强精力的功效，能抑制肿瘤细胞生长，具有抗肿瘤作用，并对致癌物质有吸收、排泄作用；还具有降血糖、改善糖尿病、降胆固醇、改善动脉硬化的作用。姬松茸中多糖的含量是所有已知保健真菌中较高的，主要是 β 型葡聚糖。

姬松茸多糖是姬松茸重要的功能成分之一。研究表明，分子量为 7.50×10^3 g/mol 的多糖 ABMH 是由摩尔比为 41.45% 的葡萄糖、25.70% 的半乳糖和 32.50% 的甘露寡糖组成，主要由 α 构型构成，也有一些 β 构型[4]。另外，对姬松茸多糖的结构、药理作用等研究显示，虽然采取不同方法姬松茸多糖的得率有区别，但是提取出的多糖都会含有一些不能完全分离的蛋白质。姬松茸多糖的抗肿瘤、抗氧化、抗炎、抗辐射、降血糖、保护肝肾等功效已普遍得到认可，其抗肿瘤活性更是居食用菌之首，获得极高的评价。

目前，研究人员研究最多的姬松茸提取物就是其所含的多糖，具有提高动物机体免疫、抗氧化、抑制肿瘤生长等多重功效[5-7]。有日本学者从新鲜和干燥的姬松茸子实体中用水、碱性溶液、盐溶液提取出多种具有明显抗肿瘤活性的水溶性和水不溶性多糖。研究人员用气相色谱法对菌丝体干粉依次经水和碱液提取后所得的多糖组成进行分析，命名为 HWSP 的组分以甘露醇、葡萄糖为主，兼含有半乳糖、岩藻糖、木糖、鼠李糖和痕量的阿拉伯糖[8]。有学者采用分级醇沉得到 ABMP-Ⅰ和 ABMP-Ⅱ两种纯品，其分子量分别为 $> 2.00 \times 10^7 g/mol$ 和 $1.40 \times 10^6 g/mol$。经鉴定，ABMP-Ⅰ的糖链是以 1，4 连接的吡喃型葡萄糖为主链，并含有少量结合蛋白的非淀粉 α 葡聚糖；而 ABMP-Ⅱ可能是含有 β- 吡喃型葡萄糖基的蛋白聚糖[9]。从姬松茸子实体多糖中分离得到了 β- 葡聚糖，并且实验分析结构为 β-1，6- 葡聚糖[10]。有研究人员分离纯化得到的 ABP-AW1 组分，经鉴定其主链由（1→6）-β-D- 吡喃半乳糖基、（1→6）-β-D- 吡喃葡萄糖基和（1→3，6）-β-D- 吡喃葡萄糖基组成，侧链连接在（1→3，6）-β-L- 吡喃葡萄糖基的 O-3 位置上，由（1→）-β-L- 阿拉伯呋喃糖苷和（1→）-β-D- 吡喃葡萄糖组成，6 种糖基比例为 20∶10∶10∶6∶6∶2∶2[11]。

甾醇

姬松茸含有 6 种甾醇，对多种癌细胞有明显抑制作用。此外，对预防和治疗骨质疏松有一定的效果。日本研究人员从姬松茸子实体的丙酮提取物中分离出甾醇类物质。其中 3 种对子宫颈癌细胞（Hela 细胞）有抑制增殖的作用。此外，其中一种甾醇是麦角甾醇的氧化物，被认为是一种新的甾醇。姬松茸所含丰富的麦角甾醇（0.1%~0.3%）在日光或紫外线照射和加热下，可以转化为维生素 D_2，能有效预防和治疗人体因缺乏 D 族维生素而引起的佝偻病和骨质疏松，对儿童的骨骼、牙齿发育有不可低估的保健价值。

蛋白质

姬松茸的蛋白质含量高达 40%~50%，其活性蛋白提取物为 ATOM、MTSG1、MTSG2、MTSG3 以及从 MTSG2 中分离得出的 MTSG1 和 MTSG2。其所含有的抗肿瘤蛋白和抗癌活性是天然产物中活性较强的一种。研究表明，姬松茸液态发酵培养产生的菌丝体中，氨基酸总量占干重的 21.37%，其中人体必需的 8 种氨基酸，占氨基酸总量的 39.7%，且其菌丝体蛋白质在体内具有较高的抗肿瘤活性[10]。

核酸

姬松茸中含有的核酸类物质具有抗肿瘤和降血糖的作用。最早研究姬松茸内的核酸物质是使用亲和层析法从姬松茸中提取 FA-2-b-β，其是酸性 RNA- 蛋白复合物，核酸分子量为 $1.00 \times 10^4 g/mol$，碱基成分为 A、Ap、Cp、Gp、Up 以及其他修饰碱基；经亲和色谱法（Con a-toyopearl 柱）层析精制后具有显著的抗肿瘤活性；经 ICR/JCL 雌性小鼠肿瘤移植后腹腔注射试验，3 周对移植肉瘤 180 的肿瘤抑制率达 85.8%，6 周肿瘤完全消失率为 33.3%。同时，该 RNA- 蛋白质复合体具有降血糖作用，可以改善糖尿病患者的症状，为糖尿病患者提供一种方便、有效的治疗途径。

多酚

姬松茸中含有丰富的多酚。多酚又称为单宁，是植物体内的复杂酚类次生代谢产物，具有多元酚的结构。多酚具有较强的抗氧化、抑菌、抗癌、抗老化和抑制胆固醇等功能[12]。

外源凝集素

从姬松茸子实体中分离的红细胞凝集素有两种外源凝集素，即 NA-aff-ABL 和 N-aff-ABL。这两种外源凝集素被认为有宿主中介的抗肿瘤活性。研究人员从新鲜姬松茸子实体中分离出一种血球凝集素（ABL），其含糖 11%，经 Toyopearl HW-55S 凝胶过滤测得其分子量为 $6.40 \times 10^4 Da$，SDS-PAGE 电泳表明其含有 4 个亚基，各亚基分子量均为 $1.60 \times 10^4 Da$。该凝集素对人红细胞凝集作用无血型特异性，在 30~65℃ 的温度范围内均很稳定。ABL 与同属其他蘑菇凝集素的不同之处在于氨基酸组成和与糖类结合的特异性[13]。

微量元素

尽管人体内的微量元素含量极小，但人体必须摄取一定量的微量元素才能保持机体的代谢平衡。姬松茸中含有各种与糖尿病密切相关的微量元素，如锌（Zn）、铬（Cr）和硒（Se）等。长期缺锌是诱导糖尿病发生的一个重要因素，锌能够稳定胰岛素结构，参与胰岛素合成。铬

食用菌营养健康功能的现代研究

是葡萄糖因子的组成成分，也是人体必需的微量元素，有助于改善糖耐量，还可降低血糖、增加胰岛素敏感性。硒能够在基因水平调控糖尿病的发生，主要是通过胰岛素受体后抑制激酶的活性，具有"生理胰岛素样"作用[14]。

姬松茸的药理作用

调节免疫

大量研究表明，姬松茸能够增强免疫能力，预防血管疾病和神经肌肉障碍等自身免疫性疾病。国内外学者利用小鼠脾细胞等不同的研究对象，通过不同的实验方法，探究姬松茸多糖的免疫调节活性机制[15~18]。研究发现，用巴西乳杆菌的酸处理姬松茸多糖富集部分（ATF）可显著增加单核细胞对白色念珠菌的黏附/吞噬作用[19]。另有研究发现，热水提除蛋白后得到的姬松茸子实体多糖可以促进巨噬细胞生成细胞因子 IL-1β、TNF-α、IFN-β[20]；还发现低分子多糖（LMPAB，5.00×10^4g/mol）可明显促进免疫小鼠 IgG1、IgG2b 和 IgG 表达[21]。姬松茸水溶性多糖（ABP-AW1）能显著促进免疫低下小鼠脾 T 淋巴细胞和 B 淋巴细胞的增殖反应[22]。研究人员通过测脾脏中细胞因子 IL-2、IL-4、INF-γ 的相对表达量，发现姬松茸多糖有良好的免疫调节作用，并且磷酸化姬松茸多糖对小鼠脾脏细胞因子表达的影响高于姬松茸多糖[23]。有研究发现，姬松茸子实体的提取物能够诱导鼠骨髓分离的巨噬细胞分泌 TNF-α 和 IL-8，诱导 NO 的分泌增加[24]。另外，姬松茸提取物可增加小鼠脾脏 T 细胞的数量，并且提高血清 IgG 的水平和中性粒细胞的吞噬能力。

研究表明，姬松茸多糖能增强单核巨噬细胞系统功能，增强细胞免疫功能，激发人体网状内皮系统释放干扰素[25]，在激活细胞免疫功能的同时，干扰病毒和癌细胞生长，增强淋巴细胞功能。研究人员就姬松茸多糖对小鼠免疫器官的影响进行研究后发现，对小鼠实施 7 天不间断灌胃，每天灌胃量在 77~150mg/kg，会对实验小鼠胸腺和脾脏的增殖有促进作用；当每天灌胃量为 120mg/kg 时，会使幼鼠胸腺增长 13.1%，成年鼠增长 4%，同时伴随幼鼠脾脏增长 8.5%，成年鼠增长 18.3%。在姬松茸多糖对小鼠碳粒廓清能力的影响研究中发现，姬松茸多糖对小鼠网状内皮系统增殖有促进作用，吞噬指标和吞噬系数均规律性增加。此外，通过静脉注射获得姬松茸多糖 LD50 为 840.8mg/ml，24 小时内灌胃 15.0g/kg，发现小鼠只出现轻微不适，急性毒性甚微，表明其具有安全、可靠的食用价值[26]。

抗肿瘤

肿瘤是危害人体健康的一大杀手，近年来更是呈年轻化趋势，因此对其有效的遏制刻不容缓。姬松茸的食用、营养、保健价值正逐渐受到人们的关注和肯定，与其抗肿瘤作用相关的科研成果也越来越多。有学者借助细胞培养技术研究姬松茸多糖对白血病 K562 细胞系和急性早幼粒白血病 HL-60 细胞系的影响，结果显示，在实验组中加入姬松茸多糖会明显减少活细胞数和集落的形成，并且采用荧光检测凋亡细胞数明显增加，姬松茸多糖浓度越高，影响越明显，表明姬松茸多糖具有抗肿瘤作用[27]。研究人员通过设置 ABP-SL-CM-H 组、ABP-SL-CM-M 组、ABP-SL-CM-L 组、阳性对照羟喜树碱组（HCPT），研究姬松茸多糖与肝癌细胞 Bel-7402 在体外直接细胞毒作用后发现，姬松茸多糖在体外没有直接细胞毒作用；对姬松茸多糖与小鼠脾细胞联合培养的上清与肝癌细胞 Bel-7402 体外作用研究发现，在体外 ABP-SL-CM 主要通过增强小鼠脾淋巴细胞功能，以达到抑制肝癌细胞 Bel-7402 生长的目的[28]。用流式细胞仪测定姬松茸多糖对诱导肿瘤细胞凋亡实验发现，3 个剂量组姬松茸多糖诱发肿瘤细胞凋亡数均明显高于无糖组，即姬松茸多糖在体外能够诱导肝癌细胞系 Bel-7402 凋亡，主要是通过加强小鼠细胞免疫功能实现的。大量实验研究结果表明，姬松茸多糖是通过抑制肿瘤细胞生长或增强机体免疫力来促进肿瘤细胞凋亡的，即作为生物反应调节剂发挥抗肿瘤作用，而不是直接通过细胞毒作用发挥抗肿瘤作用。

姬松茸能够抑制白血病肿瘤细胞的生长和增殖，低分子量的姬松茸多糖能够调控白血病 THP-1 细胞的增殖和凋亡，其抗肿瘤作用可以通过调控线粒体途径实现。研究发现，姬松茸多糖能够下调 HT-29 细胞的 NF-KB 蛋白表达量，减少肿瘤细胞黏附和抑制肿瘤转移[29]。另有研究发现，人血清和姬松茸子实体颗粒发生反应所产生的复合物（iC3b-ABP-F）会抑制人肿瘤细胞 TPC-1 的增殖[30]。富硒姬松茸提取物处理可促进 K562 细胞的凋亡，其作用机制可能与上调 Caspase-3 基因有关。在 pH 为 4 和 7 条件下分别用热水浸提和超声提取得到 4 种姬松茸多糖，研究其对肿瘤诱导的 γ- 球蛋白含量的影响，结果发现姬松茸多糖具有抗肿瘤活性[31]。通过研究姬松茸多糖对体外培养小鼠树突状细胞（DC）的影响，发现姬松茸多糖能促进 DC 分化成熟，增强 DC 的抗肿瘤作用[32]。有学者将小鼠接种 S180 实体瘤肿瘤细胞后，又进行肝癌腹水小鼠实体瘤实验，分别用分离纯化得到的 ABMP-Ⅰ 和 ABMP-Ⅱ 两种姬松茸多糖纯品灌胃给药，发现姬松茸多糖有较好的抑瘤作用，其中 ABMP-Ⅰ 组分多糖的抑瘤率分别为 46.3% 和 53.4%，ABMP-Ⅱ 组分多糖的抑瘤率分别为 38.7% 和 40.1%[9]。近几年，姬松茸多糖的抗肿瘤活性机制研究是一个热门领域，有学者通过实验分析了抗肿瘤活性的潜在机制。有研究分析证明，姬松茸多糖是特异性 TLR2 激动剂，并且通过产生与 Gr-1（+）CD11b（+）MDSCs 相反的抑制功能而具有抗肿瘤活性[11]。

抗氧化

有生命有机体内进行氧化反应的过程中，会生成的一种具有强氧化性作用的有害物质，即自由基。自由基能够对细胞和组织造成破坏，加速机体衰老，为各种慢性疾病埋下隐患。当体内自由基积累过多时，就会对机体造成损伤，包括细胞膜破坏、血清抗蛋白酶失活、基因突变等，研究具有抗氧化活性的外源性抗氧化剂在一定程度上具有重要意义。食用菌多糖在机体内不仅能够清除自由基，而且在抑制脂质过氧化的同时还能增强抗氧化酶活性，其抗氧化活性可以保护生物膜，减缓衰老。

姬松茸可以提高氧化酶活性，抑制脂质过氧化和清除自由基，从而达到抗氧化、抗衰老、抑菌和抗病毒的作用。研究表明，姬松茸胞外多糖具有显著的清除超氧自由基和羟基自由基的能力[33]。当姬松茸多糖浓度达到 2000mg/ml 时，测定吸光度值为 0.239，此时具有较弱的还原力；随着姬松茸多糖浓度的增加，其螯合金属离子的能力也不断增强，当浓度在 62.5~2000mg/ml 范围内逐渐升高时，实验测得金属离子螯合率由 3% 提升至 40.1%；在研究范围内，提高姬松茸多糖浓度会加强其对 DPPH 和 $O_2^-\cdot$ 的清除效果，使对应的清除率增加，同时也会增强对脂质过氧化物的抑制率，表明姬松茸多糖有抗氧化作用[34]。有学者将力竭运动 24 小时的昆明鼠处死取肾脏，对其体内 MDA 含量和 SOD 活性分别进行检测后发现，姬松茸多糖组小鼠的 SOD 活性与力竭组小鼠相比明显增加，MDA 含量与力竭组相比则明显下降；采用聚合酶链式反应对 bel-2 和 bax 凋亡基因进行定时定量检测，结果显示姬松茸多糖组小鼠体内 bel-2 凋亡基因表达水平明显提高，但 bax 无明显变化，同时 bel-2/bax 值升高，差异显著。这表明姬松茸多糖可以通过降低急性运动小鼠肾脏的氧化过程，提高抗凋亡基因表达水平，继而达到保护肾脏的作用[35]。

抗过敏

支气管哮喘是由嗜酸性粒细胞、肥大细胞、淋巴细胞等多数炎症细胞参与的气道慢性炎症，当 Thl / Th2 免疫平衡被破坏，Th2 占据优势后可诱发慢性气道炎症。哮喘发生时，Th2 细胞通过释放 IL-4、IL-5、IL-13 等炎症细胞因子促进 IgE 的形成和释放及嗜酸性粒细胞的聚集和活化，从而诱导杯状细胞黏液过度分泌，加剧气道炎症发生，因此下调 Th2 炎症细胞因子已成为哮喘免疫治疗的研究热点[36]。研究结果表明，姬松茸水提取物具有抗过敏作用[37]。另有研究表明，姬松茸多糖具有抗哮喘作用，其可能通过抑制哮喘小鼠肺组织内 p-p38MAPK、p-ERK、p-JNK 及 NF-κBp65 蛋白的表达，下调 Th2 类炎症细胞因子 IL-4、IL-5、IL-13 的水平，有效抑制哮喘小鼠气道炎症细胞浸润，从而减轻气道炎症反应。与正常对照组比较，哮喘模型组小鼠 BALF 中炎症细胞计数及 IL-4、IL-5、IL-13 水平均明显升高（P<0.05）；与哮喘模型组比较，姬松茸多糖小、大剂量组 BALF 中炎症细胞计数及 IL-4、IL-5、IL-13 水平均明显降低（P<0.05）[38]。该研究说明姬松茸多糖可明显减轻哮喘模型小鼠肺组织病理学改变。

降血糖

我国糖尿病的发病率极高。由于人体胰岛素分泌缺乏会影响人体糖、脂肪、蛋白质的正常代谢，从而导致糖尿病的形成，所以降低血糖的食品越来越受到人们的重视和关注。通过对小鼠注射灭菌链脲佐菌素成功建立糖尿病（DM）大鼠实验模型，发现姬松茸多糖具有降血糖作用，并且具有一定的量效关系[39]。通过给小鼠注射链脲佐霉素诱导非胰岛素依赖型糖尿病模型，结果发现姬松茸多糖可降低 2 型糖尿病小鼠的空腹血糖，提高空腹胰岛素水平，改善胰岛 β 细胞分泌[40]。通过建立糖尿病组和急性高血脂组动物模型，研究姬松茸多糖对小鼠降血糖、降血脂的预防和治疗作用，发现姬松茸多糖组小鼠的血糖含量较糖尿病模型组明显较低，并且 8% 多糖组小鼠的血糖较 4% 多糖组小鼠更低，说明一定浓度的姬松茸多糖可以起到降血糖作用；相比之下，姬松茸多糖组小鼠血清中的三酰甘油和胆固醇含量与急性高血脂组几乎没有差异，说明姬松茸多糖无降血脂功能[41]。

抗炎

有学者将处于对数生长期的 RAW264.7 小鼠巨噬细胞制成细胞悬液，以 LPS 诱导构建炎症模型，分别加入不同浓度的姬松茸 ABD 多糖，发现 ABD 多糖较高浓度时对炎症因子 TNF-α 有明显的抑制作用，低浓度时对 NO 的抑制作用明显[17]。因此，可以认为姬松茸多糖具有抗炎活性，其对炎症因子的具体作用机制有待进一步研究。研究人员通过建立小鼠炎症模型，研究姬松茸多糖注射量对小鼠急性炎症、慢性肉芽炎症、免疫性炎症的抗炎作用影响效果，发现姬松茸多糖对二甲苯引起的小鼠耳壳肿胀有显著抑制（$P<0.01$），对角叉菜胶引起的大鼠足肿胀有显著抑制（$P<0.05$），对大鼠佐剂关节炎也具有显著抑制（$P<0.05$），并对小鼠棉球肉芽肿的湿重和干重抑制明显[42]。

抗病毒

目前有关姬松茸抗病毒作用的研究报道较少，研究的内容主要是姬松茸多糖对疱疹病毒、脊髓灰质炎病毒、西方马脑炎病毒等的抑制作用。研究表明，姬松茸水提物对人单纯疱疹病毒 -1（SV-1）与牛疱疹病毒 -1（BoHV-1）感染有抑制作用。另外，姬松茸水提取物对病毒有直接杀伤或抑制病毒复制作用。在病毒吸附细胞前和病毒复制过程中，姬松茸都起抑制作用，在疱疹病毒感染中出现对现有药物耐药的病毒株时，真菌提取物可以作为可能的替代治疗药物[43]。还有人研究了姬松茸子实体的水提取物（AqE）、乙醇提取物（EtO-HE）和分离的多糖（PLS）对脊髓灰质炎病毒（PV1）的作用[44]。

抗辐射

电磁辐射是电磁波在空间传播的一种电磁能量，现已成为对人体健康的又一大危害。机体在超过安全剂量的辐射环境下滞留时间过长时，会对体内细胞造成大量损伤和破坏。电磁辐射是诱发细胞癌变、增殖的原因之一，并且对心血管、视觉和生殖系统有不良影响。预防电磁辐射，除了远离辐射源、采取一定的隔离措施外，还可以食用具有防辐射功效的食品。研究证实，姬松茸具有一定的防辐射功效。有学者建立动物模型分组，对模型组、姬松茸多糖组给予 X 射线皮源距 100cm、剂量率 100cGy/min、全身剂量 5.0Gy 的照射损伤，研究发现，相同实验条件下，模型组大鼠较空白对照组大鼠体内 GSH-PX 降低、MDA 增加、TNF-α 和 IL-2 降低显著，姬松茸多糖组较模型组大鼠体内 GSH-PX 升高、MDA 降低、TNF-α 和 IL-2 升高显著；对大鼠姬松茸多糖灌胃增加至 200mg/（kg·d）时，大鼠体内 GSH-PX 升高、MDA 降低、TNF-α 和 IL-2 升高，具有显著的统计学意义[45]。该实验表明，姬松茸多糖对大鼠由于辐射造成的氧化损伤保护作用明显。也有学者利用紫外线照射不含姬松茸多糖的对照组和含有姬松茸多糖的实验组培养基培养出果蝇蛹，通过观察紫外线对果蝇 F1 代致突变率、体重及 TAOC（总抗氧化能力）的影响，发现姬松茸多糖可降低果蝇 F1 代突变率，增加体重，提高 TAOC 活性，具有一定的抗辐射作用[46]。

保护肝脏

研究发现，姬松茸提取物能够保护大鼠肝脏免受四氯化碳引起的肝脏损伤，减轻肝组织受伤程度，对肝细胞有明显的保护作用[47]。同时，研究还发现姬松茸多糖能够有效缓解鸡的肝脏组织病理学损伤，降低 MDA 的含量，下调免疫因子（TNF-α、IL-1β、IL-6）mRNA 的表达量，增强抗氧化酶（SOD 和 GSH-PX）的活性，从而达到保护肝脏的作用[48]。富硒姬松茸通过降低血清 ALT、AST 和 MDA 的含量，下调ICAM-1、COX-2、iNOS 和 NF-κB 的表达量，从而抑制酒精肝造成的损害[49]。用姬松茸多糖对患酒精肝小鼠进行处理，通过肝组织病理学分析发现，姬松茸多糖能够有效缓解小鼠酒精性肝损伤的情况，具有保肝作用[50]。

保护肾脏

在对小鼠腹腔注射 0.15moL 的硫酸庆大霉素 10 天后，建立小鼠肾脏病理模型，然后比较姬松茸多糖组和病理组小鼠体内血清尿素氮和肌酐的含量变化，发现姬松茸多糖组血清尿素氮和肌酐含量较模病理组明显降低（$P < 0.05$），表明姬松茸多糖具有保护肾脏的功能[51]。

姬松茸的产品和应用

姬松茸菇体脆嫩爽口，有杏仁香味，营养丰富，味道鲜美，并含有多种营养和功能成分，可加工成休闲食品、功能饮品等。目前，市场上姬松茸产品的形态主要有保健食品和普通食品。以姬松茸为原料开发的保健食品有胶囊、颗粒剂、片剂、口服液、粉剂等类型，具有增强免疫力、抗辐射等功能。在日本、美国、巴西等国有大量与姬松茸有关的保健食品，如从姬松茸子实体中提取多糖制成的胶囊和将子实体进行粉碎后制成的代茶冲泡饮料等，在国际市场销路都很好。用液体深层培养的方法大规模生产姬松茸的菌丝体及其发酵液，也被做成各种姬松茸产品，具有很大的市场潜力。目前市场上销售的姬松茸产品多为干品和盐渍品，也有加工成冻品和半成品炖汤料的，其多糖提取物可被加工成冲剂、片剂、胶囊、浓缩液等，多用于保健食品的开发，也可制成多糖固体饮料冲剂等。

153

姬
松
茸

参考文献

[1] 岳丽玲，张巍，刘丹，等. 姬松茸药用价值研究进展 [J]. 中国药房，2011，22（43）：4116-4118.

[2] 刘常金. 姬松茸抗肿瘤活性成分研究进展 [J]. 食品研究与开发，2001，22（4）：3-4.

[3] 李青. 姬松茸化学成分及药理作用研究现状 [J]. 重庆中草药研究，2007，（1）：40-43.

[4] 葛红霞. 姬松茸及其多糖的研究进展 [J]. 畜牧与饲料科学，2011，32（11）：77-78.

[5] Fu H, Deng C, Teng L, et al. Immunomodulatory activities on RAW 264.7 macrophages of a polysaccharide from veiled lady mushroom, *Dictyophora indusiata*（higher basidiomycetes）[J]. International Journal of Medicinal Mushrooms, 2015, 17（2）: 151-160.

[6] Hetland G, Johnson E, Lyberg T, et al. Effects of the medicinal mushroom *Agaricus blazei* Murill on immunity, infection and cancer[J]. Scandinavian Journal of Immunology, 2008, 68（4）: 363-370.

[7] Sprague AH, Khalil RA. Inflammatory cytokines in vascular dysfunction and vascular disease[J]. Biochemical Pharmacology, 2009, 78（6）: 539-552.

[8] 姜荷，谷文英. 姬松茸菌丝体多糖体外抗肿瘤活性的研究及结构初探 [J]. 中草药，2005，36（11）：1616-1618.

[9] 孙培龙. 姬松茸多糖的分离纯化、结构鉴定及抗肿瘤活性研究 [D]. 杭州：浙江大学，2007.

[10] Gonzaga MLC, Menezes TMF, de Souza J R R, et al. Structural characterization of β glucans isolated from *Agaricus blazei* Murill using NMR and FTIR spectroscopy[J]. Bioactive Carbohydrates and Dietary Fibre, 2013, 2（2）: 152-156.

[11]Liu J, Sun Y. Structural analysis of an alkali-extractable and water-soluble polysaccharide（ABP-AW1）from the fruiting bodies of *Agaricus blazei* Murill[J]. Carbohydrate Polymers, 2011, 86（2）: 429-432.

[12] 邢鹏. 姬松茸多酚分离纯化及抗氧化活性研究 [D]. 长沙: 湖南农业大学, 2018.

[13]Kawagishi H, Nomura A, Yumen T, et al. Isolation and properties of a lectin from the fruiting bodies of *Agaricus blazei*[J]. Carbohydrate Research, 1988, 183（1）: 150-154.

[14] 魏占英, 葛声. 姬松茸在糖尿病防治中作用的研究进展 [J]. 中国食物与营养, 2014, 20（11）: 63-66.

[15] 董海影, 张春, 韩翠翠, 等. 低分子量姬松茸多糖对树突细胞 Th1 型免疫反应的影响 [J]. 中国老年学杂志, 2014, 34（3）: 685-686.

[16] 陈兰芬. 姬松茸多糖对小鼠免疫调节作用的初步研究 [J]. 中国临床研究, 2014, 27（6）: 724-725.

[17] 刘玮, 杨继国, 任杰, 等. 姬松茸多糖 ABD 的结构表征及抗炎活性研究 [J]. 现代食品科技, 2017, 33（5）: 27-32+26.

[18] 贾薇, 严淑玲, 樊华. 姬松茸子实体多糖 ABMB3 对小鼠免疫功能的影响 [J]. 食用菌学报, 2010, 17（1）: 65-68.

[19]Martins PR, Soares NMVDC, Domeneghini AVDSP, et al. Agaricus brasiliensis polysaccharides stimulate human monocytes to capture *Candida albicans*, express toll-like receptors 2 and 4, and produce pro-inflammatory cytokines[J]. Journal of Venomous Animals and Toxins including Tropical Diseases, 2017（23）: 17.

[20] 李晨光, 冯翠萍, 常明昌, 等. TLR4 抗体对姬松茸多糖作用巨噬细胞产生细胞因子的影响 [J]. 营养学报, 2015, 37（5）: 490-494.

[21] 王宏艳, 关淑芬, 赵旭伟, 等. 不同剂量低分子姬松茸多糖联合 OVA 诱导 ICR 小鼠 Th1/Th2 免疫反应的机制 [J]. 中国老年学杂志, 2017, 37（4）: 827-829.

[22] 蒋丽艳, 于智浦, 姚淑娟, 等. 姬松茸多糖 ABP-AW1 对免疫功能低下小鼠的免疫增强作用 [J]. 中国药理学与毒理学杂志, 2017, 31（5）: 393-398.

[23] 路垚, 杨琳燕, 马吉飞. 磷酸化姬松茸多糖对小鼠脾脏细胞因子 mRNA 表达的影响 [J]. 黑龙江畜牧兽医, 2017（3）: 234-237.

[24]Takaku T, Kimura Y, Okuda H. Isolation of an antitumor compound from *Agaricus blazei* Murill and its mechanism of action[J]. The Journal of Nutrition, 2001, 131（5）: 1409-1413.

[25] 曾小龙, 廖新梅. 姬松茸多糖化学组分及其药理作用的研究进展 [J]. 中国食用菌, 2007, 26（1）: 3-6.

[26] 王丽娟, 张彦青, 王勇. 姬松茸多糖增强免疫作用及急性毒性研究 [J]. 食品科学, 2014, 35（13）: 258-261.

[27] 李兴玉, 王非凡, 张星星, 等. 姬松茸多糖抗肿瘤的实验研究 [J]. 中国食用菌, 2008, 23（4）: 42-44.

[28] 崔红霞, 苏富琴, 赵学梅. 姬松茸多糖抗肿瘤作用研究 [J]. 中医药与临床, 2006, 22（2）: 27-29.

[29]Yue L, Cui H, Li C, et al. A polysaccharide from *Agaricus blazei* attenuates tumor cell adhesion via inhibiting E-selectin expression[J]. Carbohydrate Polymers, 2012, 88（4）: 1326-1333.

[30]Shimizu S, Kitada H, Yokota H, et al. Activation of the alternative complement pathway by *Agaricus blazei* Murill[J]. Phytomedicine, 2002, 9（6）: 536-545.

[31]Junior DV, Oliveira NJFD, Duarte ER, et al. Serum hepatic biochemistry and electrophoretic protein profile of healthy and Ehrlich tumor-bearing mice treated with extracts of *Agaricus blazei* Murill[J]. Semina: Ci ê ncias Agr ó rias, 2016, 37（2）: 763-772.

[32] 秦晓飞, 赵明耀, 董子明. 姬松茸多糖对小鼠骨髓来源树突状细胞抗肿瘤作用的影响 [J]. 中医药导报, 2014, 20（2）: 3.

[33] 张卉, 李长彪, 刘长江. 姬松茸胞外多糖体外抗氧化活性的研究 [J]. 中国食用菌, 2004, 24（3）: 48-49.

[34] 吕喜茹, 郭亮, 常明昌, 等. 姬松茸粗多糖抗氧化作用 [J]. 食用菌学报, 2010, 17（1）: 69-71.

[35] 何方. 姬松茸多糖对运动力竭小鼠肾脏的保护作用 [J]. 海军医学杂志, 2013, 34（3）: 155-157.

[36]Yun HC, Jin GY, Li LC, et al. Inhibition of Protein Kinase C Delta Attenuates Allergic Airway Inflammation through Suppression of PI3K/Akt/mTOR/HIF-1 Alpha/VEGF Pathway[J]. PLoS ONE, 2013, 8（11）: e81773.

[37]Choi YH, Yan GH, Chai OH, et al. Inhibitory Effects of *Agaricus blazei* on Mast Cell-Mediated Anaphylaxis-Like Reactions[J]. Biological & Pharmaceutical Bulletin, 2006, 29（7）: 1366.

[38] 门继光, 金哲悟, 齐鹏, 等. 姬松茸多糖对哮喘模型小鼠气道炎症和 Th2 类细胞因子水平的影响 [J]. 延边大学医学学报, 2014（2）: 95-97.

[39] 吕娟, 白甫, 曹兰秀. 姬松茸多糖对糖尿病大鼠血清炎症因子和免疫功能的影响 [J]. 中国老年学杂志, 2016, 36（1）: 54-56.

[40] 李龙. 姬松茸对小鼠 II 型糖尿病的影响 [D]. 苏州: 苏州大学, 2015.

[41] 段县平, 马吉飞. 姬松茸多糖降血糖、降血脂作用的研究 [J]. 四川畜牧兽医, 2005, 32（6）: 34-35.

[42] 赵容杰, 赵正林, 王丹, 等. 姬松茸多糖的抗炎作用 [J]. 延边大学医学学报, 2004, 27（1）: 19-22.

[43]Bruggemann R, Matsuo Orlandi J, Benati FJ, et al. Antiviral activity of *Agaricus blazei* Murill ss. Heinem extract against human and bovine herpesviruses in cell culture[J]. Brazilian Journal of Microbiology, 2006, 37（4）: 561-565.

[44]Faccin LC, Benati F, Rincão VP, et al. Antiviral activity of aqueous and ethanol extracts and of an isolated polysaccharide from *Agaricus brasiliensis* against poliovirus type 1[J]. Letters in Applied Microbiology, 2007, 45（1）: 24-28.

食用菌
营养健康功能的现代研究

[45] 王俊婷，刘剑英，蓝蕾，等. 姬松茸多糖对辐射损伤大鼠的抗氧化作用研究 [J]. 中国疗养医学，2014，23（10）：892-893.

[46] 孙亦洋，沈业寿，杨兆芬. 姬松茸多糖对非电离辐射损伤的恢复效应 [J]. 中国食用菌，2004，24（3）：55-57.

[47] Al-Dbass AM, Al-Daihan SK, Bhat RS. Agaricus blazei Murill as an efficient hepatoprotective and antioxidant agent against CCl₄-induced liver injury in rats[J]. 2012, 19（3）: 303-309.

[48] Hu X, Zhang R, Xie Y, et al. The protective effects of polysaccharides from Agaricus blazei Murill against cadmium-induced oxidant stress and inflammatory damage in chicken livers[J]. Biological Trace Element Research, 2017, 178（1）: 117-126.

[49] Yu L, Yang S, Sun L, et al. Effects of selenium-enriched Agaricus blazei Murill on liver metabolic dysfunction in mice, a comparison with selenium-deficient Agaricus blazei Murill and sodium selenite[J]. Biological Trace Element Research, 2014, 160（1）: 79-84.

[50] Wang H, Li G, Zhang WY, et al. The protective effect of Agaricus blazei Murrill, submerged culture using the optimized medium composition, on alcohol-induced liver injury[J]. BioMed Research International, 2014, 2014（10）: 1-9.

[51] 段县平. 姬松茸多糖对肾脏损伤小鼠血清中尿素氮和肌酐含量的影响 [J]. 天津农学院学报，2010，17（1）：19-20.

蛹虫草

Cordyceps militaris （L.ex Fr.） Link.

蛹虫草具有调节免疫、抗肿瘤、抗氧化、保护肝脏和肾脏、抑菌、抗病毒、抗炎等药理作用。具有增强免疫力、辅助保护肝损伤等功效的蛹虫草保健食品开发成为近几年的研究热点，目前已开发出多种产品形态。

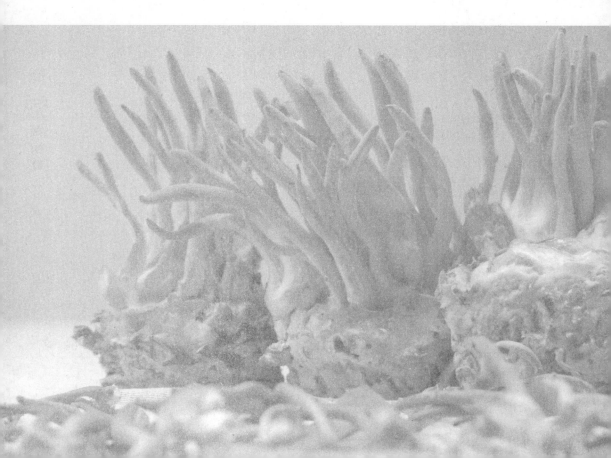

蛹虫草，别名北冬虫夏草、北虫草，由子座及菌核结合而成[1]，广泛分布于我国多个地区，常见于吉林、辽宁一带，被认为是独特而珍贵的传统中药及滋补食品[2]。卫生部在 2009 年第 3 号公告中批准其为新资源食品。《新华本草纲要》记载，其味甘、性平，可益肺肾、补精髓、止血化瘀[3]。中国最早的炮制著作《雷公炮炙论》记载，其"主小儿天吊、惊痫、瘛疭、夜啼、心悸"[4]。现代医学研究证实，蛹虫草中蕴含丰富的多糖、虫草酸、核苷类物质、甘露醇、麦角甾醇、氨基酸及微量元素等活性物质，并在增强免疫、降低血糖、抗癌症和炎症、抗氧化、保护肝脏和肾脏、抗菌、抗病毒等方面具有突出的作用[5]。目前，蛹虫草来源于天然野生与人工培育两种。1987 年，首次人工培育出蛹虫草实体[6]，至今蛹虫草人工栽培技术已日趋成熟，主要包括以天然动物培养基栽培、人工固体培养基培育、人工液体发酵 3 种[7]。

蛹虫草的活性成分

多糖

在蛹虫草活性成分中，蛹虫草多糖（CMP）最为重要。蛹虫草多糖具有调节免疫、抗肿瘤、降血脂、抗衰老、抗病毒、保肝、抗疲劳等多种生物活性[8]。目前从蛹虫草中分离得到的多糖高达几十余种，分子量范围为 1×10^3g/mol 至 1×10^5g/mol 之间，主要的单糖组成是葡萄糖、甘露糖和半乳糖[9]。

已经获得的蛹虫草多糖包括均一多糖与杂多糖。有学者分离纯化出 CPS-1 和 CPS-2 两种杂多糖。CPS-1 是 β 构型的杂多糖，分子量为 2.3×10^4g/mol；CPS-2 是 α 构型的杂多糖，分子量为 1.29×10^4g/mol[10]。对比分析蛹虫草菌丝体和子实体中的多糖结构差异，结果表明菌丝体多糖组分 CMPS-Ⅱ 和子实体多糖组分 CBPS-Ⅱ 的平均分子量分别为 1.4×10^6g/mol 和 1.3×10^6g/mol，由相同的单糖组成，即甘露糖、葡萄糖和半乳糖，其摩尔比分别为 1：28.63：1.41 和 1：12.41：0.74[11]。据研究报道，以干燥的蛹虫草子实体粉末为原料经热水提取、分级醇沉、脱蛋白、脱色、透析、色谱分离等一系列提取纯化工艺获得的均一多糖组分 CPS-3，为平均分子量 5×10^3g/mol 的葡聚糖，主链由 α-D-glucose 组成，在 O-6 位置每隔 8 个葡萄糖残基出现一个支链结构[12]。

核苷

蛹虫草中的核苷类化合物结构相似，均由碱基（Base）和糖基（Sugar）组成，近年来，其在抗病毒、抗肿瘤、调节免疫等方面的功效，被国内外研究人员广泛关注。蛹虫草子实体或发酵菌丝中核苷类化合物种类较多，主要有虫草素（3'- 脱氧腺苷）、腺苷、腺嘌呤、N6-（2- 羟乙基）- 腺苷、尿嘧啶、尿苷、鸟嘌呤等。目前，蛹虫草中已知的核苷类化合物已达 16 种，研究者采用高效液相色谱法建立了相应的指纹图谱[13]。对蛹虫草中核苷类成分的研究主要集中在虫草素，其由腺苷脱去核糖 C-3' 位的羟基（-OH）而形成，学名为 3'- 脱氧腺苷，又称虫草菌素，是蛹虫草中的重要活性成分之一，具有护肝、抗肿瘤、调节免疫、抑制病原菌和抗氧化等多种功效[14]。腺苷也是蛹虫草中重要的核苷类物质，是一种内源性嘌呤核苷酸，由腺嘌呤环 N-9 位与核糖 C-1' 位连接，对心血管系统、中枢神经系统和肌体的许多系统及组织均有生理作用。腺苷是一种很强的血管活性物质，可使体循环血管扩张，从而引起血压下降，对中枢神经系统的作用主要表现在镇静、催眠、镇痛作用[15]。研究人员采用高速逆流色谱法对蛹虫草子实体粗提物进行分离，得到纯度 99%、得率 5.4% 的虫草素和纯度 98%、得率 3.1% 的 N6-（2-羟乙基）- 腺苷[16]。

虫草酸

虫草酸是蛹虫草的主要活性成分之一，化学分子式为 $C_6H_{12}O_6$，属于 D- 甘露糖醇。虫草酸的含量可作为衡量蛹虫草质量的标准，不同培养方法所得的蛹虫草中虫草酸含量不尽相同。虫草酸不仅可以抑制多种病菌生长，而且具有抗氧化、促代谢等多种功效。采用微波辅助乙醇 / 硫酸铵双水相法提取蛹虫草菌丝体中的虫草酸，提取率可以达到（99.02 ± 0.16）%[17]。

甾醇

蛹虫草的子座与蛹体中含有麦角甾醇及其过氧化物、β- 谷甾醇、7- 啤酒甾醇、过氧化麦角甾醇以及麦角甾 -7，22- 二烯 -3β，5α，6β- 三醇等甾醇类物质。其中麦角甾醇为蛹虫草甾醇类物质的主要成分，是真菌的特征甾醇、脂溶性维生素 D_2 的前体物质，具有抗肿瘤、抗氧化、减毒等作用，在蛹虫草中的含量相对恒定，也可作为衡量蛹虫草质量的标准之一[18]。

蛋白质

蛹虫草是含有丰富蛋白质和氨基酸的优质食药两用真菌，其中菌丝体蛋白质含量为 21.10%，子实体蛋白质含量为 18.47%。其第一限制氨基酸为含硫氨基酸（蛋氨酸和胱氨酸），第二限制氨基酸是异亮氨酸，蛹虫草菌丝体蛋白质的营养价值要高于子实体[19]。在子实体中，含量最高的氨基酸是谷氨酸、赖氨酸和天冬氨酸，而在菌丝体中，含量最高的氨基酸是甘氨酸和丙氨酸。

大环内酯

目前，对蛹虫草中大环内酯成分的研究较少。其分子式为 $C_{20}H_{30}O_5$，不易溶于水，易溶于丙酮、氯仿、乙醚、乙醇等有机溶剂，具有抗血小板聚集、抗炎、抗肿瘤等作用，可抑制肿瘤增殖，保护脑缺血损伤和神经损伤[20]。研究者首次从蛹虫草 BCC 2816 中分离出 3 种新的十元环内酯类化合物，并通过核磁共振法确定其结构[21]。

蛹虫草的药理作用

调节免疫

机体的免疫系统能够识别和清除外源物质，维持机体内环境稳定和生理平衡。研究显示，蛹虫草对小鼠的免疫系统呈现促进作用，对特异性与非特异性免疫都有作用[22]。

蛹虫草中发挥免疫调节作用的首要成分是虫草多糖。蛹虫草多糖主要通过激活 NK 细胞、T 细胞、B 细胞活性和巨噬细胞而发挥免疫调节作用。当病原体侵入人体时，吞噬细胞的吞噬作用是反应的第一步。此外，巨噬菌体快速分泌促炎因子（如 TNF-α 和 IL-1），并释放细胞毒性和炎症分子，以防止病原体入侵，通过这一系列反应调节机体的免疫力[23]。研究发现，从蛹虫草子实体中提取得到的多糖，能够通过提高脾脏和胸腺指数、增强脾淋巴细胞和巨噬细胞的功能来缓解小鼠体内环磷酰胺导致的免疫抑制[24]。从蛹虫草菌株发酵液中提取得到的胞外多糖组分 PLCM，可增加小鼠巨噬细胞 RAW264.7 分泌 NO 和 TNF，通过激活 MAPK 及 NF-κB 信号通路中主要蛋白表达而发挥免疫作用[25]。另外，蛹虫草中的虫草素也被发现具有调节免疫的作用。有研究发现，蛹虫草中的虫草素对脂多糖诱导的髓核细胞和椎间盘基质的降解及巨噬细胞浸润有保护作用，通过激活 LPS 诱导 NF-κB 通路提升免疫，从而发挥保护作用[26]。

抗肿瘤

蛹虫草的抗肿瘤作用主要与其所含的虫草素与虫草多糖有关[27]。蛹虫草子实体多糖可抑制人肝癌细胞（SMMC-7721）、人胃癌细胞（BGC-823）和人乳腺癌细胞（MCF-7）的增殖，并呈量效关系[28]。蛹虫草子实体的多糖还可抑制人肺癌细胞（A549）的增殖，IC_{50} 值为 39.08μg/ml[29]。此外，蛹虫草多糖对人大细胞肺癌细胞（NCI-H460）、人结肠癌细胞（205）、人前列腺细胞（PC-3）也有较强的抑制作用[30]。

虫草素在抑制 $HepG_2$ 肝癌细胞以及抗凋亡基因的激活方面有明显作用，人工蛹虫草子实体通过抑制 TGF-β 的分泌而对 Lewis 肺癌移植瘤的生长与转移而发挥抑制作用[31]。研究者通过基因富集分析，表明虫草素抑制人乳腺癌 MCF-7 细胞增殖的靶点主要与 hedgehog 信号通路、p53 信号通路和雌激素信号通路相关[32]。虫草素还可通过阻止 p-IκB 的激活来抑制 P65 的核转位，引起 C-X-C 趋化因子 4 型受体（CXCR4）表达下调，从而导致肝癌细胞迁移侵袭能力受损，对基质细胞衍生因子 1（SDF1）的反应活性减弱[33]。

抗氧化

氧化可导致多种疾病，如糖尿病、动脉硬化、肾炎、癌症等。蛹虫草的抗氧化活性主要与蛹虫草多糖、虫草素、多酚等物质有关。

研究发现，蛹虫草及其提取物可以延缓由于自由基而引起的生长抑制，从而达到促进机体生长的效果[34]。对影响环磷酰胺诱导的活性氧清除实验表明，其能显著提高心、肝、肾组织 SOD、CAT、GSH-Px 和 TAOC 的活性，所有蛹虫草多糖剂量都显著降低了 MDA 的水平[35]。对小鼠进行不同剂量的蛹虫草多糖灌胃给药，发现给药组的白细胞水平、胸腺和脾脏的质量与对照组比较有明显提高，蛹虫草多糖在体内具有显著的抗氧化活性，并能够降低 MDA 的水平、诱导 TNF-α、IFN-γ 和 IL-1β 的 mRNA 上调表达，说明蛹虫草多糖对氧化应激具有保护作用[36]。研究还发现，虫草素能清除羟基自由基和 DPPH 自由基，抗氧化性能接近维生素 C[37]。

抑菌和抗病毒

蛹虫草具有良好的抑菌作用，与虫草素及虫草多糖相关。研究表明，虫草素对链球菌和炭疽杆菌等均有良好的抑制作用；蛹虫草菌丝体水提液具有显著的抗菌作用，可抑制金黄色葡萄球菌和苏云金芽孢杆菌的生长。该抗菌物质可与革兰菌（包括阴性菌和阳性菌）、芽孢菌以及非芽孢菌等发生拮抗作用，从而达到抑制细菌生长与增殖的作用[38]。

关于蛹虫草的抗病毒作用，对不同溶剂提取相（氯仿相、乙醇相、乙酸乙酯相）的蛹虫草子实体的抗病毒作用进行研究，结果发现仅氯仿相具有抗疱疹病毒 HSV-Ⅰ 和 HSV-Ⅱ 的活性，而无抗流感甲型病毒活性[39]。又在随后的研究中发现，蛹虫草的 7 个醇提物中仅有两个具有抗流感甲型病毒活性，而无抗疱疹病毒活性[40]。

保护肝脏

中医学认为，肝与胆相表里，开窍于目，肝主藏血、主疏泄，有贮藏和调节血液的功能。《素问》曰："肝之合筋也，其荣爪也。"可见肝脏对人体健康的重要。研究发现，蛹虫草多糖能抑制急性酒精性肝损伤小鼠的肝细胞脂质过氧化反应，提高机体脂质代谢能力，对急性酒精性肝损伤起保护作用[41]，表明蛹虫草多糖具有一定的保肝作用。以 CCl₄ 诱发小鼠急性肝损伤并建立模型，结果表明蛹虫草多糖泡腾片能有效改善 CCl₄ 引起的肝损伤[42]。

保护肾脏

肾脏具有生成肾素、促红细胞生成素、前列腺素等激素的内分泌功能，同时肾脏也能分解一些内分泌激素，作为靶器官接收信息。蛹虫草具有保护肾脏的作用。通过研究腺苷和虫草素对糖尿病小鼠肾脏氧化应激的影响，发现虫草素、腺苷纯化物高剂量组可以调节氧化还原酶的活力，还会使肾小球的滤过性减弱，减少对肾脏的氧化损伤，对糖尿病小鼠肾脏具有一定的保护作用[43]。

抗炎

已有研究显示，蛹虫草的抗炎作用大部分与虫草素相关。研究者以小鼠耳肿胀炎症为模型，给予虫草素，发现虫草素可以抑制其炎症组织 NO 和 PGE2 的产生，并可抑制脂多糖刺激下炎性相关蛋白 iNOS 和 COX-2 的表达，具有较好的抗炎作用[44]。有研究推测虫草素是通过抑制小鼠血液中促炎性细胞因子的分泌、降低免疫器官指数以及减少致炎部位趋化因子的方式来减少免疫细胞的聚集程度，最终抑制炎症部位中相关炎性细胞因子的释放，改善佐剂诱发的炎症反应[45]。因此，蛹虫草的虫草素可通过抑制炎性因子的产生而发挥良好的抗炎活性。

蛹虫草的产品和应用

卫生部在 2009 年第 3 号公告中批准蛹虫草为新资源食品[46]。由于蛹虫草具有抗肿瘤、调节免疫、抗衰老等功效，使得以蛹虫草为原料的保健食品与功能性食品的研发成为热潮。我国批准的含蛹虫草原料的保健食品的保健功能主要为增强免疫力、辅助保护肝损伤等，产品主要有蛹虫草胶囊、蛹虫草片、蛹虫草颗粒、蛹虫草氨基酸口服液等，还有一些复配产品，如蛹虫草熟地黄枸杞子党参大枣胶囊、蛹虫草西洋参口服液等。以蛹虫草为原料开发的功能性食品主要有蛹虫草饮料、蛹虫草多糖酸奶、蛹虫草泡腾片等。

参考文献

[1]Sung GH, Hywel-Jones NL, Sung JM, et al. Phylogenetic classification of *Cordyceps* and the clavicipitaceous fungi[J]. Studies in Mycology, 2007, 57（1）: 5-59.

[2]Shrestha B, Zhang W, Zhang Y, et al. The medicinal fungus *Cordyceps militaris*: research and development[J]. Mycological Progress, 2012, 11（3）: 599-614.

[3]江苏省植物研究所. 新华本草纲要 第一册 [M]. 上海：上海科技出版社，1988.

[4]雷学攴撰. 雷公炮炙论 [M]. 南京：江苏科学技术出版社，1985.

[5]左锦辉，贡晓燕，董银卯，等. 蛹虫草的活性成分和药理作用及其应用研究进展 [J]. 食品科学，2018.

[6]梁曼逸，谷桓生. 蛹虫草人工培育获得成功 [J]. 沈阳农业大学学报，1987（3）: 103-104.

[7]刘佳慧，刘毓婷，崔明辉，等. 蛹虫草人工栽培技术研究进展 [J]. 南方农业，2021，15（27）: 17-18.

[8]唐浩入，韩禹鑫，刘雪洁. 蛹虫草多糖和腺苷药理作用的研究进展 [J]. 生物化工，2022，8（1）: 164-167.

[9]Zhu ZY, Guo MZ, Liu F, et al. Preparation and inhibition on α-d-glucosidase of low molecular weight polysaccharide from *Cordyceps militaris*[J]. International Journal of Biological Macromolecules, 2016（93）:

27-33.

[10] 王蕾, 于荣敏, 张辉, 等. 人工培养蛹虫草多糖的分离纯化及其结构的初步研究 [J]. 中国生化药物杂志, 2003, 24 (1): 23-25.

[11] Liu X, Zhu Z, Tang Y, et al. Structural properties of polysaccharides from cultivated fruit bodies and mycelium of *Cordyceps militaris*[J]. Carbohydrate Polymers, 2016 (142): 63-72.

[12] Yu R, Yin Y, Yang W, et al. Structural elucidation and biological activity of a novel polysaccharide by alkaline extraction from cultured *Cordyceps militaris*[J]. Carbohydrate Polymers, 2009, 75 (1): 166-171.

[13] 朱丽娜, 刘艳芳, 张红霞, 等. 不同来源的蛹虫草子实体活性成分的比较 [J]. 菌物学报, 2018, 37 (12): 1695-1706.

[14] 刘桂君, 周思静, 杨素玲, 等. 蛹虫草中虫草素的研究进展 [J]. 食品科学, 2013, 34 (21): 408-413.

[15] 朱丽娜. 蛹虫草子实体多糖的分离纯化、生物活性与品质评价 [D]. 上海: 上海交通大学, 2017.

[16] 张忠, 周帅, 刘艳芳, 等. 高速逆流色谱分离制备蛹虫草中虫草素和 N~6-(2-羟乙基)-腺苷 [J]. 菌物学报, 2016, 35 (6): 742-749.

[17] 陆秀华, 刘琳. 微波辅助乙醇/硫酸铵双水相提取分离蛹虫草发酵产物中虫草素和虫草酸的研究 [J]. 食用菌学报, 2017, 24 (4): 71-77.

[18] 李陈雪, 刘雅芳. 蛹虫草的化学成分与药理作用研究进展 [J]. 化学工程师, 2019, 33 (10): 55-57+54.

[19] 江洁, 刘晗. 蛹虫草菌丝体与子实体蛋白质的营养价值评价 [C]. 中国食品科学技术学会第八届年会暨第六届东西方食品业高层论坛论文摘要集, 2011: 67-68.

[20] Deaciuc IV, D'Souza NB, de Villiers WJ, et al. Inhibition of caspases in vivo protects the rat liver against alcohol-induced sensitization to bacterial lipopolysaccharide[J]. Alcoholism-clinical and Experimental Research, 2001, 25 (6): 935-943.

[21] Rukachaisirikul V, Pramjit S, Pakawatchai C, et al. 10-membered macrolides from the insect pathogenic fungus *Cordyceps militaris*[J]. Journal of Natural Products, 2004, 67 (11): 1953-1955.

[22] 叶博. 北虫草药理作用研究 [J]. 安徽农学通报, 2009, 15 (9): 52-54.

[23] Zhang JX, Wen CT, Duan YQ, et al. Advance in *Cordyceps militaris* (Linn) Link polysaccharides: Isolation, structure, and bioactivities: A review.[J]. International Journal of Biological Macromolecules, 2019 (132): 906-914.

[24] Wang M, Meng XY, Yang RL, et al. *Cordyceps militaris* polysaccharides can enhance the immunity and antioxidation activity in immunosuppressed mice[J]. Carbohydrate Polymers, 2012, 89 (2): 461-466.

[25] Lee JS, Kwon DS, Lee KR, et al. Mechanism of macrophage activation induced by polysaccharide from *Cordyceps militaris* culture broth[J]. Carbohydrate Polymers, 2015 (120): 29-37.

[26] Li Y, Li K, Mao L, et al. Cordycepin inhibits LPS-induced inflammatory and matrix degradation in the intervertebral disc[J]. PeerJ, 2016, 4 (2): 1-21.

[27] Jo E, Jin H, Yang KE, et al. *Cordyceps militaris* exerts antitumor effect on carboplatinresistant ovarian cancer via activation of ATF3/TP53 signaling in vitro and in vivo[J]. Natural Product Communications, 2020, 15 (1): 1-14.

[28] Chen C, Wang ML, Jin C, et al. *Cordyceps militaris* polysaccharide triggers apoptosis and G0/G1 cell arrest in cancer cells[J]. Journal of Asia Pacific Entomology, 2015.

[29] Jing Y, Zhu J, Liu T, et al. Structural Characterization and biological activities of a novel polysaccharide from cultured *Cordyceps militaris* and its sulfated derivative[J]. Journal of Agricultural & Food Chemistry, 2015, 63 (13): 3464-3471.

[30] Rao YK, Fang SH, Wu WS, et al. Constituents isolated from *Cordyceps militaris* suppress enhanced inflammatory mediator's production and human cancer cell proliferation[J]. Journal of Ethnopharmacology, 2010, 131 (2): 363-367.

[31] 樊慧婷, 林洪生, 李杰, 等. 人工蛹虫草子实体对 Leiws 肺癌荷瘤小鼠 CD4+、CD25+ 调节性 T 细胞的影响 [J]. 中华肿瘤防治杂志, 2009, 16 (15): 1130-1134.

[32] Lee D, Lee WY, Jung K, et al. The inhibitory effect of cordycepin on the proliferation of MCF-7 breast cancer cells, and its mechanism: an investigation using network pharmacology-based analysis[J]. Biomolecules, 2019.

[33] Guo ZR, Chen W, Dai GS, et al. Cordycepin suppresses the migration and invasion of human liver cancer cells by downregulating the expression of CXCR4[J]. International Journal of Molecular Medicine, 2020, 45 (1): 141-150.

[34] 顾宇翔, 宋聿文, 范立强, 等. 虫草及其发酵制品抗氧化能力研究 [J]. 中国中药杂志, 2007 (11): 1028-1031.

[35] Wang M, Meng X, Yang R, et al. *Cordyceps militaris* polysaccharides can enhance the immunity and antioxidation activity in immunosuppressed mice[J]. Carbohydrdate Polymers, 2012, 89 (2): 461-466.

[36] Liu JY, Feng CP, Li X, et al. Immunomodulatory and antioxidative activity of *Cordyceps militaris* polysaccharides in mice[J]. International Journal of Biological Macromolecules, 2016 (86): 594-598.

[37] He YT, Zhang XL, Xie YM, et al. Extraction and antioxidant property in vitro of cordycepin in artificially cultivated *Cordyceps militaris*[J]. Advanced Materials Research, 2013 (750): 1593-1596.

[38] 桂仲争, 滕国琴, 贾俊强, 等. 蛹虫草食药用开发价值 [J]. 中国食物与营养, 2012, 18 (3): 70-73.

[39] 杜秀菊, 张劲松, 蔡连捷, 等. 北虫草体外抗病毒、抗肿瘤活性部位的筛选 [J]. 食品科学, 2011, 32 (17): 313-

316.

[40] 杜秀菊，张劲松，贾薇，等 . 北虫草醇提物体外抗肿瘤和抗病毒活性的比较研究 [J]. 食品工业，2012，33（1）：121-123.

[41] 黄小莉，朱培欣，胡远亮，等 . 蛹虫草多糖对急性酒精性肝损伤改善作用的研究 [J]. 菌物学报，2017，36（2）：242-250.

[42] 樊桂灵 . 蛹虫草多糖泡腾片的制备及其对 CCl_4 所致小鼠急性肝损伤的保护作用 [D]. 成都：西华大学，2020.

[43] 李兵 . 蛹虫草中虫草素和腺苷的提取分离及其对糖尿病小鼠肾脏氧化应激的影响 [D]. 合肥：合肥工业大学，2016.

[44] 李晖，孙佳瑜，廖康汉，等 . 虫草素抗炎作用及机制研究 [J]. 天津中医药，2016，33（5）：303-306.

[45] 王科 . 虫草素对 CFA 诱导小鼠脚掌炎症的作用及机制研究 [D]. 南宁：广西医科大学，2018.

[46] 中华人民共和国卫生部公告（2009 年第 3 号）[J]. 中华人民共和国卫生部公报，2009（5）.

食用菌
营养健康功能的现代研究

牛樟芝

Antrodia cinnamomea

牛樟芝具有调节免疫、抗肿瘤、抗氧化、保护肝脏、抗炎等药理作用，是我国台湾特有的真菌，台湾保育类树种牛樟树是其唯一的寄主。由于其资源稀缺，所以关于牛樟芝在保健食品等方面的应用，主要集中于台湾。

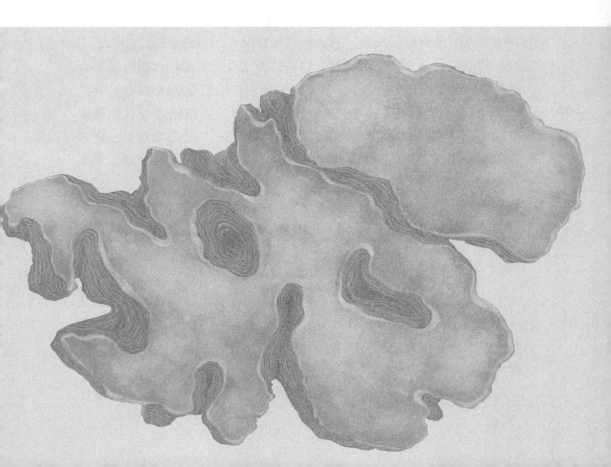

牛樟芝，又名樟芝、樟菇、牛樟菇、红樟芝、神明菇等，是珍贵的药用大型真菌，野生子实体专性寄生于台湾特有的牛樟树心材内壁。野生牛樟芝在自然界中生长速度极其缓慢，一般需要1~3年的时间才能采摘，因其具有独特性、稀有性、显著功效和极高的经济价值而受到广泛关注，具有"森林中的红宝石""药中之王"等美誉。牛樟芝常被台湾民众用于解宿醉、食物中毒和治疗肝脏病变等，功效显著。现代药理研究认为，牛樟芝具有显著的抗肿瘤、保肝、抗炎症、调节免疫、保护神经系统等作用[1]。牛樟芝液体发酵培养的菌丝体呈红色、黄色或棕红色。2015年9月，其被列为中药材输入目录。

牛樟芝的活性成分

多糖

多糖作为牛樟芝的主要活性物质之一，其结构与活性研究已日益引起关注。目前对牛樟芝多糖的结构研究主要集中在单糖组成、分子量与糖苷键等方面。从牛樟芝子实体中分离得到一种硫酸化葡聚糖是β-（1→4）-D-葡聚糖，其通过 EGFR 和 mTOR 信号通路发挥抑制肺癌细胞生长的作用[2]。多项研究表明，牛樟芝液态发酵菌丝体水溶性多糖是由多种单糖组成的杂多糖。从5株不同来源的牛樟芝菌丝体中提取多糖，经离子色谱分析发现其主要由半乳糖、葡萄糖、甘露糖和半乳糖胺组成[3]。采用热水和碱提相结合的方法从牛樟芝菌丝体中分离得到5种多糖，用凝胶色谱法测定其分子量在（3.94~9.40）×10^5g/mol 之间，主要由葡萄糖和半乳糖组成[4]。研究人员从牛樟芝菌丝体中分离得到一种水溶性多糖，核磁共振分析显示其主链由 α-（1→6）-D-葡萄糖和半乳糖组成，侧链为 α-（1→6）-D-岩藻糖，分子量为 4.17×10^5g/mol[5]。

三萜

牛樟芝含有的萜类化合物有三萜、二萜、倍半萜等，高含量的三萜化合物是其子实体的重要活性成分，也是其苦味的来源。研究发现，牛樟芝中的三萜类化合物具有解毒保肝、调节免疫、抗氧化、抗炎症、抗肿瘤等多重保健功效[6]。

迄今已从牛樟芝中分离得到30余种三萜化合物，主要以麦角甾烷

食用菌
营养健康功能的现代研究

和羊毛脂烷为骨架。从牛樟芝子实体中分离得到的常见麦角甾烷类三萜化合物包括樟芝酸 A，樟芝酸 B（展库酸 A）、樟芝酸 C、樟芝酸 D（展库酸 F）、樟芝酸 E、樟芝酸 F、樟芝酸 H（展库酸 C）、樟芝酸 K 以及 antcamphin A–L。在牛樟芝子实体与菌丝体中均分离到展库酸类（B、D 和 E）和安息香酸甲酯类（A、H、G、K 和 L）三萜类化合物。研究发现，培养基的初始含水量、装料量、NH_4Cl 添加量和接种量等因素对牛樟芝固态发酵产物中三萜化合物的含量影响较为显著，优化以上参数可使三萜化合物的产量提高 1.56 倍[7]。有研究表明，适量的柑橘皮提取物能够增加牛樟芝深层液态发酵活性代谢产物三萜化合物的产量和种类，产量可增加约 10 倍[8]。

泛醌

泛醌类化合物是由不同数量的异戊二烯侧链和苯环组成的一类脂溶性醌类化合物。安卓奎诺尔是一类萃取自牛樟芝的具有代表性的泛醌类化合物。研究发现，牛樟芝代谢产物之一的泛醌类化合物（安卓奎诺尔 A、安卓奎诺尔 B、安卓奎诺尔 D）具有较强的生理活性，如抑制癌细胞，预防动脉粥样硬化，抑制乙醇诱导的氧化应激反应等。安卓奎诺尔仅存在于牛樟芝发酵菌丝体中，目前关于牛樟芝的药物开发主要以这类物质的开发为主[9]。

据研究报道，可以通过控制牛樟芝固态发酵条件来提高安卓奎诺尔的产量，其方法为以大米作为发酵底物，以葡萄糖为碳源、大豆粉为氮源，初始含水量为 50%，发酵后安卓奎诺尔的产量最高为 696.83mg/kg[10]。近年来，安卓奎诺尔 A、B、D 和 4-O- 乙酰安卓奎诺尔 B 等陆续在牛樟芝中被发现。2014 年，有研究者从牛樟芝菌丝体中首次分离得到 3 种新泛醌衍生物 antrocamol LT1、antrocamol LT2 和 antrocamol LT3[11]。

有机酸及其衍生物

琥珀酸和马来酸衍生物是牛樟芝中又一特征活性成分。目前牛樟芝中已鉴定出的琥珀酸及马来酸衍生物等化合物共 17 种。研究人员从液态发酵的牛樟芝菌丝体中分离得到 5 种新的琥珀酸及马来酸衍生物，将其分别命名为 Antrodin A-E。液态发酵是获得樟芝 Antrodins 类化合物的主要途径。另外，Antrocinnamomin A、C-H 也为牛樟芝中较为常见的琥珀酸及马来酸衍生物[1]。

牛樟芝的药理作用

调节免疫

牛樟芝中的活性多糖与泛醌类化合物具有一定的免疫调节作用。牛樟芝多糖可以提高胸腺指数和脾脏指数，改善淋巴细胞亚群，提高淋巴细胞对肿瘤细胞的杀伤能力，提高血清中免疫球蛋白 IgA、IgG、IgM，免疫因子 IL-2、IL-6 和 TNF-α 的表达水平，表明牛樟芝多糖对体液免疫有显著的增强作用[12]。据研究发现，牛樟芝菌丝体多糖和发酵液多糖对小鼠的细胞免疫和体液免疫均有增强作用且有剂量 – 效应关系，发酵液多糖的增强免疫功能都高于牛樟芝菌丝体多糖[13]。牛樟芝水提物能够显著抑制 IL-6 刺激的 STAT3 途径和 LPS 刺激巨噬细胞中的 NF-κB 途径，降低 STAT3 与 Tyk2 的磷酸化和 p65 的核转位，以及下调巨噬细胞中的炎症因子，从而发挥免疫调节作用[14]。牛樟芝中的泛醌类化合物安卓奎诺尔可以抑制 CD8$^+$T 细胞的增殖，并在体外抑制细胞因子 IL-2 和 IFN-γ 的分泌，以及抑制 T 细胞活化标记 CD69 和 CD137 的产生，从而达到免疫抑制的作用[15]。

抗肿瘤

牛樟芝子实体、菌丝体及其提取物常被用于预防和辅助治疗各种肿瘤疾病，牛樟芝中的三萜、泛醌、琥珀酸、马来酸等化合物均具有显著的抗肿瘤作用。

牛樟芝子实体提取物安息香酸甲酯 A 能够诱导人肝癌细胞发生凋亡[16]；从牛樟芝菌丝体中分离得到的 4- 乙酰安卓奎诺尔 B 作用于肝癌细胞 HepG$_2$，发现该化合物的细胞毒性呈现量效相关性[17]。从牛樟芝菌丝体中分离到的三萜化合物对腹水瘤细胞 S180 和宫颈癌细胞 HeLa 都具有抗肿瘤效果，并且 HeLa 对药物更为敏感[18]。从牛樟芝中分离出的泛醌类化合物安卓奎诺尔是樟芝发挥抗肿瘤作用的主要活性成分。采用正己烷萃取从牛樟芝发酵物中分离得到的安卓奎诺尔具有良好的抗乳腺癌、肝癌和前列腺癌效果，其作用机制是通过抑制 HBeAg 和 HBsAg 的合成，从而抑制 HBV 复制。安卓奎诺尔还可通过改变 mRNA 表达和 PI3K/

食用菌
营养健康功能的现代研究

mTOR 信号蛋白活性，显著抑制 3 种肺癌细胞的增殖。安卓奎诺尔通过抑制异戊二烯基转移酶活性诱导人肺癌、肝癌和白血病细胞的自噬，并导致抑制 Ras 和 Rho 信号传导以及 Ras 相关的 GTP 结合蛋白[19]。综合文献报道发现，安卓奎诺尔的抗癌机制主要可以通过改变关键蛋白的信号通路或活性来抑制癌细胞增殖、诱导死亡。

除了牛樟芝子实体及菌丝体有抗肿瘤作用外，其发酵液也具有一定的抗肿瘤作用。研究表明，牛樟芝深层发酵液能抑制卵巢癌细胞增长，其机制可能是通过抑制人表皮生长因子受体 2 信号通路发挥作用。牛樟芝发酵菌丝体能够诱导转化生长因子 TGF-β，对食管癌细胞产生抑制作用，其机制可能是通过上调 E-cadherin 表达，抑制 TGF-β 表达，同时逆转 TGF-β 诱导的细胞形态由多角形向梭形变化，进而抑制其迁移能力。

抗氧化

牛樟芝及其提取物还具有抗氧化作用。体外抗氧化实验显示，牛樟芝子实体多糖能剂量依赖性地减少自由基细胞损伤；体内实验显示，牛樟芝子实体多糖提取液能减轻自由基造成的肝脏细胞损伤，抑制脂质过氧化物酶的产生[20]。从牛樟芝菌丝体中分离得到的 4 种中性多糖，具有较强的体外抗氧化活性[21]。牛樟芝发酵胞外多糖能够提高超氧阴离子自由基、羟自由基与 DPPH 自由基的清除率，并在一定范围内呈浓度依赖，表现出较好的抗氧化作用[22]。

保护肝脏

牛樟芝具有显著的保肝作用，在肝炎、肝癌、酒精性肝损伤、肝纤维化等疾病的治疗中存在潜在价值。牛樟芝三萜化合物（ACT）对小鼠酒精性肝损伤具有保护作用，能减轻酒精引起的器官结构改变和炎症浸润组织，抑制促炎作用细胞因子水平，增强抗炎细胞因子水平。从牛樟芝中分离到的樟芝酸 C 可以通过激活 Nrf2 或抗氧化反应元件（ARE），保护肝细胞因自由基（AAPH）引起的凋亡；同时，樟芝酸 C 可显著抑制 AAPH 引起的脂质过氧化作用，谷丙转氨酶（ALT）、谷草转氨酶（AST）的分泌以及谷胱甘肽（GSH）的损耗，具有显著的保肝作用[23]。牛樟芝菌丝体胞内外多糖和菌丝体水提取物均可以显著降低酒精引起的小鼠肝细胞（AML12）的凋亡[24]。为研究牛樟芝菌丝体（ACM）作为营养补充剂在非酒精性脂肪性肝病的潜在治疗作用，研究者通过给 28 名非酒精性脂肪性肝病患者连续服用牛樟芝菌丝体胶囊进行临床试验，6 个月后患者的促炎因子 TNF-α 显著降低，肝脂肪变性分级与生化分析显著改善，未出现任何其他不良反应[25]。

抗炎

牛樟芝醇提物可通过激活增殖的 T 细胞凋亡并抑制促炎因子 TNF-α、IFN-γ 的分泌，从而使机体的免疫系统趋于平衡[26]。牛樟芝提取物展库酸 A 能抑制脂多糖诱导 NO 产生的炎症反应，降低 NOX（还原型辅酶氧化酶）、iNOS 和 COX-2 的表达[27]。用 1.82mmol/g 牛樟芝硫酸多糖处理巨噬细胞，发现其通过蛋白激酶（AKT）和细胞外调节蛋白激酶（ERK）信号通路，逆转脂多糖（LPS）诱导的巨噬细胞 IκB 降解与 NF-κB 激活的抑制，从而起抗炎作用[28]。从牛樟芝中分离得到的 EK100（ergostatrien-3β-ol）能够恢复 UVB 诱导的无毛小鼠皮肤胶原含量，通过抑制紫外线诱导的小鼠皮肤 MMP-1（基质金属蛋白酶 -1）、IL-6、iNOS 和 NF-κB 的表达，从而保护皮肤免受紫外线损伤[29]。

牛樟芝的产品和应用

由于牛樟芝对生存环境要求苛刻及自身生长特点的限制，导致野生资源稀缺，造成牛樟芝相关产品的开发与应用发展缓慢。目前，我国台湾已开发出以牛樟芝为原料的保健产品，也有用牛樟芝菌丝体开发的保健产品。牛樟芝中含有的安卓奎诺尔在台湾省已获准通过用于治疗肝癌、胰脏癌和非小细胞肺癌的孤儿药资格认证[30]。近几年，我国大陆也日益重视对牛樟芝的研究。2017 年 10 月，台湾省的牛樟芝合法输入大陆标准制定完成，准予申报进口[31]，成为合法的中药材。

参考文献

[1] 李晶，冯娜，王升阳，等. 牛樟芝化学成分及其药理作用研究进展 [J]. 生物技术通报，2021，37（11）：14-31.

[2] Lu MK, Lin TY, Chang CC. Chemical identification of a sulfated glucan from *Antrodia cinnamomea* and its anti-cancer functions via inhibition of EGFR and mTOR activity[J]. Carbohydrate Polymers, 2018（202）: 536-544.

[3] Lee IH, Huang RL, Chen CT, et al. *Antrodia camphorata* polysaccharides exhibit anti-hepatitis B virus

effects[J]. FEMS Microbiology Letters, 2002（209）: 63-67.

[4]Chen CC, Liu YW, Ker YB, et al. Chemical characterization and anti-inflammatory effect of polysaccharides fractionated from submerge cultured mycelia Antrodia camphorata mycelia[J]. Agricultural and Food Chemistry, 2007, 55（3）: 5007-5012.

[5]Cheng JJ, Lu MK, Lin CY, et al. Characterization and functional elucidation of a fucosylated 1,6-α-d-mannogalactan polysaccharide from Antrodia cinnamomea[J]. Carbohydrate Polymers, 2011, 83（2）: 545-553.

[6] 李娇妹, 郑纺, 翟丽娟, 等. 三萜类化合物抗肿瘤活性研究进展 [J]. 中草药, 2014, 45（15）: 2265-2271.

[7] 张宝荣, 夏永军, 许赣荣. 樟芝菌固态发酵生产三萜类化合物 [J]. 食品工业科技, 2011, 7（33）: 174-177.

[8]Ma TW, Lai YT, Yang FC. Enhanced production of triterpenoid in submerged cultures of Antrodia camphorata with the addition of citrus peel extract[J]. Bioprocess and Biosystems Engineering, 2014, 37（11）: 2251-2261.

[9] 赵春艳, 吴素蕊, 高观世, 等. 牛樟芝药用功能成分作用及应用进展 [J]. 食品工业科技, 2016, 37（23）: 391-395.

[10] 喻学淳, 夏永军, 张欢, 等. 樟芝固态发酵生产 Antroquinonol 及萃取 Antroquinonl 的研究 [J]. 食品工业科技, 2013, 34（5）: 164-168.

[11]Wang SC, Lee TH, Hsu CH, et al. Antroquinonol D, isolated from Antrodia camphorata, with DNA demethylation and anticancer potential[J]. Journal of Agricultural and Food Chemistry, 2014, 62（24）: 5625-5635.

[12] 杨毅, 郭丽, 官俏兵, 等. 樟芝多糖对免疫抑制小鼠的免疫调节作用 [J]. 卫生研究, 2018, 47（1）: 153-155+159.

[13] 张迅捷. 樟芝深层液体发酵工艺及其多糖特性的研究 [D]. 福州: 福建农林大学, 2007.

[14]Lin IY. CCM111, the water extract of Antrodia cinnamomea, regulates immune-related activity through STAT3 andNF-kappaB pathways[J]. Scientific Reports, 2017（7）: 4862.

[15]Guan C. Antroquinonol Exerts immunosuppressive effect on CD8$^+$ T cell proliferation and activation to resist depigmentation induced by H$_2$O$_2$[J]. Oxidative Medicine and Cellular Longevity, 2017（10）: 93-96.

[16]Hsieh YC, Rao YK, Wu CC, et al. Methyl antcinate A from Antrodia camphorata induces apoptosis in human liver cancer cells through oxidant-mediated cofilin- and Bax-triggered mitochondrial pathway[J]. Chemical Research in Toxicology, 2010（23）: 1256-1267.

[17]Lin YW, Chiang BH. 4-Acetylantroquinonol B isolated from Antrodia cinnamomea arrests proliferation of human hepatocellular carcinoma HepG$_2$ cell by affecting p53, p21 and p27 levels[J]. Journal of Agricultural & Food Chemistry, 2011（59）: 8625-8631.

[18] 李迪颖. 牛樟芝三萜的分离纯化与抗肿瘤活性研究 [D]. 武汉: 华中农业大学, 2020.

[19]Chiang PC, Lin SC, Pan SL, et al. Antroquinonol displays anticancer potential against human hepatocellular carcinoma cells: a crucial role of AMPK and mTOR pathways[J]. Biochemical pharmacology, 2010, 79（2）: 162-171.

[20]Hsiao G, Shen GM, Lin KJ, et al. Antioxidative and hepatoprotective effects of antrodia camphorate extract[J]. Journal of Agricultural and Food Chemistry, 2003, 51（11）: 3302-3308.

[21]Wang ZQ, Zhu CX, Dai AR, et al. Chemical characterization and antioxidant properties of cell wall polysaccharides from Antrodia cinnamomea mycelia[J]. Food Bioscience, 2021（41）: 100932.

[22] 梁丽红, 李辉, 关莹杰, 等. 牛樟芝胞外多糖抗氧化能力以及体外消化特性 [J]. 食品与发酵工业, 2022, 48（21）: 8.

[23]Liu Y, Wang Z, Kong F, et al. Triterpenoids extracted from Antrodia cinnamomea mycelia attenuate acute alcohol-induced liver injury in C57BL/6 mice via suppression inflammatory response[J]. Front Microbiol, 2020（11）: 1113.

[24]Gokila Vani M, Kumar KJ, Liao JW, et al. Antcin C from Antrodia cinnamomea protects liver cells against free radical-induced oxidative stress and apoptosis in vitro and in vivo through Nrf2-dependent mechanism[J]. Evidence-Based Complementray and Alternative Medicine, 2013（21）: 2013.

[25]Chiou YL, Chyau CC, Li TJ, et al. Hepatoprotective effect of Antrodia cinnamomea mycelium in patients with nonalcoholic steatohepatitis: A randomized, double-blind, placebo-controlled trial[J]. Journal of the American College of Nutrition. 2021, 40（4）: 349-357.

[26] 李木霞, 苏冀彦, 李丹, 等. 牛樟芝醇提物体外抗炎活性研究 [J]. 食品工业科技, 2019, 40（11）: 161-167.

[27]Chen YT, Shen YC,Chang MC, et al. Precursor-feeding strategy on the triterpenoid production and anti-inflammatory activity of Antrodia cinnamomea[J]. Process Biochemistry, 2016, 51（8）: 941-949.

[28]Lu MK, Lee MH, Chao CH, et al. Physiochemical changes and mechanisms of anti-inflammation effect of sulfated polysaccharides from ammonium sulfate feeding of Antrodia cinnamomea[J]. International Journal of Biological Macromolecules, 2020（148）: 715-721.

[29]Kuo YH, Lin TY, You YJ, et al. Antiinflammatory and antiphotodamaging effects of ergostatrien-3β-ol, isolated from Antrodia camphorata, on hairless mouse skin[J]. Molecules, 2016, 21（9）: 1213.

[30] 梁蕾, 向婷, 李红保, 等. 牛樟芝及其药理功能 [J]. 中药材, 2019, 42（1）: 239-242.

[31] 陈稳竹, 钟建荣, 杨善岩. 牛樟芝的研究现状·问题与展望 [J]. 安徽农业科学, 2018, 46（27）: 25-28+53.

桦褐孔菌

Inonotus obliquus

桦褐孔菌具有抗肿瘤、抗氧化和降血糖功能，常被应用于
煎剂、冲剂或添加到食品中。近年来，对于桦褐孔菌的研
究力度也在不断加大。

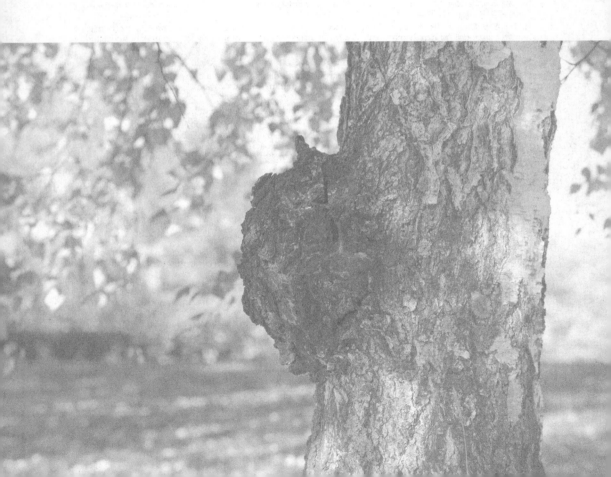

桦褐孔菌，又称桦树茸、斜管纤孔菌等。自 16 世纪起，俄罗斯民间开始用其预防疾病，随后在东欧、波兰、芬兰等国家也得到应用。1955年，原苏联将其作为医疗保健食品使用，主要用于防治癌症、消化道疾病、心血管疾病和糖尿病，还可作为外用清洗剂、疼痛缓解剂等。在我国东北地区，桦褐孔菌作为民间药食两用佳品，常制成茶饮，用于治疗消化不良等疾病。

桦褐孔菌的活性成分

多糖

多糖是桦褐孔菌主要的活性成分之一，在降血糖、降血脂、抗氧化、抗肿瘤、提高免疫等方面具有重要作用和广泛的食药价值。其含量约占 2.07%，单糖组成主要为葡萄糖、半乳糖、甘露糖和木糖[1]。

从桦褐孔菌中分离得到的中性多糖组分的分子量为 $(6{\sim}7.3) \times 10^4$ g/mol，酸性多糖的分子量为 $(1{\sim}3.1) \times 10^4$ g/mol，碱性多糖组分的分子量在 4.5×10^5 g/mol 以上，均由 β–（1→3）– 和 β–（1→6）– 葡萄糖构成主链，中性多糖由 α–（1→6）– 半乳糖构成支链，酸性多糖由 α–（1→4）– 半乳糖、α–（1→4）– 葡萄糖构成支链，碱性多糖则由 β–（1→6）– 木糖构成支链[2]。另有研究从桦褐孔菌分离得到两种多糖组分，其分子量为 1.36×10^4 g/mol 和 1.52×10^4 g/mol，二者分别为由葡萄糖、半乳糖组成的杂多糖和由葡萄糖组成的同多糖，两种组分均呈三股螺旋空间结构[3]。

三萜

桦褐孔菌中的三萜类成分种类丰富，被认为是桦褐孔菌中的主要抗肿瘤活性成分，并具有抗氧化和抗突变等功能。目前已从桦褐孔菌中分离得到约 60 种三萜类化合物，主要为四环三萜类和五环三萜类，其中四环三萜多为羊毛甾烷型，主要包括羊毛甾醇、羊毛甾 -24- 烯 -3β，21- 二醇、3β- 羟基羊毛甾 -8，24- 二烯 -21- 醛、3β，25- 二羟基羊毛甾 -8，23- 二烯、3β，22- 二羟基羊毛甾 -8，24- 二烯 -7- 酮、羊毛甾 -7，9（11），23E- 二烯 -3β，22R，25- 三醇、3β，22- 二羟基羊毛甾 -7，9（11），24- 三烯、3β- 羟基 -8，24- 二烯羊毛甾 -21，23 内酯、桦褐孔菌醇、桦褐孔菌素、桦褐孔菌萜、栓菌酸等；五环三萜主要有桦木酸、桦木醇、羽扇豆醇、羽扇豆烯醇等[4]。

多酚

多酚是桦褐孔菌中的一类重要次生代谢产物，具有较强的抗氧化能力。有研究对桦褐孔菌多酚进行提取，发现其主要成分为原花青素、咖啡酸、对香豆酸、异鼠李素 –3–O– 葡萄糖苷、落新妇苷、橘皮素、没食子酸等 10 种化合物[5]。有研究分离纯化得到 4– 羟基 –3，5– 二甲氧基苯甲酸乙酯 2– 羟基 –1– 羟甲基酯、原儿茶酸、咖啡酸、3，4– 二羟基苯甲醛、2，5– 二羟基对苯二甲酸、丁香酸和 3，4– 二羟基苯扎丙酮共 7 种抗氧化成分[6]。

甾醇

从桦褐孔菌中分离得到的甾体类化合物主要有霉菌甾醇、二氢谷甾醇、β– 谷甾醇、麦角甾醇、过氧麦角甾醇、乙酰基麦角甾醇、7（8），22（23）– 二烯 –3– 酮 – 麦角甾烷、4，6，8（14），22（23）– 四烯 –3– 酮 – 麦角甾烷[7]，具有抗氧化、抗炎等作用。

桦褐孔菌的药理作用

抗肿瘤

药理实验表明，桦褐孔菌多糖和三萜类成分对癌细胞有极强的细胞毒作用。有研究将桦褐孔菌多糖灌胃于 S180 肉瘤小鼠，发现桦褐孔菌多糖对小鼠 S180 肉瘤生长有明显抑制作用，其高、低剂量组的肿瘤抑制率分别为 56.31% 和 44.34%，并且能降低血清一氧化氮合酶、一氧化氮的含量及唾液酸浓度[8]。将桦褐孔菌多糖作用于裸鼠淋巴瘤细胞 Jurkat 模型后发现，高、中剂量组肿瘤抑制率分别为 69.28% 和 57.62%，具有明显的剂量 – 效应关系；对巨噬细胞产生的细胞因子 TNF–α 和 L–1β 均有明显的促进作用，可使肿瘤组织中呈现明显的肿瘤坏死灶，其是通过促进肿瘤组织细胞中 Bax 蛋白表达、抑制 Bcl–2 表达而发挥抗肿瘤作用的[9]。有研究评价了桦褐孔菌中分离出的化合物对 4 种人肺腺癌细胞株（A549、H1264、H1299 和 Calu–6）的细胞毒作用，结果发现化合物

3β- 羟基羊毛甾 -8，24- 二烯 -21- 醛、栓菌酸和 chagabusone A 通过激活半胱天冬酶 -3 介导肿瘤细胞凋亡，其 IC50 值范围为 75.1~227.4μM，显示出较强的细胞毒活性[10]。有研究发现，桦褐孔菌醇能够抑制人乳腺癌 MCF-7 细胞的生长，并可诱导其产生凋亡，高剂量组的细胞凋亡率增加至 53.18%，明显高于对照组 3.21% 的凋亡率；经桦褐孔菌醇处理后，MCF-7 细胞半胱天冬酶 -3 的活性形式裂解半胱天冬酶 -3 表达量显著增加，凋亡蛋白标志物 PARP 裂解量升高，并呈时间依赖性[11]，说明桦褐孔菌通过影响半胱天冬酶 -3 导致 MCF-7 细胞发生凋亡。

降血糖

桦褐孔菌多糖能够调节胰岛素水平，改善糖原合成，发挥良好的降糖作用，同时还能保护糖尿病造成的对肾脏等器官的损伤。体外实验发现，桦褐孔菌多糖可以促进 HepG$_2$ 细胞葡萄糖的消耗并抑制 α- 葡萄糖苷酶的活性，并且在链脲佐菌素诱导的高血糖小鼠模型实验中进一步证实了桦褐孔菌多糖的降血糖作用[12]。另有研究发现，桦褐孔菌多糖可以明显提高链脲佐菌素诱导的糖尿病小鼠血清中胰岛素和丙酮酸激酶的水平，改善糖原合成，调节糖尿病小鼠的血糖异常；进一步研究发现，桦褐孔菌多糖主要通过抗氧化应激和降低炎症因子水平，从而缓解糖尿病小鼠的血糖异常和肾脏损伤，其能显著提高血清中超氧化物歧化酶、过氧化氢酶和谷胱甘肽过氧化物酶的活性，同时下调炎症相关因子 IL-2 受体、基质金属蛋白酶 9 的表达以及降低肾脏中 p-NF-κB 的表达水平[13]。通过链脲佐菌素联合高糖、高脂饮食建立小鼠糖尿病模型，发现桦褐孔菌多糖可发挥小鼠肾功能保护作用，给药 4 周后小鼠肾脏中抗氧化酶活性显著提高，Scr、BUN 和尿蛋白含量降低[14]。

抗氧化

桦褐孔菌的多糖和多酚成分具有抗氧化活性。桦褐孔菌提取物中，多酚提取物对超氧化物、1，1- 二苯基 -2- 吡啶酰肼和过氧自由基具有显著的清除作用；含三萜和甾体的提取物的抗氧化作用较强；多糖提取物对自由基的清除能力较弱。有研究用人角质形成细胞评价桦褐孔菌的乙醇提取物、水溶性多糖、多酚提取物和水相提取物 4 种提取物对 H$_2$O$_2$ 诱导的氧化应激的保护作用，结果显示在 5μg/ml 浓度时，仅多酚提取物具有较强的清除自由基能力，对 H_2O_2 诱导的氧化应激有保护作用[15]。桦褐孔菌多糖不仅对羟基自由基具有清除作用，而且能抑制自发性和 Fe^{2+}–Cys 诱导的过氧化脂质（LPO）生成，减轻 Fe^{2+}–VC 诱导的肝细胞线粒体肿胀[16]。

桦褐孔菌的产品和应用

桦褐孔菌在俄罗斯和乌克兰等地被作为民间药物用于防治癌症、糖尿病等。目前，我国市场上已有多种加工产品，主要以桦褐孔菌切片、小颗粒、精粉、代用茶等形态销售，多以热水冲泡方式饮用，也有将桦褐孔菌制成压片糖果或胶囊，还有将桦褐孔菌多糖提取后制成口服液，具有降血糖作用。在日本，有将桦褐孔菌与绿豆粉制成茶袋；在韩国，桦褐孔菌可被添加到糖果、面包和饼干中，开发成普通食品。

参考文献

[1] 李佳佳，鞠玉琳，李杨. 桦褐孔菌多糖的提取及含量测定方法的研究 [J]. 湖北农业科学，2009，48（12）：3133-3135.

[2] Wold CW, Kjeldsen C, Corthay A, et al. Structural characterization of bioactive heteropolysaccharides from the medicinal fungus *Inonotus obliquus*（Chaga）. Carbohydrate Polymers, 2018（185）: 27-40.

[3] Liu P, Xue J, Tong S, et al. Structure characterization and hypoglycaemic activities of two polysaccharides from *Inonotus obliquus*. Molecules, 2018, 23（8）: 1948.

[4] 崔杰，于新，王立勋，等. 桦褐孔菌化学成分和药理作用研究进展 [J]. 河北中医药学报，2017，32（3）：48-53.

[5] Wang Y, Ouyang F, Teng C, et al. Optimization for the extraction of polyphenols from *Inonotus obliquus* and its antioxidation activity[J]. Preparative Biochemistry and Biotechnology, 2021, 51（9）: 852-859.

[6] Nakajima Y, Sato Y, Konishi T. Antioxidant small phenolic ingredients in *Inonotus obliquus*（persoon）Pilat（Chaga）[J]. Chemical and Pharmaceutical Bulletin, 2007, 55（8）: 1222-1226.

[7] 刘超. 桦褐孔菌化学成分与生物活性的研究 [D]. 北京：北京协和医学院，中国医学科学院，清华大学医学部，北京协和医学院中国医学科学院，2017.

[8] 金光，杨恩月，金晴昊，等. 桦褐孔菌多糖的抗肿瘤作用实验研究 [J]. 延边大学医学学报，2004，27（4）：257-259.

[9] 陈义勇，黄友如，刘晶晶，等. 桦褐孔菌多糖 IOP3a 体内抗肿瘤活性及其机制 [J]. 食品与生物技术学报，2013，32（9）：983-988.

[10] Baek J, Roh HS, Baek KH, et al. Bioactivity-based analysis and chemical characterization of cytotoxic constituents from Chaga mushroom（*Inonotus obliquus*）that induce apoptosis in human lung adenocarcinoma cells[J]. Journal of Ethnopharmacology, 2018（224）: 63-75.

[11] 王李俊，杨琴，王飞，等. 桦褐孔菌醇诱导人乳腺癌 MCF-7 细胞凋亡的分子机制研究 [J]. 中草药，2016，47（6）：970-973.

[12] Liu P, Xue J, Tong S, et al. Structure characterization and hypoglycaemic activities of two polysaccharides from *Inonotus obliquus*[J]. Molecules, 2018, 23（8）: 1948.

[13] Wang J, Hu W, Li L, et al. Antidiabetic activities of polysaccharides separated from *Inonotus obliquus* via the modulation of oxidative stress in mice with streptozotocin-induced diabetes[J]. PLoS One, 2017, 12（6）: e0180476.

[14] 刘畅，崔敬爱，王思霁，等. 桦褐孔菌多糖对糖尿病肾病小鼠肾脏的保护作用 [J]. 食品工业科技，2021，42（2）：321-325.

[15] Cui Y, Kim DS, Park KC. Antioxidant effect of *Inonotus obliquus*[J]. J Ethnopharmacology, 2005, 96（1-2）: 79-85.

[16] 回晶，宋雅娜，孙秀娟，等. 桦褐孔菌多糖的体外抗氧化作用研究 [J]. 食用菌学报，2006，13（2）:29-31.

食用菌
营养健康功能的现代研究

金耳

Tremella aurantialba

金耳中含有多糖、蛋白质、氨基酸、类胡萝卜素、维生素等多种活性成分，具有调节免疫、抗肿瘤、抗氧化、降血糖、保护肝脏、抗炎等药理作用。目前，金耳已成为我国药品领域开发的重要原料。

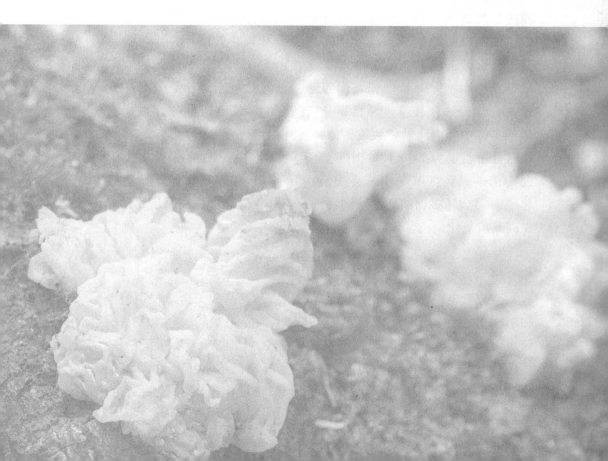

金耳，又名黄金木耳、黄耳、脑耳、胶耳等，是一种珍稀的食药用菌，在我国主要集中分布于西南地区的云南、西藏、四川、贵州等地。野生金耳主要生长在向阳透风的阔叶林或针阔混交林中，一般多见于黄栎、高山栎、青冈等的倒木或枯枝上。金耳子实体整体韧胶质，形状呈不规则脑状至纯分叶状，基部狭窄，长度近 10cm，厚达 4~8cm，新鲜时颜色为黄色至橙红色，干时为肉桂色或金黄色，金耳就是依据其子实体的颜色而得名的。《本草纲目》记载，"其金黄色者可致僻饮积聚，腹痛金疮"。《中国药用真菌》记载，金耳子实体性温带寒，具有化痰止咳、清心补脑、滋阴补肺、益气补血的功效[1]。

金耳的活性成分

多糖

金耳子实体、菌丝体和发酵液中都含有丰富的多糖，不同来源的金耳多糖具有不同的结构。有研究者比较了金耳子实体和发酵菌丝体多糖的单糖组成差异，发现子实体多糖由甘露糖、葡萄糖、鼠李糖、木糖、葡萄糖醛酸组成，菌丝体多糖由葡萄糖、甘露糖、半乳糖、岩藻糖、鼠李糖组成[2]。从金耳发酵液中分离得到的胞外多糖，由半乳糖、鼠李糖、木糖、阿拉伯糖、葡萄糖、岩藻糖组成，分子中存在 $1 \rightarrow 3$、$1 \rightarrow 4$、$1 \rightarrow 6$ 糖苷键，并且 α- 糖苷键和 β- 糖苷键同时存在[3]。从金耳子实体中分离出一种酸性多糖并对其结构进行分析，发现该多糖平均相对分子质量为 7.6×10^5，由甘露糖、木糖、葡萄糖醛酸和少量半乳糖、葡萄糖、半乳糖醛酸组成，主链由 α-（$1 \rightarrow 3$）吡喃甘露糖连接在一起[4]。对金耳多糖的化学修饰特别是硫酸化修饰可提高其生物活性，如提高其抗氧化与抗肿瘤的活性[5]。

蛋白质和氨基酸

研究发现，金耳子实体中含有蛋白质和氨基酸（含量分别约为 12% 和 10%），其中含 8 种人体必需氨基酸（如异亮氨酸、亮氨酸、赖氨酸等）、10 种人体非必需氨基酸（如丙氨酸、精氨酸、天冬氨酸等）；金耳菌丝体中也存在 18 种氨基酸[6]。金耳现已实现工厂化栽培，工厂化栽培的金耳子实体的蛋白质含量为 9.2%（干重），并检测到 16 种氨基酸（色氨酸未检测，半胱氨酸未检出），其中甜味氨基酸的含量高达 4.4785g/100g（干重），占总氨基酸的比率为 41.5%，鲜味氨基酸的含量达 4.9746g/100g（干重），占总氨基酸的比率为 46.09%；必需氨基酸占总氨基酸的比率为 48.94%，必需氨基酸与非必需氨基酸的比值为 95.85%，均高于 FAO/WHO 的标准；但氨基酸组成不平衡，蛋氨酸和苯丙氨酸异常丰富，而赖氨酸和异亮氨酸含量相对缺乏[7]。

其他成分

目前，国内外关于金耳小分子化合物方面的报道鲜见，仅 Ding 等人报道了从金耳子实体中分离得到一种新单体化合物，命名为 Tremellin（1），并进行了结构鉴定，该小分子化合物具有简单、高度对称的结构[8]。高膳食纤维、高维生素 B_1 是金耳的营养特点和食用价值所在。金耳中主要矿质元素的相对丰度顺序为钾＞铜＞磷＞硒＞铁＞镁＞锌＞锰＞钙＞钠，是补充人体钾、硒、镁、锌，特别是补钾和补硒的好食材。金耳与多数食用菌一样，"高钾低钠"，钾含量高达 2774.6mg/100g，锌含量为 2.5mg/100g，硒含量为 19.5μg/100g。金耳的色泽源于类胡萝卜素，类胡萝卜素对人体有多方面作用，金耳中的类胡萝卜素含量超过 2mg/100g[9]。

金耳的药理作用

调节免疫

金耳子实体、菌丝体和发酵液都具有调节免疫的作用，可促进免疫器官（胸腺、脾）的发育，促进淋巴细胞转化为淋巴母细胞，增加分泌细胞因子的能力，提升巨噬细胞的吞噬能力等[10]。

金耳子实体的水提酸性多糖（TAPA1）能促进小鼠脾淋巴细胞增殖，显著提高小鼠的非特异免疫能力[11]。据研究，金耳发酵液多糖能激活小鼠腹腔巨噬细胞吞噬鸡红细胞的能力，提高机体的非特异性免疫功能；增强机体在抗原刺激下产生特异性免疫的能力；在 10~50mg/kg 的剂量下，其能促进环磷酰胺所致的免疫抑制小鼠的抗体形成能力。研究还表明，金耳发酵液多糖能显著抑制迟发型过敏反应，对Ⅲ型变态反应有抑制作用[12]。

抗肿瘤

金耳中含有多种活性成分，其中金耳多糖具有显著的抗肿瘤作用。研究发现，金耳多糖能有效抑制 BALB/c 小鼠恶性肉瘤细胞 S180 的生长，抑制率达 73.3%，并推测其可能的作用机制是激活脾脏细胞和腹腔渗出细胞产生的 TNF-α、IL-1β 及一氧化碳合成酶，直接或间接杀死癌细胞[13]。通过对金耳多糖进行磷酸化修饰，随着取代度的升高，其抗肿瘤活性也增强[5]，因此，可以通过化学修饰的手段提高金耳多糖的生物活性。除多糖外，金耳菌丝体的醇提物对人乳腺癌、人肠腺癌和小鼠白血病细胞株也具有抑制活性，其中对小鼠白血病细胞的抑制率最高[14]；氯仿提取物对 L1210 和 SW620 肿瘤细胞的抑制效果最好[15]。

抗氧化

研究表明，金耳中富含的多糖、多酚、类胡萝卜素都具有明显的抗氧化活性，是优质的抗氧化天然成分。金耳胞外多糖体外可抑制大鼠红细胞的溶血反应，显著抑制大鼠肝组织自发性 MDA 的增加，并且对 Fe^{2+}-Vc 诱导大鼠肝细胞的线粒体膨胀有抑制作用，作为机体外源性抗氧化成分能够阻止自由基对机体和细胞组织的损伤，表明金耳胞外多糖具有较高的自由基清除能力[16]。另外，金耳多酚具有较强的自由基清除能力和对 Fe^{3+} 的还原能力，特别是对 DPPH 和 O^{2-} 的清除能力较强[17]。金耳子实体石油醚层及乙酸乙酯层提取物均具有抗氧化活性，其中乙酸乙酯层提取物的抗氧化活性更强[18]。

降血糖

金耳发挥降血糖作用的主要成分为多糖，从其子实体、菌丝体与发酵液中提取得到的多糖，都表现出一定的体内降血糖活性。金耳菌丝体多糖不仅可以降低正常 SD 大鼠的血糖水平，还可以降低四氧嘧啶诱导的高血糖 SD 大鼠的血糖水平，推测其降糖机制可能与糖代谢调控的激素有关[19]。研究发现，金耳发酵液和其菌丝体多糖都能降低糖尿病大鼠血液中的血糖水平，并且金耳发酵液的效果比菌丝体多糖更明显[20]。通过探究金耳多糖对四氧嘧啶诱导的糖尿病小鼠的降血糖作用，发现其菌丝体多糖使小鼠体重得到明显改善，推测其机制可能是通过抑制糖异

生作用中葡萄糖 –6– 磷酸酶的活性，从而抑制糖原生成，进而降低血糖[21]。除菌丝体与发酵液外，金耳子实体多糖也可以有效降低四氧嘧啶诱导的高血糖 SD 大鼠的血糖水平[22]。有学者从金耳子实体中分离得到一种酸性多糖，发现其能显著提高肝脏的葡萄糖激酶、己糖激酶和葡萄糖 –6– 磷酸脱氢酶的活性，降低正常和糖尿病大鼠的血浆胆固醇。该多糖及其酸水解产物还可使糖尿病大鼠血液中的胰岛素、总胆固醇、三酰甘油水平极显著降低，使排出的粪便中胆汁酸显著增加，并显著降低质膜上的过氧化脂水平[23~25]。

保护肝脏

有研究表明，金耳糖肽胶囊具有防治肝损伤的作用，在保护肝细胞和降低转氨酶等方面效果显著；药理学研究表明，金耳糖肽胶囊具有保护肝细胞、降低转氨酶的作用，还能调节动物细胞的生物活性，提高机体的代谢水平，增强免疫力。在临床上，金耳糖肽胶囊对慢性 HBV 患者的症状具有较明显的改善作用，其在实际应用的 100 位患者中，有 38 位患者的症状改善效果较显著，有 50 位患者的症状有减轻，总作用效率超过了 80%[26]。有学者通过给肝脂质过剩的大鼠饲喂金耳子实体或菌丝体 8 周，使大鼠肝总脂及肝胆固醇分别下降 55% 和 50%，说明金耳能降低肝总脂和肝胆固醇，具有很好的降脂、保肝作用[27]。

抗炎

据研究，金耳对二甲苯所致的小鼠蛋清性足肿胀抑制率为 95.97%，说明金耳具有较强的抗炎作用[28]。

金耳的产品和应用

金耳的化学成分复杂，目前已经被证实的活性物质有多糖、蛋白质、氨基酸、类胡萝卜素、维生素等。科学研究表明，其具有调节免疫、抗肿瘤、抗氧化、保肝、降血糖等药理作用，是我国药品领域开发的重要原料。现金耳糖肽胶囊已用于临床试验，主要用于保护肝脏的治疗。金耳作为一种优质的珍贵食材，营养成分和活性物质丰富，可以作为多种营养成分的强化食物，并且已实现工厂化栽培，食用和保健价值极大。目前金耳的初加工产品，主要有干品和速冻品，市场上的金耳干品主要有风干和冻干两种；金耳的精深加工产品主要包含多种金耳多糖类功能性产品。

参考文献

[1] 杜秀菊. 金耳子实体多糖的分离纯化、结构鉴定、分子修饰和生物活性的研究 [D]. 南京：南京农业大学，2009.

[2] 刘春卉，谢红. 金耳子实体和发酵菌丝体多糖的分离纯化与结构的比较研究 [J]. 菌物系统，1998（3）：246-250.

[3] 邓云霄，瞿伟菁，曹群华，等. 金耳胞外多糖的结构分析 [J]. 中草药，2005，36（4）：497-498.

[4] Du XJ, Zhang Y, Mu HM, et al. Structural elucidation and antioxidant activity of a novel polysaccharide（TAPB1）from *Tremella aurantialba*[J]. Food Hydrocolloids, 2015（43）：459-464.

[5] 张忠，刘艳芳，周帅，等. 金耳子实体多糖硫酸化修饰研究 [J]. 食用菌学报，2018，25（1）：67-73.

[6] 杜秀菊. 金耳子实体多糖的分离纯化、结构鉴定、分子修饰和生物活性的研究 [D]. 南京：南京农业大学，2009.

[7] 曹瑶，李荣春，杨林雷，等. 工厂化栽培金耳的氨基酸组成及蛋白质营养评价 [J]. 食药用菌，2021，29（2）：152-156.

[8] Ding ZH, Li JP, Liu JK, et al. Tremellin, a novel symmetrical compound, from the basidiomycete *Tremella aurantialba*[J]. Helvetica Chimica Acta, 2002, 85（3）：882-884.

[9] 曹瑶，李荣春，杨林雷，等. 工厂化栽培金耳的营养成分测定及品质评价 [J]. 食药用菌，2021，29（4）：318-322.

[10] 杨林雷，李荣春，曹瑶，等. 金耳及金耳多糖的药用保健功效及其机制研究进展 [J]. 食药用菌，2021，29（3）：176-182.

[11] Du XJ, Zhang JS, Yang Y, et al. Purification, chemical modification and immunostimulating activity of polysaccharide from *Tremella aurantialba* fruit bodies[J]. Journal of Zhejiang University B, 2010, 11（6）：437-442.

[12] 王金华，薛宝云，戴宝强，等. 金耳发酵液多糖免疫调节作用的实验研究 [J]. 中国中医药科技，1997（5）：282-283.

[13] Choi PY. Antitumor activities of *Tremella aurantialba* polysaccharides[D]. Chinese University of HongKong, 2002.

[14] 杜秀菊，潘迎捷，张劲松，等. 金耳菌丝体醇提物体外抗肿瘤抗病毒活性研究 [J]. 食用菌学报，2009，16（4）：39-42.

[15] 杜秀菊，张劲松，贾薇. 金耳子实体体外抗肿瘤和免疫活性部位的筛选研究 [J]. 天然产物研究与开发，2011（23）：351-355.

[16] 邓云霞. 金耳胞外多糖的结构分析及其生物学活性的探讨 [D]. 上海：华东师范大学，2004.

[17] 陈龙，李文峰，令博，等. 金耳、银耳、木耳多酚提取及其抗氧化活性 [J]. 食品科学，2011，32（20）：52-56.

[18] 李元伟，陈屏，王琦. 金耳 GC-MS 分析及体外抗氧化活性比较 [J]. 食品工业，2016，37（11）：146-150.

[19] 朱欣华，瞿伟菁，王翟非. 金耳菌丝体多糖对 SD 大鼠降血糖作用机制研究 [A]. 动物学专辑—上海市动物学会，1999 年年会论文集 [C]. 1999.

[20] Zhang ZC, Lian B, Huang DM, et al. Compare activities on regulating lipid-metabolism and reducing oxidative stress of diabetic rats of *Tremella aurantialba* broth's extract（TBE）with its mycelia polysaccharides（TMP）[J]. Malaria Journal, 2009, 74（1）：15-21.

[21] 魏涛，张静，高兆兰. 金耳菌体多糖对高血糖小鼠血糖作用的研究 [J]. 安徽农业科学，2012（12）：7034-7035.

[22] 张雯，瞿伟菁. 复方金耳多糖对高血糖 SD 大鼠降糖效应的研究 [A]. 动物学专辑—上海市动物学会 1999 年年会论文集 [C]. 1999.

[23] Kiho T, Kobayashi T, Morimoto H. Structural festures of an anti-diabetec polysaccharide（TAP）from *Tremella aurantia*[J]. Chemical & Pharmaceutical Bulletin, 2000, 48（11）：1793-1795.

[24] Kiho T, Morimoto H, Kobayashi T, et al. Effect of a polysaccharide from the bodies of *Tremellla aurantia* on glucose metabolism in mouse liver[J]. Bioscience Biotechnology & Biochemistry, 2000（64）：417-419.

[25] Kiho T, Kochi M, Usui S, et al. Antidiabetic effect of an acidic polysaccharide（TAP）from *Tremella aurantia* and its degradation product（TAP-H）[J]. Biological & Pharmaceutical Bulletin, 2001, 24（12）：1400-1403.

[26] 孟丽君，刘芰华，潘佩平. 金耳糖肽胶囊的 II 期临床观察 [J]. 中国食用菌，2002，21（4）：40-41.

[27] 谢红，刘春卉，苏槟楠，等. 金耳 8254 的营养价值和药理研究 [J]. 中国食用菌，2000，19（6）：39-41.

[28] 熊耀康，俞冰. 金耳抗炎作用实验研究 [J]. 浙江中医学院学报，1999，23（3）：50-51.

食用菌
营养健康功能的现代研究

鸡枞菌

Termitomyces albuminosus（Berk.）Heim

鸡枞菌含有多糖、多酚、脑苷、皂苷、纤维素酶等多种活性物质，具有镇痛、抗炎、抗癌、降血脂、降血糖、醒脑及抗氧化等功能。

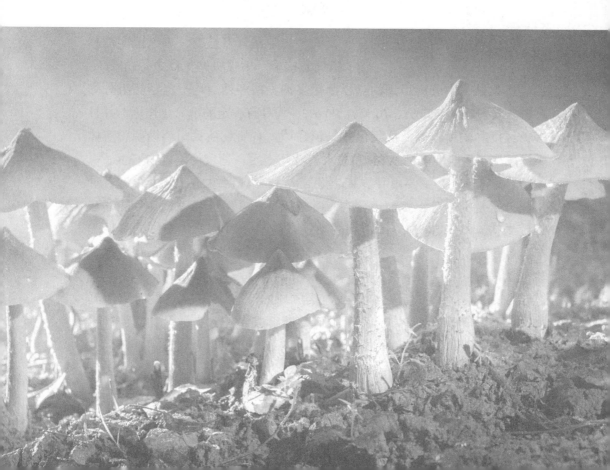

鸡枞菌，又名伞把菇、鸡肉菌、鸡丝菇、蚁枞、白蚁菇、鸡脚麟菇等，是珍贵的野生食用菌。其菌肉细嫩、质韧、呈鸡肉丝状，菌体鲜甜可口、清香四溢。由于鸡枞菌的生长环境比较特殊，与白蚁形成紧密的共生关系，只能生长在白蚁巢上或白蚁巢逐出物上，所以至今不能实现人工栽培。鸡枞菌仅在我国西南、东南省份和台湾省的一些地区产出，以云南产量最大。常见的鸡枞菌有亮盖鸡枞菌、灰鸡枞菌、粗壮鸡枞菌等。鸡枞菌富含人体所需的多种氨基酸及微量元素，具有非常丰富的营养价值，并且味道鲜美可口，是十分珍贵的野生食用菌。《本草纲目》记载，鸡枞菌气味甘平，主益胃、清神、治痔，是一种宝贵的药材。《全国中草药汇编》曰：“鸡枞，以子实体入药，是集食用、药用为一体的著名野生食用菌。”其在民间常用于治疗消化系统紊乱、脾虚纳呆、痔疾等病症。

鸡枞菌的活性成分

多糖

关于鸡枞菌活性成分的研究，大多集中在其多糖上，鸡枞菌多糖具有保护肝脏、抗肿瘤、降血脂、镇痛、抗炎、增强机体免疫力等功效。

从鸡枞菌中分离得到的鸡枞菌粗多糖、精多糖、均一多糖等组分的多糖含量分别为 32.0%、76.1%、96.6%，均具有一定的抗氧化作用，并且多糖纯度和浓度越高，抗氧化效果越好[1]。有研究从贵州鸡枞菌子实体中提取出了水溶性多糖 WSP 和非水溶性几丁质 – 葡聚糖复合物 CGC[2]。水溶性多糖 WSP 主要由甘露糖、葡萄糖和半乳糖组成，至少含有 3 种不同分子量的组分，多糖组分含有吡喃糖环和 β 型糖苷键，并可能存在螺旋结构。从 WSP 中分离得到的中性多糖组分 NWSP 主要由岩藻糖和半乳糖组成，二者的摩尔比为 1：3.09，分子量为 9.6×10^3 g/mol，重复单元为 → 2–α–L–Fucp–1 →（6–α–D–Galp–1）$_3$ →，NWSP 分子不是单链结构，而是呈多链盘曲缠绕或连接成环的形态。从 CGC 中分离得到的非水溶性葡聚糖 ISP–3，主要由葡萄糖组成，并含有微量甘露糖、半乳糖以及少量未被完全分离的几丁质。该分子可能含有 β 型糖苷键，并且主链可能由糖基 1，6–Glcp 构成，兼有 1，4–Glcp 和 1，4，6–Galp，并在半乳糖基处连有 1，3–Manp 支链的复杂多糖分子。从鸡枞菌子实体

食用菌
营养健康功能的现代研究

中还纯化得到均一多糖 TAP I 和 TAP II-2，其中 TAP I 含岩藻糖、甘露糖、葡萄糖和半乳糖，推测其主链键型为 α-1，3- 和 α-1，2-[3]。从灰鸡枞菌中纯化得到另外两种水溶性多糖 PS-I 和 PS-II，其中 PS-I 中只含有 D- 葡萄糖，糖基团为 1，3-Glcp 和 1，6-Glcp，PS-II 中含有 D- 葡萄糖，其键合的方式为 1，6-D-Glcp[4]。

风味成分

鸡枞菌的浓郁香气、鲜美味道，主要来源于风味物质，包括挥发性风味化合物和非挥发性风味化合物。从鸡枞菌中分离并鉴定出 73 种挥发性化合物，主要包括 2- 甲基 -1- 丁醇、亚油酸甲酯、辛酸乙酯、衣兰烯、丙酸、十四酸、十五酸、棕榈酸、硬脂酸、油酸、亚油酸等。亚油酸的含量占挥发油成分总量的 22.39%，有机酸类占 82.86%，其中 5 种吡嗪类化合物可能是野生鸡枞菌干品具有酱香气味的主要贡献成分[5]。以云南常见的 6 种鸡枞菌（乌黑鸡枞菌、灰鸡枞菌、柱状鸡枞菌、乳头盖鸡枞菌、海姆鸡枞菌、端圆鸡枞菌）为材料，对其子实体和菌丝体的挥发性风味物质及非挥发性风味物质（氨基酸）进行分析[6]，鉴定出 40 种挥发性风味化合物。干制鸡枞菌子实体的特征风味物质是乙酸、1- 辛烯 -3- 酮、丁二醇、2，3- 丁二醇、乙酸酐以及乙酸乙酯，干制菌丝体的特征风味物质是乙酸、1- 辛烯 -3- 酮、乙酸酐、乙基乙二醇酯、2，4- 癸二烯醛和丙酮醇，新鲜鸡枞菌子实体的特征风味物质是 1- 辛烯 -3-醇、二甲酸二丁酯、亚油酸、油酸酰胺、2，6- 二甲基萘、棕榈酸、α-甲基萘、反油酸。对非挥发性风味物质（氨基酸）的分析表明，干制的子实体和菌丝体均富含甜味氨基酸和鲜味氨基酸，如谷氨酸、缬氨酸、赖氨酸、苏氨酸、丝氨酸、胱氨酸等，其中谷氨酸含量占总氨基酸的比值约为 25%。对条纹鸡枞菌子实体样品挥发性成分进行测试，发现含量较高的化合物有 3- 辛酮、1- 己醇、苯甲醛、3- 辛醇，香气组成成分包括 3- 辛酮、1- 辛烯 -3- 醇、壬醛、癸醛、2- 甲基丙醛、2- 戊基呋喃、（E）-2- 辛烯醛、2- 甲基丁醛、3- 辛醇、己醛、2- 十一烷酮、壬醇，其中 3- 辛酮含量显著高于其他成分[7]。

脑苷脂

从鸡枞菌中提取了 8 种脑苷脂 termitomycesphins A-H[8~10]，这些脑苷脂对小鼠 PC12 细胞都具有不同的抑制作用，推测在碱基长链中的羟基化能够增强抑制作用，在不同位次碳的羟基化可能是影响神经抑制活性强弱的原因。

倍半萜

从鸡枞菌发酵液中分离得到 7 种倍半萜化合物，其中 4 种为新倍半萜，即（1S，4aS，7S，8aS）–[（S）–1–羟基丙烷 –2– 基]–1，4A–二甲基 – 十氢萘 –1，7– 二醇、（1S，4aS，8aS）–7–（1，3– 二羟基丙 –2–亚 基 烯 ）–1，4A– 二 甲 基 – 十氢萘 –1– 醇、（1S，4aS，7R，8aS）–[（S）–1– 羟基丙烷 –2– 基]–1，4A– 二甲基 – 十氢萘 –1，7– 二醇、（1S，4aS，E）–7–（1– 羟基丙 –2– 亚甲基）–1，4A– 二甲基 – 十氢萘 –1– 醇，对人肝癌细胞 HepG$_2$ 的生长具有一定的抑制作用[11]。

蛋白质

鸡枞菌营养价值较高，为高蛋白、低脂肪、低纤维素的食用菌。其蛋白质含量达 32.82%，含有 17 种氨基酸，总量达 28.51%，其中必需氨基酸占氨基酸总量的 40.82%，与非必需氨基酸的比值为 0.63，接近 FAO/WHO 推荐的理想蛋白质模式，有利于人体吸收，可作为高质量蛋白质的来源，并且鸡枞菌含有较多鲜味氨基酸，因此食用时滋味鲜美可口[12]。

其他成分

鸡枞菌中含 17 种矿质元素[13]，其中含量较高、大于 1000mg/kg 的矿质元素有 P、S、K、Si、Al、Mg、Fe，含量在 200~500mg/kg 的元素有 Ca 和 Na，含量在 10~50mg/kg 的元素有 Mn、Ti、Zn、Ba，含量甚微、小于 10mg/kg 的元素有 B、Cd、Sr、Cu。鸡枞菌液体发酵菌丝体中含有香豆素（0.25%）、皂甙（0.1%）、麦角甾醇等生物活性小分子物质[14]。

鸡枞菌的药理作用

调节免疫

关于鸡枞菌调节免疫的研究，多集中在鸡枞菌多糖。研究表明，灌服鸡枞菌多糖可以增加环磷酰胺造成的免疫抑制小鼠血清中免疫调节因子 IL-2、IFN-γ 的含量，提高小鼠的免疫功能[15]。鸡枞菌多糖能使机体的免疫反应处于相对稳定的状态，可避免因过度剧烈的免疫反应而导致免疫损伤[16]。鸡枞菌多糖能显著提高免疫抑制小鼠的溶血素、免疫器官指数及巨噬细胞的吞噬功能，增强脾淋巴细胞的增殖能力，明显拮抗环磷酰胺对小鼠免疫功能的抑制作用，提高小鼠体液及细胞免疫功能，促进紊乱的免疫功能恢复平衡[17]。另外，鸡枞菌多糖还可以直接促进 T 细胞中细胞因子 IL-4、IL-2 和 IFN-γ 的 mRNA 表达，显著促进 T 淋巴细胞分化和细胞因子 IL-4、IL-2 和 IFN-γ 的产生，显著增强 T 细胞的免疫功能。一定剂量的鸡枞菌多糖可提高雏鸡新城疫疫苗免疫后的抗体水平，增强雏鸡的体液免疫功能，并促进其免疫器官发育。

抗氧化

鸡枞菌含有皂苷、脑苷、多酚、多糖等多种抗氧化活性物质。从贵州鸡枞菌子实体中提取的水溶性多糖 WSP 具有良好的 DPPH 自由基和羟基自由基清除能力以及亚铁离子螯合能力[2]。应用蛋白酶对鸡枞菌进行酶解，鸡枞菌酶解液浓度为 1.2mg/ml 时，对 DPPH、ABTS、O_2^- 自由基的清除率分别达到最大值（66.76%、94.41%、54.77%），说明鸡枞菌酶解液具有较强的抗氧化能力[18]。鸡枞菌胞外多糖具有较好的抗氧化活性[19]，在质量浓度为 1.2mg/ml 时，对 DPPH、ABTS、OH 自由基的清除率分别达 77.18%、95.74% 和 80.04%。云南野生鸡枞菌具有较强的清除活性氧自由基能力，可显著降低高胆固醇血症大鼠血清及肝组织中脂质过氧化产物 MDA 的含量，显著提高血清中 SOD 的活性，表现出明显的抗氧化作用[20]。有研究者测定了鸡枞菌 8 种不同极性溶剂提取物中总黄酮、总酚、麦角甾醇及腺苷的含量，通过清除 DPPH、ABTS、羟自由基以及总抗氧化、总还原能力来比较不同极性溶剂提取物的抗氧化活性，发现溶剂极性越大，抗氧化活性越强，综合抗氧化能力与总酚含量呈正相关[21]。鸡枞菌皂苷和多糖都有一定的抗氧化活性，能够清除 DPPH、O^{2-} 自由基，并能抑制亚油酸的过氧化[22]。

保肝

鸡枞菌多糖可以增强机体的抗氧化能力，有效拮抗酒精导致的肝细胞抗氧化酶活性降低及 GSH 耗竭，抑制自由基介导的脂质过氧化反应，增强脂肪酸在细胞内代谢，保护细胞膜，促进细胞的再生和修复，有效降低肝组织的损伤程度，对酒精所致急性肝损伤小鼠有明显的保护作用。鸡枞菌多糖能够显著降低肾脏、脾脏和胸腺中丙二醛的含量，增强肾、脾脏和胸腺中超氧化物歧化酶、过氧化氢酶以及谷胱甘肽过氧化物酶的活性，提高谷胱甘肽的含量表达，其通过增强小鼠机体自由基的清除防御体系来达到对酒精性肝损伤小鼠的保护作用[23]。另外，鸡枞菌多糖还可显著降低小鼠血清 AST、ALT、TG 水平，上调乙醇脱氢酶 2 和乙醛脱氢酶 2 的 mRNA 表达，提高小鼠血清和肝脏超氧化物歧化酶、谷胱甘肽过氧化物酶等抗氧化酶系活性和抗氧化非酶体系中谷胱甘肽的含量，提高机体对酒精代谢产生的活性氧自由基的清除能力，抑制脂质过氧化产物 MDA 的生成，有效降低肝细胞肿胀、细胞坏死等病变[1]。

抗肿瘤

研究表明，鸡枞菌多糖具有一定的抗肿瘤作用。鸡枞菌子实体粗多糖 TAP 和均一多糖 TAP Ⅰ、TAP Ⅱ-2 在体外对人体肝癌 HepG$_2$ 细胞均有抑制作用，并且呈剂量依赖性，其中均一多糖 TAP Ⅱ-1 的抑制作用最强，抑制率达 64.01%[3]。

降血脂

通过高脂血症小鼠模型腹腔注射鸡枞菌多糖，发现其高、低剂量组血清 TC、TG 的含量显著低于高脂模型组，腹腔注射鸡枞菌多糖具有显著的降血脂作用[24]。对大鼠灌胃野生鸡枞菌匀浆液，发现鸡枞菌高、低剂量组血清 TC、TG、LDL-C 的含量明显低于高脂模型组，表明鸡枞菌具有降血脂作用[25]。

镇痛消炎

鸡枞菌粉提取物可以降低小鼠醋酸引起的扭体次数，减少甲醛致痛实验中小鼠的舔足时间，抑制二甲苯致小鼠耳肿胀及角叉菜胶引起的小鼠足肿胀，对炎症介质有较好的抑制作用，表明其有明显的镇痛、抗炎作用[26]。将从鸡枞菌发酵液中提取的皂苷和多糖用于小鼠后发现，该提取物能够减轻乙酸诱导的疼痛反应和福尔马林诱导实验中的舔舐时间，并能够有效抑制卡拉胶诱导的组织水肿，表明鸡枞菌多糖具有镇痛、消炎作用[27]。

其他作用

从贵州鸡枞菌子实体中提取的水溶性多糖 WSP 和从水提残渣中提取的非水溶性几丁质 - 葡聚糖复合物 CGC，对胃液和 α- 淀粉酶的分解作用均具有一定抗性，其中 CGC 的抗性更强；二者对双歧杆菌、植物乳杆菌的增殖具有一定的促进作用，对粪肠球菌增殖具有显著的促进作用，并能促进 3 种菌代谢产酸，均具有明显的益生元活性[2]。鸡枞菌水提物可以通过多种途径发挥抗氧化应激、调节血糖、血脂水平以及抗炎的作用，进而达到辅助治疗 2 型糖尿病及糖尿病肾病的作用[28]。鸡枞菌蛋白对大鼠的肌肉增长有积极的作用，并且可以延长大鼠的力竭运动时间，减少血尿素氮与血乳酸的生成，缓解大鼠的疲劳状态，从而提高大鼠的运动能力[29]。

鸡枞菌的产品和应用

鸡枞菌味道鲜美可口，但尚不能人工栽培，主要依靠采集野生资源获得，因其不易保存，故以鲜食为主。目前，市场上以鸡枞菌开发的产品种类极少，多以初加工为主，主要有干制品、腌制品、油炸品、膨化产品、鸡枞菌酱、鸡枞菌复合调味料、风味罐头制品等。

参考文献

[1] 赵云霞. 鸡枞菌多糖对小鼠急性酒精肝损伤保护作用的研究 [D]. 南京：南京师范大学，2014.

[2] 洪雅雯. 贵州鸡枞菌水溶性多糖及非水溶性多糖的结构和性质研究 [D]. 杭州：浙江大学，2020.

[3] 张灵芝. 鸡枞菌子实体多糖分离纯化与结构分析及抗肿瘤活性研究 [D]. 广州：华南理工大学，2012.

[4]Mondal S, Chakraborty I, Pramanik M, et al. Structural studies of water-soluble polysaccharides of an edible mushroom, Termitomyces eurhizus. A reinvestigation [J]. Carbohyd Res, 2004, 339 (13): 1135-1140.

[5] 李巍巍. 鸡枞菌食用品质的化学组成基础的研究 [D]. 上海：上海交通大学，2009.

[6] 赵昱. 云南 6 种鸡枞菌子实体与菌丝体呈味物质及液体培养的研究 [D]. 昆明：云南大学，2015.

[7] 汪露，姚晓东，张玉金. 顶空固相微萃取 - 气质联用分析条纹鸡枞菌子实体香气成分 [J]. 遵义医科大学学报，2022，45 (2): 165-169.

[8]Qi JH, Ojika M, Sakagami Y. Neuritogenic cerebrosides from an edible Chinese mushroom. Part2: Structures of two additional termitomycesphins and activity enhancement of an inactive cerebroside by hydroxylation [J]. Bioorganic & Medicinal Chemistry, 2001, 9 (8), 2171 - 2177.

[9]Qi JH, Ojika M, Sakagami Y. Termitomycesphins A-D, novel neuritogenic cerebrosides from the edible Chinese mushroom Termitomyces albuminosus [J]. Tetrahedron, 2000 (56): 5835-5841.

[10]Qu Y, Sun K, Gao LJ, et al. Termitomycesphins G and H, additional cerebrosides from the edible

Chinese mushroom Termitomyces albuminosus [J]. Bioscience, Biotechnology & Biochemistry, 2012, 76（4）: 791-793.

[11] 吴雅滨. 鸡枞菌液体发酵产物的分离与结构鉴定 [D]. 福州: 福建师范大学, 2016.

[12] 张灵芝, 陈建. 鸡枞菌子实体成分的分析与测定 [J]. 食品工业科技, 2012, 7（33）: 358-361.

[13] 魏永生, 侯雅慧, 李佳鑫, 等. ICP-OES 法定性定量分析野生鸡枞菌中的矿质元素组成 [J]. 食品工业, 2019, 40（2）: 294-297.

[14] 赵呈裕, 杨抚华, 王化远, 等. 鸡枞菌的液体发酵研究和化学成分分析 [J]. 华西医科大学学报, 1997, 4（28）: 407-411.

[15] 梁月琴, 罗放. 鸡枞菌对小鼠免疫功能的调节作用 [J]. 云南医药, 2015, 36（6）: 584-586.

[16] 冯宁, 吴海婴, 左方财, 等. 鸡枞多糖对急性感染小鼠的 WBC、C_3、CRP 和 IgM 变化研究 [J]. 国际检验医学杂志, 2012, 33（8）: 902-903.

[17] 王思芦. 鸡枞菌多糖的免疫调节作用及其注射液的研制 [D]. 雅安: 四川农业大学, 2012.

[18] 刘静, 李湘利, 苗仙仙, 等. 薛丽萍蛋白酶水解鸡枞菌制备酶解液工艺优化及抗氧化活性 [J]. 中国调味品, 2020, 45（3）: 77-82.

[19] 赵紫君, 杜全能, 杨正, 等. 鸡枞菌产水溶性胞外多糖发酵条件及抗氧化活性的初步研究 [J]. 中国酿造, 2021, 40（6）: 102-108.

[20] 王一心, 狄勇, 杨桂芝. 鸡枞菌在大鼠高胆固醇血症中的抗氧化作用 [J]. 中国防痨杂志, 2005, 6（1）: 10-12.

[21] 栗铭鸿, 李官浩, 朴守焕, 等. 鸡枞菌不同溶剂提取物成分分析及抗氧化作用研究 [J]. 食品与机械, 2018, 34（1）: 144-148.

[22] 周继平, 许泓瑜. 鸡枞菌粉不同组分的体外抗氧化活性研究 [J]. 中国野生植物资源, 2008（5）: 46-49.

[23] 邢佳, 陶明煊, 郭宇星, 等. 鸡枞菌精多糖对酒精性损伤小鼠肾及免疫器官的抗氧化作用 [J]. 食品科学, 2014, 35（9）: 246-249.

[24] 冯宁, 吴海婴, 陈光明, 等. 高脂血症小鼠模型腹腔注射鸡枞多糖的研究 [J]. 检验医学与临床, 2009, 11（6）: 862-863.

[25] 王一心, 杨桂芝, 狄勇. 鸡枞菌降血脂作用的实验研究 [J] 中华临床医学研究杂志, 2003（80）: 13185-13186.

[26] 陆奕宇, 敖宗华, 成成, 等. 鸡枞菌粉提取物镇痛抗炎作用的研究 [J]. 中成药, 2007, 29（12）: 1742-1745.

[27] Lu Y, Ao Z, Lu Z, et al. Analgesic and anti-inflammatory effects of the dry matter of culture broth of Termitomyces albuminosus and its extracts[J]. Journal of Ethnopharmacology. 2008, 120（3）: 432-436.

[28] 袁博. 鸡枞菌通过抗氧化调节免疫及辅助治疗二型糖尿病及糖尿病肾病的研究 [D]. 长春: 吉林大学, 2019.

[29] 李洪一, 蔡协清, 班允强. 鸡枞菌蛋白提取及对运动大鼠肌肉增长和运动能力的影响 [J]. 中国食品添加剂, 2021（12）: 121-128.

蜜环菌

Armillariella mellea

现代研究发现，蜜环菌含有多糖、嘌呤和倍半萜等活性成分，具有降血糖、增强耐缺氧能力、增强机体免疫力等功能[1,2]。此外，其还具有镇静催眠、抗惊厥、保护心脑血管、改善眩晕综合征等作用[3,4]。

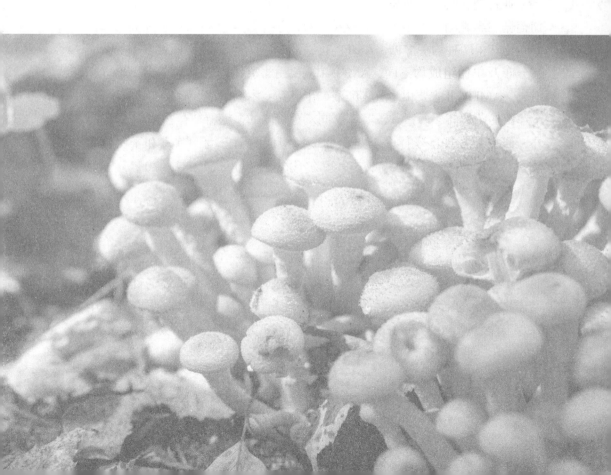

蜜环菌，别名蜜环蕈、榛蘑，是一种与传统名贵中药天麻共生的真菌。其子实体味道鲜美，含有多种营养成分，具有高蛋白、低脂肪、维生素含量丰富等特点。据《中国药用真菌》记载，其性寒、味甘，能清目、利肺、益肠胃，经常食用此菌可以预防视力失常、眼炎、夜盲、皮肤干燥、黏膜失去分泌能力，并可以抵抗某些呼吸道及消化道感染疾病；《中华本草》记载，其味甘、性平，归肝经，功能为息风平肝、祛风通络、强筋壮骨，适用于头晕、头痛、失眠、四肢麻木、腰腿疼痛、冠心病、高血压、血管性头痛、眩晕综合征、癫痫等。

蜜环菌的活性成分

多糖

多糖是蜜环菌中重要的活性成分之一。研究表明，蜜环菌多糖具有提高机体免疫力、中枢镇静、抗惊厥、降血脂等功效[4~8]。

通过纯化得到一种蜜环菌子实体中的多糖组分[7]，其单糖组成主要为葡萄糖、半乳糖、甘露糖和岩藻糖，是一种中性杂多糖。从蜜环菌发酵液中纯化获得两种均一多糖（AMFP-I、AMFP-Ⅱ）[9]，测得两种多糖的分子量分布及单糖组成均不同，AMFP-I 主要由半乳糖醛酸、葡萄糖、半乳糖组成，AMFP-Ⅱ 主要由半乳糖醛酸、半乳糖、木糖组成。有学者研究发现，蜜环菌在菌丝体、菌索和子实体不同发育阶段的多糖特征存在差异[10]。另外，研究还发现菌丝体多糖是由葡萄糖组成的葡聚糖，菌索和子实体多糖主要由葡萄糖、木糖组成，其摩尔比分别为 1∶14 和 1∶10，分子量为（1~7）×10^4g/mol。

嘌呤

研究表明，蜜环菌发酵产物含有嘌呤衍生物，如 N6-（5- 羟基 -2- 吡啶）- 甲基腺苷。此类嘌呤衍生物具有脑保护和降血脂等活性，其中腺苷是重要的活性成分[11]。采用高效液相色谱法检测蜜环菌发酵液中的腺苷含量为 0.37mg/ml[12]。运用大孔树脂柱、Sephadex LH-20 柱、HPLC 等技术，从蜜环菌菌丝体中分离出腺苷、鸟苷、2′- 甲基腺苷、N6-（5- 羟基 -2- 吡啶甲基）嘌呤、N6- 二甲基腺苷、N6-（5- 羟基 -2- 吡啶亚甲基）腺苷、N6- 甲基腺苷和嘌呤等 8 种嘌呤类衍生物[13]，并证明

N6-（5- 羟基 –2- 吡啶亚甲基）腺苷具有较强的脑保护作用。

倍半萜

蜜环菌的倍半萜类成分具有抗肿瘤、抗菌消炎、降血脂等作用。有学者从蜜环菌菌丝体中分离出 40 多种化合物，包括有机酸、多元醇、酚、嘌呤衍生物（8 种）、酯类化合物等，并且鉴定出 10 种倍半萜芳香酸酯类化合物，命名为蜜环菌甲素、蜜环菌乙素、蜜环菌丙素、蜜环菌丁素、蜜环菌戊素、蜜环菌己素、蜜环菌庚素、蜜环菌辛素、蜜环菌壬素、蜜环菌癸素[14~16]。

氨基酸

蜜环菌具有丰富的营养成分，研究发现蜜环菌菌索中含有 17 种氨基酸，其中包括必需氨基酸和非必需氨基酸。必需氨基酸中含量最高的为亮氨酸，在野生菌索和人工培养菌索中分别占 8.10%、7.58%。亮氨酸可促进蛋白质合成，也可通过氧化作用为人体提供能量。非必需氨基酸中含量最高的为谷氨酸，在野生菌索和人工培养菌索中分别占 21.05%、14.08%[17]。谷氨酸具有保护脑神经的作用，在精神疾病方面具有较好的应用前景[18]。

蜜环菌的药理作用

调节免疫

蜜环菌多糖可以增加巨噬细胞的吞噬能力，具有促进淋巴细胞增殖和抗体合成的能力。据文献报道，小鼠腹腔注射蜜环菌多糖后，小鼠吞噬细胞的吞噬功能、脾脏 T 淋巴细胞的增殖能力及血清中特异性抗体的含量均显著高于阴性对照组，证明蜜环菌多糖具有提高机体免疫力的作用[19]。有学者研究了蜜环菌菌索多糖（AMP）的增强免疫作用[20]，结果表明 AMP 能显著加快正常小鼠生长，增加正常小鼠外周血白细胞数，缓解免疫抑制剂环磷酰胺所致的生长缓慢甚至体重减轻，表明 AMP 具有增强机体免疫力的作用。此外，有研究发现蜜环菌多糖能提高小鼠吞噬细胞的吞噬水平和血清溶血值[21]，增强 T 淋巴细胞的增殖力，由此可见，蜜环菌多糖发挥免疫调节作用是通过调节免疫细胞和免疫分子实现的。

抗肿瘤

蜜环菌多糖可以通过抑制肿瘤细胞生长、诱导细胞凋亡等途径发挥抗肿瘤作用。研究表明，蜜环菌多糖能够降低体外培养肝癌细胞的存活量，抑制肝癌细胞内蛋白合成和 bcl-2 蛋白的表达，证明蜜环菌多糖能够阻碍肝癌细胞生长，促进肝癌细胞凋亡[22]。有学者研究发现，蜜环菌菌索多糖对 A549 肿瘤细胞表现出较强的抑制作用，并能阻滞细胞于 G0/G1 期，促进肿瘤细胞凋亡[23]。

抗衰老

蜜环菌菌索多糖能够抑制 NO 和 MDA 的产生，从而加速自由基的代谢，表现出一定的抗衰老作用。通过分析蜜环菌壳聚糖（AMC）对果蝇寿命和小鼠学习记忆行为、血清中 SOD 的活性、MDA 的含量以及胸腺指数和脾脏指数的变化情况，研究 AMC 的抗衰老作用[24]，结果显示 AMC 能显著延长果蝇的存活时间，显著改善衰老小鼠的学习记忆功能，提高模型小鼠血清中 SOD 的活性，显著降低 MDA 的含量，说明其具有良好的抗衰老作用。

降血糖

蜜环菌主要通过提高糖尿病小鼠肝脏的自噬水平、减少脂肪堆积、提高胰岛素敏感性和保护糖尿病小鼠的胰岛、改善受损功能等来发挥降血糖作用。研究发现，蜜环菌多糖能使腹腔注射葡萄糖的受试小鼠的血糖值在 2 小时内降至正常值，对四氧嘧啶所致的糖尿病小鼠有显著的降血糖作用[25]。同时，有学者发现[26]一定浓度的蜜环菌多糖对四氧嘧啶损伤的胰岛细胞分泌胰岛素和 C 肽均有一定的促进作用，尤其是在葡萄糖刺激浓度较高的情况下，效果较为明显。分离纯化得到的蜜环菌中性多糖（AMP-N），可以通过激活 IR-Akt-AMPK 信号通路改善胰岛素抵抗，降低血清中 TG、FFA（游离脂肪酸）、ALT 和 AST 水平，说明该多糖可保护糖尿病小鼠的肝脏功能，改善胰岛素抵抗[27]。

保肝

研究发现，蜜环菌多糖可降低由 D- 氨基半乳糖所致的 AST、ALT

和 GSTs（谷胱甘肽硫转移酶）的活性，使血清中白蛋白水平明显提高，提示蜜环菌多糖对 D- 氨基半乳糖所致的肝损伤具有保护作用。有学者研究蜜环菌多糖对四氯化碳所致小鼠急性肝损伤的保护作用[28]，结果表明其可显著降低四氯化碳所致急性肝损伤小鼠血清 ALT 和 AST 的活性，显著降低四氯化碳所致急性肝损伤小鼠肝脏 MDA 的含量，升高 GSH-Px 的活性和 GSH 的含量，说明蜜环菌多糖对小鼠急性肝损伤具有一定的保护作用。

蜜环菌的产品和应用

蜜环菌的化学成分复杂，目前已经被证实的活性成分有多糖、嘌呤类化合物、倍半萜类成分等。药理和临床研究表明，蜜环菌制剂对不同病因引起的眩晕症状均有较好的疗效，对肢麻、耳鸣、失眠、癫痫等症状亦有一定改善。以蜜环菌粉为主药配制成的中药复方制剂，可用于高血压、脑血栓、脑动脉硬化等疾病引起的头晕、头胀、头痛、目眩、肢体麻木，以及心脑血管疾病引起的偏瘫等病症。当前蜜环菌用于保健食品开发较少，已经开发出的产品以增强免疫力和辅助降血压功效为主。蜜环菌的功能性食品有蜜环菌饮料和蜜环菌酒等；蜜环菌的新鲜子实体可直接烹饪食用，也可制成蜜环菌干品保存食用，还可开发成各种佐餐类产品；蜜环菌富含谷氨酸、甘氨酸等呈味氨基酸，也可制成酱油或榛蘑香精[29]。

参考文献

[1] 李景惠. 天麻蜜环菌的特征与特性 [J]. 特种经济动植物，2002（11）：25.

[2] 谢果珍，申爱荣，谭著明，等. 天麻共生菌研究进展 [J]. 湖南中医杂志，2015，31（4）：206-208.

[3] 赵爱华，魏均娴. 倍半萜类化合物生理活性研究进展 [J]. 天然产物研究与开发，1995（4）：65-70.

[4] 袁媛，刘景圣，蔡丹. 蜜环菌化学成分与药理作用的研究进展 [J]. 农产品加工，2008，136（5）：46-49.

[5] 孔小卫，江力. 蜜环菌胞外多糖对小鼠免疫功能的影响 [J]. 安徽大学报，2007，31（1）：87-90.

[6] 徐燕. 蜜环菌的化学成分及药理作用研究 [J]. 安徽大学学报，2010，38（10）：5119-5120.

[7] 王文娟. 蜜环菌水溶性多糖的分离纯化及结构研究 [D]. 吉林：东北师范大学，2006.

[8] 沈业寿，洪毅. 蜜环菌多糖分离纯化及其部分理化性质 [J]. 中国食用菌，1999，18（1）：38-40.

[9] 刘晓杰，焦连庆，杨利民，等. 蜜环菌多糖的分离纯化及 PMP 衍生化 HPLC 分析 [J]. 中国药师，2012，15（4）：448-451.

[10] 陈晓梅，郭顺星，王秋颖，等. 蜜环菌不同发育阶段多糖成分的研究 [J]. 中国中药杂志，2001，26（6）：381-384.

[11] Watanabe N, Obuchi T, Tamai M, et al. A novel nsubstituted acenosine isolated from Mi Huan Jun（Armillaria mellea）as a cerebral-protecting compound[J]. Planta Medica, 1990, 56（1）: 48-52.

[12] 蔡丹，刘景圣，修琳，等. 高效液相色谱法检测蜜环菌发酵液中腺苷含量 [J]. 食品科学，2012，33（20）：274-

276.

[13]Watanabe, Nobuchi, Ttamai M, et al. A novel N6-substituted adenosine isolated from mi huan jun (*Armillaria mellea*) as a cerebral protecting compound [J]. Planta Medica, 1990, 56 (1): 48-52.

[14]杨峻山，苏亚伦，王玉兰，等. 蜜环菌菌丝体化学成分的研究 - Ⅴ. 蜜环菌辛素和蜜环菌壬素的分离与鉴定 [J]. 药学学报，1990（1）：24-28.

[15]Yang JS. Chemical constituents of *Armillaria mellea* mycelium I, isolation and characterization of armillarin and armillaridin[J]. Planta Medica, 1984 (50): 288.

[16]杨峻山，苏亚伦，王玉兰，等. 蜜环菌菌丝体化学成分的研究Ⅵ [J]. 药学学报，1990，25（5）：353-356.

[17]孙小卫，沈业寿. 野生和人工培养的蜜环菌菌素营养成分的比较 [J]. 生物学杂志，2004，21（2）：23-24.

[18]刘希垄，李龙. 人脑内谷氨酸水平活体磁共振波谱定量分析及其在精神疾病中的应用 [J]. 中国医学物理学杂志，2016，33（4）：393-398.

[19]王惠民，冯宝民. 蜜环菌多糖免疫调节活性的实验研究 [J]. 陕西科技大学学报，2009，27（2）：62-64.

[20]于敏，沈业寿，梅一德. 蜜环菌菌素多糖的免疫增强作用研究 [J]. 生物学杂志，2001，18（4）：16-18.

[21]王惠民，冯宝民. 蜜环菌多糖免疫调节活性的实验研究 [J]. 陕西科技大学学报：自然科学版，2009，27（2）：62-64.

[22]华晓燕. 蜜环菌多糖对 SMMC-7721 肝癌细胞抑制及促凋亡作用的研究 [D]. 佳木斯：佳木斯大学，2006.

[23]Wu J, Zhou JX, Lang YG, et at. A polysaccharide from *Armillaria mellea* exhibits strong in vitro anticancer activity via apoptosis-involved mechanisms[J]. International Journal of Medicinal Mushrooms, 2012, 51 (4): 663-667.

[24]丁诚实，沈业寿，彭世奇. 蜜环菌壳聚糖对果蝇寿命和 D- 半乳糖致衰老小鼠的影响 [J]. 食品科学，2007，28（4）：302-305.

[25]吴环. 蜜环菌多糖 AMP-2 的组成分析、活性鉴定及降血糖有效成分的确定 [D]. 合肥：安徽大学，2006.

[26]操玉平，于敏，沈业寿，等. 蜜环菌多糖对损伤性胰岛细胞分泌功能的影响 [J]. 中国食用菌，2009，28（1）：39-41,44.

[27]宫海全. 蜜环菌多糖口服降血糖作用及其机制研究 [D]. 长春：东北师范大学，2018.

[28]崔海丹，王欣彤，赵青，等. 榛蘑多糖对四氯化碳所致小鼠急性肝损伤的保护作用 [J]. 食品科技，2011，36（10）：170-173.

[29]穆燕. 蜜环菌菌丝体与子实体食药用成分表达差异及应用研究 [D]. 牡丹江：牡丹江师范学院，2022.

食用菌
营养健康功能的现代研究

云芝

Coriolus versicolor

云芝含有多糖、糖肽、甾醇等活性成分，具有调节免疫、
抗肿瘤、抗氧化等药理作用，在医药行业已有广泛应用，
是保护肝脏与抗肿瘤药物的研究热点。

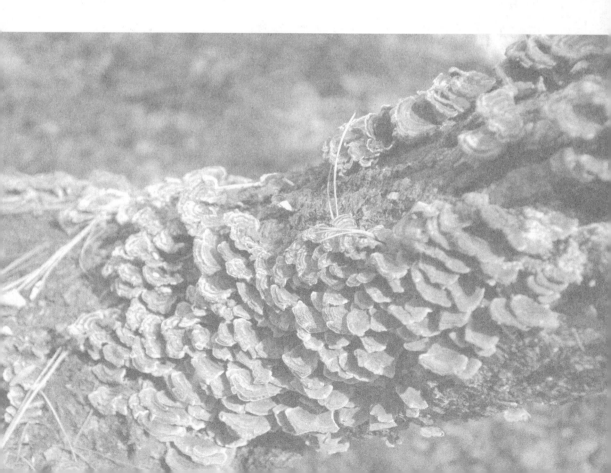

云芝为多孔菌科真菌彩绒革盖菌的干燥子实体。其菌盖革质表面有短绒毛，颜色随其生长发育而多有变化，至成熟期呈现青色。经本草考证推断，"六芝"中的青芝即指云芝。秦汉时期的《本经》、唐代的《英公本草》、宋代的《大观本草》、明代的《本草纲目》中对云芝的描述均有"明目、补肝气、安精魂"的记载。2005年版《中国药典》有关云芝的描述为归心、脾、肝、肾经，具有免疫调节的功效，主治慢性肝炎、活动性肝炎。而2010年版《中国药典》对云芝的功能描述为健脾利湿、清热解毒，主治湿热黄疸、胁痛纳差（食欲不振）、倦怠乏力[1]。

云芝的活性成分

多糖

云芝多糖是云芝的主要生物活性物质之一，具有保肝、抗氧化、调节免疫、抗肿瘤等多种生物活性。云芝的子实体、菌丝体与体外发酵液均可产生多糖。研究表明，云芝菌丝体多糖在料液比1∶30、pH中性、90℃的条件下，提取4小时的得率最高，可达8.16%。比较不同产地云芝多糖的含量，其中产自云南的云芝的多糖含量最高[2]。有研究者分别比较了不同培养条件下的云芝多糖分子量，发酵液云芝多糖分子量（4.5×10^4g/mol）较高，菌丝体云芝多糖分子量（3.6×10^4g/mol）较低，均低于子实体云芝多糖分子量（7.5×10^4g/mol）[3]。

糖肽

云芝糖肽（PSP）是杨庆尧第一次由培养的云芝菌丝体中提取出来的一类多糖肽物质，是由约15%的蛋白质组成的蛋白多糖体，为云芝中的重要的活性成分，一般从云芝菌丝体及其发酵液中得到[4]。云芝糖肽的基本结构是由半乳糖、葡萄糖、岩藻糖、甘露糖、木糖和鼠李糖组成，通过α-（1→4）-与β-（1→6）-两种类型糖苷键连接而成，包含结合形态的蛋白，肽键类型为N-连接。目前对于云芝糖肽中多肽组分的报道较少，少数研究者通过对云芝糖肽中的氨基酸进行分析，结果表明云芝糖肽中含有16种氨基酸，并确定了各氨基酸在所有氨基酸残基中的摩尔含量[5]。

甾醇和三萜

近几年，有学者从云芝中分离纯化得到麦角甾醇 –7，22– 二烯 –3β– 醇、麦角甾醇 –7，22– 二烯 –3β– 棕榈酸酯、麦角甾醇 –7– 烯 –3β，5α，6β– 三醇和麦角甾醇 –7，22– 二烯 –3β，5α，6β– 三醇等多种甾醇类化合物，以及五环三萜类化合物白桦脂酸[6]。

其他成分

云芝子实体中含有 4– 羟基苯甲酸、2– 呋喃酸、3，5– 二甲氧基 –4– 羟基苯甲酸、草酸、二十四碳酸以及二十六碳酸等多种有机酸，以及 2，4，6– 三氯乙烯 –O– 甲基、2，4– 二氯苯磺胺 –O– 甲基、2，3，4，6– 四 –O– 甲基、2，3– 二氯苯磺胺 –O– 甲基 –D– 葡糖醇等多种葡糖醇类化合物。此外，云芝中还含有蛋白以及活性酶，如胞外黏性物质（ECMM）、胃蛋白酶抑制剂、环肽、人体所需的 18 种氨基酸、维生素及多种微量元素[7]。

云芝的药理作用

调节免疫

云芝水提物以多糖与糖肽为主，都具有免疫调节活性。云芝粗多糖及分级醇沉各级产物对体外小鼠脾细胞具有免疫增强作用[8]。云芝多糖体外给药可明显促进小鼠 T 淋巴细胞、B 淋巴细胞的增殖，提高 TNF 的吞噬能力及细胞因子 IL–1、IL–2 和 FN–γ 的活性。云芝糖肽可提高红细胞 C3b 受体花环、T 细胞亚群以及 NK 细胞的活性，降低免疫复合物花环细胞的活性，明显改善胃癌患者手术及化疗时免疫功能的影响[9]。云芝糖肽在体外能促进 $CD4^+T$ 细胞比例上升及 $CD8^+T$ 细胞比例下降，提高 $CD4^+/CD8^+$ 的比值，并增加 IgG 的分泌，从而达到一定的免疫调节作用[10]。

抗肿瘤

云芝具有较好的抗肿瘤作用，而云芝多糖与糖肽是治疗肿瘤疾病的主要活性成分。云芝多糖可以通过 DC 细胞刺激 T 细胞产生的 TNF–β、

IL-12 进行活化作用，并抑制肿瘤细胞生长。云芝多糖还能作用于 NK 细胞，间接提高免疫系统的功能，从而抑制肿瘤细胞扩增[11]。云芝多糖除了对免疫系统有作用外，还可以直接对肿瘤细胞产生影响，通过促进 P38 蛋白激酶在细胞内磷酸化，从而使肿瘤细胞凋亡[12]。云芝多糖可以抑制小鼠黑色素瘤 B16 细胞的增殖并诱导其凋亡，其机制可能与下调细胞中 P53、Bcl-2 和 Fas 基因的表达有关[13]。云芝糖肽可通过增强 EAC 实体型荷瘤小鼠的免疫功能，从而间接发挥其抗肿瘤作用，也可以通过调控肿瘤细胞的细胞周期蛋白 CDK4 以及改变凋亡蛋白 Bax/ 抗凋亡蛋白 Bcl-2 的比值，从而直接抑制肿瘤细胞生长[14]。云芝糖肽同样对肿瘤疾病有很好疗效，有研究人员采用云芝糖肽胶囊联合 TP（多西他赛联合奈达铂）方案治疗中晚期食管癌患者，临床研究结果显示，云芝糖肽胶囊可提高治疗效果，减轻免疫抑制，降低血清肿瘤标志物水平[15]。

抗氧化

云芝的胞内及胞外多糖对羟自由基、DPPH 自由基、ABTS 自由基、超氧阴离子自由基都具有一定的清除能力，在体外具有较强的抗氧化能力[16]。有研究通过小鼠体内实验，将云芝多糖（30mg/kg）给小鼠腹腔注射，结果表明云芝多糖可以明显提高抗氧化酶的活性和细胞抗氧化损伤的能力，通过腹腔给药还可提高小鼠心、肝、脾、肾组织和细胞的 ScGSHPx 活性，降低 LPO 的含量，证明云芝多糖具有抗氧化活性[17]。有学者比较了不同产地云芝多糖清除 DPPH 的能力，发现黑龙江产云芝糖的抗氧化活性优于其他产地[2]。研究人员对云芝总发酵物的抗氧化活性进行研究，结果表明云芝总发酵物及其多糖对羟自由基和超氧阴离子自由基均具有明显的清除能力，并且云芝总发酵物的抗氧化活性优于云芝多糖[18]。

保肝

云芝菌丝体的热水提取物能明显降低小鼠血清 AST、ALT 活性，降低血清 Triglycerid、MDA、NEFA、TC 和 LDL-C 的含量，提高血清 HDL-C 的含量，对小鼠酒精性肝损伤具有显著的修复作用[19]。云芝子实体多糖能够降低 GPT 的释放，增加 γ- 球蛋白的含量，从而改善肝脏病理状态，并且巨噬细胞吞噬活性显著增强[20]。从云芝子实体中提取分离得到的杂多糖，具有较好的抗酒精诱导小鼠肝损伤、血脂异常和脂类代谢异常的活性，能够显著降低 ALT、AST、TC、TG、LDL-C、MDA 和 NEFA 的水平，同时提升 LDL-C 的水平[21]。临床上，云芝胞内糖肽胶囊与恩替卡韦联合使用，能明显提高慢性 HBV 患者的免疫功能并改善肝功能[22]。除云芝多糖外，云芝糖肽对化学肝损伤、免疫肝损伤和酒精性肝损伤均有一定疗效，对慢性 HBV、肝硬化等肝脏疾病有预防和治疗作用[23, 24]。

云芝的产品和应用

目前市场上流通的云芝产品主要为药品，以中药为主，如云芝肝泰片、云芝肝泰颗粒、云芝胞内糖肽口服溶液、云芝糖肽胶囊、云芝菌胶囊等。其中，云芝胞内糖肽是国家级二类新药，临床上可作为保肝药或用于治疗癌症；云芝糖肽胶囊是以云芝菌丝体提取物为原料制备的。

参考文献

[1] 刘楚一. 不同发育阶段云芝子实体及其发酵物的保肝活性研究 [D]. 长春：吉林农业大学，2021.

[2] 孙小文，柴桂芳，梁珊珊，等. 不同产地云芝中多糖体外抗氧化活性的研究 [J]. 中医药信息，2014，31（6）：16-18.

[3] 李治平，苗春艳，张翼伸. 关于云芝子实体多糖与发酵多糖的比较 [J]. 东北师范大学报（自然科学版），1981（2）：89-93.

[4] 杨庆尧. 云芝糖肽（PSP）的研究历史、现况与展望 [A]. 全国第 6 届食用菌学术研讨会论文集（增刊），2001.

[5] 邹巧根，王伟，宋喆，等. 云芝糖肽的结构组成分析 [J]. 中国药科大学学报，2004，35（4）：371-373.

[6] 米芳. 白腐真菌云芝代谢产物的初步研究 [D]. 咸阳：西北农林科技大学，2010.

[7] 赵新湖. 云芝的本草考证及其药理活性成分的研究 [D]. 长春：吉林农业大学，2015.

[8] 王颖，包永睿，孟宪生，等. 云芝多糖对小鼠脾细胞的免疫增强作用研究 [J]. 中南药学，2017，15（3）：284-287.

[9] 周春元，王英才，朴向民. 云芝多糖的研究现状 [J]. 特产研究，2015，37（4）：75-77.

[10] 林丽，吴超，刘勇，等. 云芝糖肽对健康人外周血淋巴细胞的体外免疫调节作用 [J]. 现代中西医结合杂志，2015，24（3）：248-250.

[11] Lu H, Yang Y, Gad E, et al. TLR2 agonist PSK activates human NK cells and enhances the antitumor effect of HER2-targeted monoclonal antibody therapy[J]. Clinical Cancer Research An Official Journal of the American Association for Cancer Research, 2011, 17（21）: 6742-6753.

[12] Hirahara N, Edamatsu T, Fujieda A, et al. Protein-bound polysaccharide-K（PSK）induces apoptosis via p38 mitogen-activated protein kinase pathway in promyelomonocytic leukemia HL-60 cells[J]. Anticancer Research, 2012, 32（7）: 2631-2637.

[13] 魏士杰，陈文强. 云芝多糖对小鼠黑色素瘤 B16 细胞体外增殖和凋亡的影响及其机制 [J]. 中国药房，2016，27（31）：4363-4366.

[14] 李进. 云芝糖肽及其复方的免疫调节和抗肿瘤作用研究 [D]. 重庆：重庆医科大学，2008.

[15] 苏鹏飞，李伟，胡述提. 云芝糖肽胶囊联合 TP 方案治疗中晚期食管癌的临床研究 [J]. 现代药物与临床，2020，35（12）：2373-2377.

[16] 袁海华，刘田，李玺，等. 云芝 SWFC8557 胞内多糖与胞外多糖的抗氧化性研究 [J]. 食品科技，2019，44（5）：182-187.

[17] 孙晓波. 云芝多糖分离、纯化、药理活性及其作用机制研究 [D]. 长春：吉林农业大学，2004.

[18] 王菲菲，郝利民，王宗臻，等. 云芝总发酵物及其多糖抗氧化活性比较研究 [J]. 食品工业科技，2013，34（13）：109-112.

[19] 王康乐. 云芝胞内糖肽不同组分抗酒精性肝损伤的活性评价 [D]. 无锡：江南大学，2018.

[20] 邵伟. 云芝子实体多糖对肝损伤修复的药理作用 [J]. 中国医药工业杂志，1983（8）：7.

[21] 刘楚一，闫芳，毕建丰，等. 不同发育阶段云芝子实体水提物保肝作用 [J]. 食用菌学报，2021，28（3）：122-128.

[22] 夏晓影，袁跃勇，邱荷语. 恩替卡韦联合云芝胞内糖肽胶囊治疗慢性乙肝对免疫功能的影响 [J]. 中国处方药，2020，18（6）：81-82.

[23] 陈露. 云芝胞内糖肽抗酒精性肝损伤组分的纯化、表征及高效制备 [D]. 无锡：江南大学，2016.

[24] 刘楚一. 不同发育阶段云芝子实体及其发酵物的保肝活性研究 [D]. 长春：吉林农业大学，2021.

羊肚菌

Morchella esculenta （L.）Pers.

羊肚菌具有调节免疫、抗氧化和降血脂等功能，常被应用于保健食品和功能性食品中。

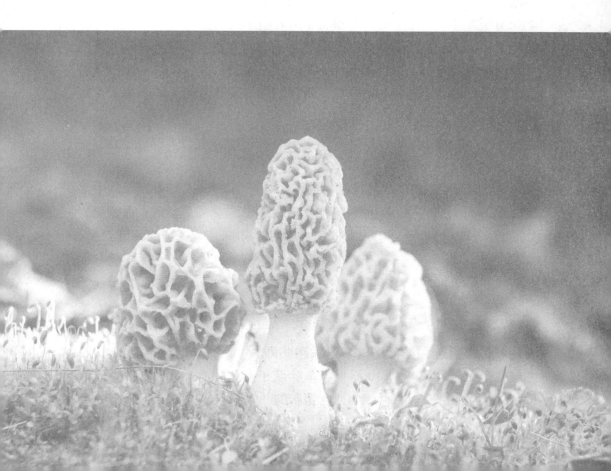

羊肚菌是羊肚菌属真菌的总称，因其菌盖有不规则凹陷和褶皱且形似羊肚而得名，又名羊肚子、蜂窝蘑等。羊肚菌肉质鲜嫩美味、营养丰富，最早记载于《本草纲目》，认为其干寒无毒，可益肠胃、化痰利气、补脑提神。《中华本草》及《新华本草纲要》描述羊肚菌味甘、性平，有和胃消食、化痰理气的功能，多用于消化不良、痰多气短。

羊肚菌的活性成分

多糖

多糖是羊肚菌的主要活性成分之一，具有调节免疫、抗炎、保护肾脏、抗疲劳等多种生理功效。

有研究从羊肚菌子实体中分离得到一种具有刺激免疫活性的半乳糖甘露聚糖组分，其分子量为 $1 \times 10^7 g/mol$ [1]。从剃棱羊肚菌子实体中分离得到的粗多糖，分子量为 $1.51 \times 10^7 g/mol$，由葡萄糖、甘露糖和半乳糖组成 [2]。从羊肚菌子实体中分离得到一种多糖组分，其分子量为 $4.7 \times 10^3 g/mol$，由甘露糖、葡萄糖和半乳糖组成，主链由 1，4- 葡萄糖糖苷键和 1，6- 半乳糖糖苷键组成 [3]。另有研究从羊肚菌子实体中分离得到两种多糖组分，其分子量为 $8.3 \times 10^3 g/mol$ 和 $1.16 \times 10^4 g/mol$，分别由单糖甘露糖、葡萄糖、半乳糖、阿拉伯糖以及甘露糖、鼠李糖、葡萄糖、半乳糖组成 [4]。

蛋白质

羊肚菌富含蛋白质，并且氨基酸种类齐全，每 100 克羊肚菌干品中含蛋白质 24.5g，含 19 种氨基酸，其中包括 8 种人体必需氨基酸，占氨基酸总量的 47.47% [5]；还含有几种稀有氨基酸，如顺 -3- 氨基 -L- 脯氨酸、α- 氨基异丁酸和 2，4- 二氨基异丁酸 [6]。新鲜羊肚菌中必需氨基酸占总氨基酸含量的 35.8%~38.0%，其中谷氨酸和天冬氨酸含量最高 [7]。

其他成分

羊肚菌脂肪含量低，以不饱和脂肪酸为主，尤其是亚油酸，其维生素含量也较丰富。每 100g 栽培羊肚菌子实体中含 4.30g 粗脂肪，每 100g 野生羊肚菌子实体中含 4.73g 粗脂肪 [8]。羊肚菌含有 9 种脂肪酸组分，其中油酸和亚油酸占比达 83.5%，饱和脂肪酸总量仅占 14.27%[9]。每 100g 羊肚菌中，维生素 B_1 的含量为 0.0481mg，维生素 B_2 的含量为 0.0557mg[10]。

羊肚菌的药理作用

调节免疫

羊肚菌粉和羊肚菌多糖具有调节免疫的活性。通过小鼠血清溶血素实验，发现当羊肚菌粉剂量大于 150mg/kg 时，小鼠体内抗体明显增加，体液免疫功能显著提高；通过小鼠腹腔巨噬细胞吞噬鸡红细胞实验发现，当羊肚菌粉的剂量大于 150mg/kg 时，小鼠腹腔巨噬细胞的吞噬功能增强[11]。另外，羊肚菌多糖组分能显著提高免疫细胞增殖能力，当其质量浓度为 10μg/ml 时，T、B 淋巴细胞的增殖效果最佳，增殖率分别达 31.18%、63.02%；当其质量浓度为 20μg/ml 时，巨噬细胞增殖效果最好，增殖率高达 63.12%，同时该浓度下刺激巨噬细胞吞噬中性红的能力也最强，吞噬率为 22.49%[12]。

抗氧化

多糖和多酚成分是羊肚菌的主要抗氧化成分。羊肚菌多糖对小白鼠 SOD、GSH-Px、MDA 等抗氧化指标有一定的影响，对 ALT、AST、BUN 等血清生化指标也有影响，并且不同剂量的影响效果也有差别[13]。研究还发现，羊肚菌多糖能降低小鼠肝脏中 MDA 的含量，同时提高 SOD 和 CAT 的活力，并且其抗氧化活性在质量浓度范围内呈剂量 – 效应关系[14]，说明羊肚菌子实体多糖具有一定的抗氧化活性。

降血脂

羊肚菌多糖具有降血脂活性。通过羊肚菌多糖降血脂动物实验发现，低、中、高剂量组大鼠血清 TG 显著低于高脂模型组，低、中剂量组大鼠血清 LDL-C 和动脉粥样硬化指数显著低于高脂模型组，而对大鼠血清 TC 和 HDL-C 没有显著影响，说明羊肚菌多糖具有降血脂功能，对高脂血症的发生有一定的预防作用，同时对冠心病及动脉粥样硬化也有一定的预防作用[15]。对尖顶羊肚菌提取物降血脂作用的研究发现，尖顶羊肚菌提取物能显著降低高脂模型小鼠血清 TC、TG、LDL-C 的含量，以及脾脏指数和肾脏指数，具有良好的降血脂效果[16]。

羊肚菌的产品和应用

羊肚菌具有多种生物功能，已被用于保健食品和功能性食品的开发。目前在国家市场监督管理总局注册的以羊肚菌为主要原料的保健食品有以增强免疫力为功能的羊肚菌口服液，还有将羊肚菌与其他原料复配的产品，其保健功能包括调节免疫、抗疲劳、辅助保护胃黏膜、辅助保护化学性肝损伤等。以羊肚菌为原料制成的功能性食品有羊肚菌保健饮料、羊肚菌胶囊、羊肚菌保健乳饮料、羊肚菌茶等，具有滋补营养的作用。此外，还有以羊肚菌为原料开发的调味酱、汤料包等调味品，以及酥性饼干、即食羊肚菌等休闲食品。

参考文献

[1]Duncan CJ, Pugh N, Pasco DS, et al. Isolation of a galactomannan that enhances macrophage activation from the edible fungus *Morchella esculenta*[J]. Journal of Agricultural and Food Chemistry, 2002, 50（20）: 5683-5.

[2] 何畅, 徐丽婧, 常明昌, 等. 梯棱羊肚菌子实体多糖提取优化及结构初探 [J]. 食用菌学报, 2021, 28（2）: 77-88.

[3]Cai ZN, Li W, Mehmood S, et al. Structural characterization, in vitro and in vivo antioxidant activities of a heteropolysaccharide from the fruiting bodies of *Morchella esculenta*. Carbohydrate Polymers, 2018（195）: 29-38.

[4] 范三红, 贾槐旺, 张锦华, 等. 羊肚菌多糖纯化、结构分析及抗氧化活性 [J]. 食品与发酵工业, 2020, 46（3）: 65-71.

[5] 张金霞, 蔡为明, 黄晨阳, 等. 中国食用菌栽培学 [M]. 北京: 中国农业出版社, 2020: 406-414.

[6] 赵金, 严俊杰, 苗人云, 等. 羊肚菌化学成分及加工利用研究进展 [J]. 食药用菌, 2022, 30（1）: 14-19.

[7] 张航, 宋卿, 林佶, 等. 氨基酸自动分析仪法测定云南新鲜羊肚菌中 16 种氨基酸的含量 [J]. 食品安全质量检测学报, 2019, 10（22）: 7564-7569.

[8] 张勇, 李弘文, 曹晋良, 等. 栽培与野生羊肚菌营养成分及抗氧化性研究 [J]. 食品科技, 2019, 44（1）: 103-108.

[9] 熊丙全, 兰秀华, 彭卫红, 等. 不同羊肚菌氨基酸比较分析及营养评价 [J]. 食品与发酵工业, 2020, 46（2）: 114-119.

[10] 熊宏苑, 宋卿. 云南 6 种食用菌中维生素 B$_1$ 和 B$_2$ 的含量调查 [J]. 食品安全质量检测学报, 2019, 10（22）: 7606-7609.

[11] 孙晓明, 张卫明, 吴素玲, 等. 羊肚菌免疫调节作用研究 [J]. 中国野生植物资源, 2001, 20（2）: 12-13.

[12] 黄瑶, 蒋琳, 刘影, 等. 羊肚菌多糖提取、分离纯化及免疫调节活性 [J]. 生物加工过程, 2018, 16（6）: 35-41.

[13] 闫永兰. 酶提羊肚菌子实体多糖的抗氧化和抗衰老作用 [J]. 中国食用菌, 2020, 39（1）: 42-45.

[14] 江洁, 王艳, 李佳桐, 等. 羊肚菌菌丝体锌多糖的体内、体外抗氧化作用 [J]. 食品科学, 2018, 39（13）: 211-215.

[15] 明建, 曾凯芳, 赵国华, 等. 羊肚菌水溶性多糖 PMEP-1 降血脂作用研究 [J]. 食品科学, 2009（17）: 285-288.

[16] 殷伟伟, 张松, 吴金凤. 尖顶羊肚菌活性提取物降血脂作用的研究 [J]. 菌物学报, 2009（6）: 873-877.

食用菌营养健康功能的现代研究

竹荪

Dictyophora indusiata（Vent.ex Pers）Fisch

天然的竹荪菌体中氨基酸含量丰富且种类齐全，还含有较为丰富的维生素。竹荪不仅营养丰富，而且富含多糖、多酚、黄酮、三萜、氨基酸等活性物质，具有提高免疫力、抗癌、抗氧化、抗炎、抑菌、抗肿瘤和降血脂等功效。

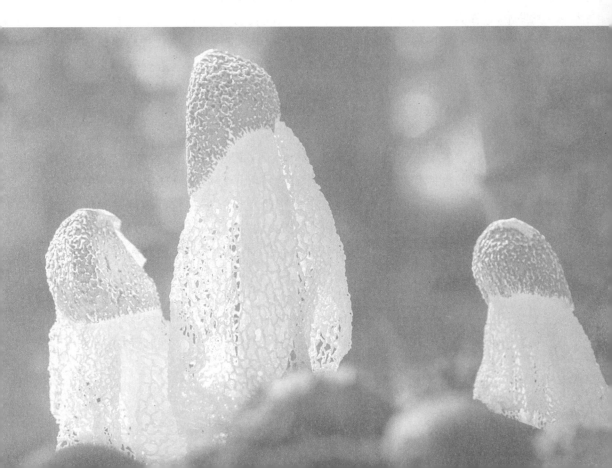

竹荪，又名竹蕈、竹肉、竹菰、竹蕈，肉质脆嫩、味道鲜美，因拥有独特美丽的外形与丰富的营养而被誉为"菌中皇后""雪裙仙子"，是一种珍贵的食药用真菌。《菌谱》中有"生竹根，味极甘，当与笋通谱，而菌为北阮矣"的记载；《本草纲目》有"此即竹荪也。生朽竹根节上。状如木耳，红色。味如白树鸡，即此物也。惟苦竹生者有毒耳"的记载；《中华本草》记载，其味甘、微苦，性凉，功能为补气养阴、润肺止咳、清热利湿，适用于肺虚热咳、喉炎、痢疾、白带、高血压、高脂血症以及抗肿瘤的辅助治疗。竹荪是优质的植物蛋白和营养来源，含有人体生长所需的六大营养元素，其中蛋白质含量高于大多数植物蛋白，具有高蛋白、低脂肪的特点；还是低脂、低热量的健康食物之一。

竹荪的活性成分

多糖

多糖是竹荪的重要活性大分子物质之一。竹荪多糖为异多糖，可增强肌体对肿瘤细胞的抵抗力，具有较强的抗氧化能力和抗肿瘤能力。

研究人员从竹荪中提取得到 6 种多糖组分，发现其抗氧化性与多糖密切相关[1]。用碱提法从竹荪中提取出水不溶性多糖，对其进行硫酸化修饰，可改善其水溶性；进行体外抗氧化活性实验发现，硫酸酯化竹荪多糖（S-DIP）在试验浓度范围内对·OH 和 DPPH 自由基的清除能力有显著提高[2]。将红托竹荪的菌托用热水提取、酒精沉淀、脱蛋白后得到粗多糖，通过红外光谱表明其含有 β 糖苷键，体外实验表明其对小鼠 S180 肉瘤细胞具有一定的抑制作用[3]。另有学者对从竹荪子实体中分离出的竹荪多糖 DP1 的免疫活性、抗溶血活性等进行了研究[4]，发现竹荪多糖是一种良好的免疫增强剂和抗氧化剂。研究发现，红托竹荪多糖有良好的抗疲劳和耐缺氧作用[5]。另外，有研究发现多糖对耐缺氧及抗运动疲劳具有明显作用[6]。还有学者选取提取时间、超声功率、微波功率、料液比等 4 个因素进行单因素实验，采用正交试验法优化出竹荪多糖的最佳提取工艺[7]。研究人员对竹荪多糖抑制人肝癌细胞 HCC-LM3 细胞增殖的机制进行研究，发现其可明显影响 HCC-LM3 细胞的增殖、细胞周期、凋亡[8]。

食用菌
营养健康功能的现代研究

蛋白质

竹荪子实体及菌丝体中均含有大量的蛋白质和氨基酸，其中必需氨基酸高于一般食用菌和动植物性食品。研究人员以6个供试地区竹荪子实体为原料进行研究，发现6个供试地区的竹荪子实体均富含蛋白、多糖与粗纤维，并且脂肪含量低，但多糖含量差异明显；通过氨基酸分析，竹荪蛋白中的限制性氨基酸为赖氨酸，并且不同产地的竹荪样品存在较大差异[9]。

挥发性化合物

竹荪味道鲜美，这主要与其含有丰富的呈味物质有关，竹荪的特征风味因品种、部位、环境存在差异。构成竹荪风味物质的主要有非挥发性的滋味成分（如呈味氨基酸、核苷酸等）和呈芳香味的挥发性成分（如八碳化合物、含硫化合物以及醛、酸、酮、酯类等）[10]。目前国内学者对竹荪挥发性物质的研究主要集中在棘托竹荪以及长裙竹荪。研究人员以石油醚为溶剂，对比长裙竹荪菌盖、菌柄菌裙和菌托3个部分的挥发性化合物，发现从菌盖、菌柄菌裙、菌托中共检测出挥发性化合物分别有36种、46种、31种，并且种类和含量均因部位不同而具有一定差异[11]；在竹荪菌盖石油醚提取物中还检测出对人体具有保健功效的 α- 亚麻酸。通过采用同时蒸馏法提取棘托竹荪，利用DB-Wax强极性柱共鉴定出41种化合物，其中醇类7种、醛类5种、酸类2种、酮类3种、杂环类6种、烃类10种、芳香族5种、其他类3种。利用RXT-5弱极性柱共鉴定出52种化合物，其中醇类12种、醛类8种、酸类4种、酮类5种、杂环类7种、烃类8种、芳香族3种、其他类5种。在鉴定出的74种化合物中，苯乙醛、香叶基丙酮、十四碳内酯含量相对较高[12]。通过采用同时蒸馏提取结合气质联用技术分析竹荪子实体干品中的挥发性物质，以乙醚为溶剂时共鉴定出99种物质，以二氯甲烷为溶剂时共鉴定出76种化合物[13]。通过气质联用技术从红托竹荪中鉴定出84种化合物，包括11种醛、10种酮、6种醇、2种羟基苯、9种酯类、19种酸、17种碳氢化合物及10种其他化合物。另外，通过电子鼻分析仪结合风味稀释因子可确定红托竹荪的关键风味化合物，分别为2，3- 戊二烯酮、乙酸、2- 甲基丁酸、2- 苯基 -2- 丁烯醛、苯甲醛、3，5-

二乙基 –2– 甲基 – 吡嗪[14]。

黄酮

黄酮化合物是一类天然抗氧化化合物，具有清除自由基、抗菌、防癌、防止毛细管渗透、镇痛等多种药理作用。有研究通过采用超声波辅助乙醇提取法提取长裙竹荪总黄酮，并用响应面方法对结果进行分析，得出了长裙竹荪总黄酮的最佳提取工艺条件[15]。

微量元素

竹荪富含微量元素，微量元素对身体功能、组织、器官、骨骼的生长发育及新陈代谢十分重要。通过对不同地区竹荪的主成分进行分析，得知竹荪中富含微量元素（钙、镁、铁、锌、硒等）[16]。研究人员用火焰原子吸收光谱法，发现竹荪含有丰富的铁、锰、铜、锌4种人体必需微量元素[17]。采用分光光度法测定红托竹荪天然硒的含量，结果超出富硒农产品地方性标准，说明红托竹荪具有较强的富硒能力[18]。

竹荪的药理作用

调节免疫

竹荪多糖是发挥免疫调节作用的重要大分子，主要存在于竹荪子实体的细胞壁中。竹荪多糖具有较好的调节免疫作用，可以通过激活吞噬细胞、NK 细胞、树突状细胞、T 淋巴细胞等免疫细胞，促进细胞因子生成来实现免疫活性调节。

研究表明，在 LPS 诱导巨噬细胞急性炎症期间，长裙竹荪多糖 DIP 是 NLRP3 炎症体激活的抑制因子，可以作为治疗 NLRP3 炎症的一种抗炎剂[19]。研究发现，竹荪多糖可以诱导 RAW264.7 巨噬细胞产生多种细胞因子，如 TNF、IL–1、IL–6、IL–12 等，DIP 诱导的巨噬细胞活化可能通过 TLR4/NF–κB 信号通路介导[20]。研究人员从长裙竹荪中提取的酸溶和碱溶多糖均能提高免疫低功能下小鼠血清中溶血抗体水平和显著提高小鼠免疫器官的重量。另外，研究还发现 DIP Ⅱ 可显著增强单核巨噬细胞的吞噬作用，提高 T 淋巴细胞的增殖能力，降低二硝基氟苯诱导迟发型超敏反应，提高 NK 细胞的活性；高剂量的 DIP Ⅱ 还能诱导脾细胞增殖[21]。

通过研究竹荪发酵菌丝体多糖对小鼠免疫功能的作用，证实其深层发酵菌丝体对小鼠 S180 肿瘤细胞的抑制率达 40.63%，同时显著提高小鼠腹腔巨噬细胞的吞噬功能，增加淋巴细胞的数量和免疫器官的重量，从而增强机体的免疫力[22]。利用含竹荪多糖的混合溶液进行大鼠免疫功能实验，证实了竹荪多糖具有增强中性粒细胞的吞噬功能和促进脾脏形成抗体的作用[23]。

抗肿瘤

研究人员用 S180 肉瘤小鼠模型评价在长裙竹荪菌丝体中分离出的一种 DIGP-2 糖蛋白的抗肿瘤作用，发现 DIGP-2 对 S180 实体瘤有抑制作用，两次实验的平均抑制率达 36.82%[24]。从竹荪中分离出的一种三螺旋多糖 PD3，经过变性 - 复性操作后得到再生多糖（RPD3），在体外实验中发现，在最高剂量下 PD3 和 RPD3 对 S180 肿瘤细胞都没有直接的毒性，但在体内实验中，两组多糖的所有实验组均具有明显的抗肿瘤活性，并且相比于在相同剂量的 PD3，RPD3 对于肿瘤的抑制率更高[25]。

抗氧化

经过提取纯化的竹荪多糖、黄酮等物质都显示出良好的抗氧化活性。研究人员用 4 种不同的提取方法处理竹荪提取液，通过对 DPPH 自由基和羟基自由基的清除能力，遴选出每种提取方法的最优实验条件，最优条件下竹荪提取液都能发挥出最优的抗氧化活性。结果表明，随着竹荪提取液浓度的增加，其抗氧化活性也随之增加[26]。

研究人员通过连续 6 周单次腹腔注射 D- 半乳糖，诱导成年雄性大鼠生长发育符合衰老模型后，研究低、中、高度水溶性竹荪多糖的剂量对衰老模型大鼠体内的抗氧化作用。结果表明，与对照组相比，不同剂量的水溶性竹荪多糖可显著降低大鼠血清中 MDA 和脂褐素的含量，增强 SOD 和 GSH-Px 的活性，说明水溶性竹荪多糖在大鼠体内具有较强的抗氧化能力[21]。有学者采用高脂乳剂诱导小鼠体内产生严重的氧化应激反应，按照 400mg/kg 体重的标准注射竹荪多糖水提液 45 天后发现，肥胖小鼠血清中 SOD、GSH-Px、CAT 和 TAOC 分别为 101.65U/mg prot、93.64U/mg prot、63.02U/mg prot 和 9.51U/mg prot，明显高于肥胖小鼠对照组，而 MDA、LPO 和 MPO 的含量明显降低，表明竹荪多糖可以将人体内抗氧化酶活性和脂质过氧化物含量调节到正常水平[27]。

抑菌

研究发现，竹荪子实体提取液对蜡样芽孢杆菌、枯草芽孢杆菌、金黄色葡萄球菌、白色葡萄球菌、大肠埃希菌、沙门菌、志贺氏菌、苏云金杆菌等 8 种主要食物致病致腐菌均有较低的最低抑（杀）菌浓度，对致病菌的抑制作用较强。此外，通过猪肉、茄子、豆腐的防腐实验数据表明，添加竹荪提取液的实验组在 48 小时后没有出现食物腐败现象[28]。有学者研究了棘托竹荪浸提液对乳制品、肉制品、水产品中常见的 5 种病原菌的抑菌效果，结果证明竹荪浸提液的抑菌作用各不相同，对副溶血性弧菌、单增李斯特菌、大肠埃希菌具有较好的抑制作用，并且抑菌范围比较广泛，但是对于其他两种病原菌无明显的抑菌效果。此外，还有研究证明了棘托竹荪浸提液的抑菌效果比食品中常见的防腐剂山梨酸钾、Nisin 的抑菌效果好[29]。研究人员采用超临界二氧化碳萃取技术对棘托竹荪抑菌物质进行萃取，发现在最佳萃取条件下，竹荪萃取物对单增李斯特菌、副溶血性弧菌有较强的抑菌活性，抑菌率分别为 98.2% 与 85.7%。有学者[30] 探究了贵州野生竹荪子实体的 3 个部分（担孢子、菌柄菌裙、菌托）以及竹荪蛋的防腐作用，结果表明担孢子和菌柄菌裙能较好地抑制肉汤腐败，并且两者的防腐功效不相上下[31]。

抗辐射

有学者发现，用不同剂量的竹荪托盖液处理被 60Co-γ 射线辐射过的大鼠，可以促进大鼠体内的 IL-2 生成，从而增强大鼠的免疫功能，还可明显提高大鼠体内先天性免疫细胞中的 NK 细胞数量，表明竹荪托盖液对受辐射伤害的大鼠免疫功能有较好的修复作用[32]。另外，有实验发现喂食竹荪托盖液可以提高 60Co-γ 射线辐射大鼠 CD4/CD8 的比值，对免疫活性 T 细胞数量的增加有促进作用，可激活 NK 细胞发挥对辐射损伤的免疫作用[33]。

其他作用

研究人员开发了一种竹荪降压饮料，通过对高血压模型饮用前后的对照，发现竹荪提取液确有一定的降血压功效[34]。还有研究将长裙竹荪粉作为添加剂加入高脂血症老鼠的饲料中，6周后的实验结果表明添加长裙竹荪粉饲料的高脂血症大鼠 TC、HDL-C 的上升值显著降低，相反其 HDL-C、HDL-C/TC 的下降值显著降低，说明长裙竹荪有预防 TC、TG、LDL-C 值升高和促进 HDL-C 值下降的作用[35]。

竹荪的产品和应用

竹荪营养丰富、香味浓郁、滋味鲜美，就目前的数据而言，其未来的市场前景很可观。据报道，我国竹荪年产量占全世界总年产量的 80% 以上，已出口几十个国家及地区，精制干品竹荪成为出口创汇的主要食用菌产品之一。有着"中国食用菌之都"称号的福建宁德古田县将竹荪作为主要出口产品，热销于东南亚、日韩、欧盟、美国及中国香港和中国台湾等地区。目前，市场上竹荪的产品形态主要有保健食品、功能性食品和普通食品。由竹荪作为原料的保健食品具有增强免疫力的保健功能。竹荪的深加工产品主要有竹荪酒、竹荪饮料、竹荪休闲食品、竹荪复合型面条等；还有将竹荪通过一些先进工艺制作成竹荪粉，然后将竹荪粉添加至其他食品中，扩大了竹荪的应用范围。以竹荪为原料制作的功能性饮料，不仅能够解决鲜竹荪贮藏、保鲜难的问题，还能为市场提供更多的饮料产品，前景广阔。目前市场上作为商品出售的是竹荪蛋及竹荪子实体，主要以鲜品和干品为主。随着人们对食疗养生意识的提高，食用菌已经成为国人餐桌上必不可少的美味，竹荪以其鲜美的味道和丰富的营养获得了许多食客的好评。

参考文献

[1]Ker YB, Chen KC, Peng CC, et al. Structural characteristics and antioxidative capability of the soluble polysaccharides present in *Dictyophora indusiata* (Vent. Ex Pers.) Fish Phallaceae[J]. Evidence-Based Complementary and Alternative Medicine, 2011, 396013.

[2] 徐静静，付海田，邓超，等. 水不溶性竹荪多糖硫酸酯的制备及抗氧化研究 [J]. 江苏农业科学，2012，40（10）：277-279.

[3] 赵凯，王飞娟，潘薛波，等. 红托竹荪托多糖的提取及抗肿瘤活性的初步研究 [J]. 菌物学报，2008，27（2）：289-296.

[4] 廖文镇. 竹荪多糖的化学结构、生物活性及其功能化抗肿瘤药物的研究 [D]. 广州：华南理工大学，2015.

[5] 叶敏，文竹，彭源芳，等. 红托竹荪多糖抗衰老和降血糖作用研究 [J]. 食品工业科技，2016，37（7）：343-345.

[6] 王新，王强. 红托竹荪多糖的耐缺氧及抗运动疲劳能力的研究 [J]. 中国食用菌，2020，39（12）：83-86，91.

[7] 黄庆斌. 超声 – 微波联合提取竹荪多糖工艺研究 [J]. 农产品加工，2019（12）：33-35，40.

[8]Hu T, Zhang K, Pan D, et al. Inhibition effect of *Dictyophora* polysaccharides on human hepatocellular

carcinoma cell line HCC-LM3[J]. Medical Science Monitor: International Medical Journal of Experimental and Clinical Research, 2020（26）: e918870-1.

[9] 华洋林，高擎，唐健，等. 不同产地竹荪营养成分的比较研究 [J]. 食品工业科技，2011，32（10）: 418-420.

[10] Kakumyan P, Matsui K. Characterization of volatile compounds in *Astraeus spp*[J]. Bioscience, Biotechnology, and Biochemistry, 2009, 73（12）: 2742-2745.

[11] 黎璐，吕昱，汤洪敏. 长裙竹荪 3 部分石油醚提取物的对比 [J]. 食品科学，2014，35（6）: 73-77.

[12] 郑杨，黄明泉，孙宝国，等. 棘托竹荪挥发性成分分析 [J]. 食品科学，2012，33（20）: 221-226.

[13] 黄明泉，田红玉，孙宝国，等. 同时蒸馏萃取 - 气质联用分析竹荪挥发性成分 [J]. 食品科学，2011，32（2）: 205-212.

[14] Hang MQ, Zou QQ, Tian HY, et al. Analysis of volatile components from *Dictyophora rubrovolota* Zang, ji et liou[J]. Procedia Engineering, 2012（37）: 240-249.

[15] 许远，魏和平，吴彦. 响应面优化长裙竹荪总黄酮提取工艺研究 [J]. 长江大学学报（自科版），2015（15）: 67-73.

[16] 王俊杰，刘影. 不同地区竹荪微量元素主成分分析 [J]. 微量元素与健康研究，2016，33（1）: 46-47.

[17] 于基成，刘秋，孙雅静，等. 火焰原子吸收法测定竹荪中的微量元素 [J]. 广东微量元素科学，2006，（10）: 43-46.

[18] 孙燕，王玉珠，陈宵，等. 分光光度法测定红托竹荪中天然硒含量 [J]. 贵州科学，2017，35（3）: 19-22.

[19] Wu S, Gong G, Wang Y, et al. Response surface optimization of enzyme-assisted extraction polysaccharides from *Dictyophora indusiata*[J]. International Journal of Biological Macromolecules, 2013（61）: 63-68.

[20] Deng C, Shang J, Fu H, et al. Mechanism of the immunostimulatory activity by a polysaccharide from *Dictyophora indusiata*[J]. International Journal of Biological Macromolecules, 2016（91）: 752-759.

[21] Hua Y, Yang B, Tang J, et al. Structural analysis of water-soluble polysaccharides in the fruiting body of *Dictyophora indusiata* and their in vivo antioxidant activities[J]. Carbohydrate Polymers, 2012, 87（1）: 343-347.

[22] 杜昱光，白雪芳，卜宗式，等. 竹荪深层发酵菌丝体多糖对小鼠免疫功能及抗肿瘤活性的影响 [J]. 中国食用菌，1998，17（5）: 25-26.

[23] 宋志军，宁耀瑜，朱作金. 山珍王口服液对大鼠免疫功能的影响 [J]. 广西医科大学学报，1995，12（1）: 52-54.

[24] 柯伙钊，林玉满. 长裙竹荪菌丝体糖蛋白 DIGP-2 的组成分析和抑瘤作用的研究 [J]. 海峡药学，2001，13（4）: 120-122.

[25] Deng C, Fu H, Teng L, et al. Anti-tumor activity of the regenerated triple-helical polysaccharide from *Dictyophora indusiata*[J]. International Journal of Biological Macromolecules, 2013（61）: 453-458.

[26] 王娟娟，吴林秀，陈艺煊，等. 不同提取方法对竹荪提取液抗氧化活性的影响研究 [J]. 食品科技，2017，42（5）: 225-229.

[27] Wang Q, Li S, Han X, et al. Quality evaluation and drying kinetics of shitake mushrooms dried by hot air, infrared and intermittent microwave‐assisted drying methods[J]. LWT-Food Science and Technology, 2019（107）: 236-242.

[28] 谭敬军. 竹荪抑菌特性研究 [J]. 食品科学，2001（9）: 73-75.

[29] 卢惠妮，潘迎捷，孙晓红，等. 棘托竹荪子实体抑菌活性的研究 [J]. 食品科学，2009，30（15）: 120-123.

[30] 黎璐. 竹荪在贵州民族地区的食药用功能实证研究 [D]. 贵阳: 贵州民族大学，2015.

[31] 曹奕. 竹荪中抑菌物质的提取方法优化及其抑菌机制的初步探究 [D]. 上海: 上海海洋大学，2013.

[32] 熊彬，郭渝兰，唐磲. 竹荪托盖液对 60Co 照射大鼠免疫功能影响的实验研究 [J]. 中国现代医学杂志，2006，16（3）: 365-367.

[33] 郭渝南，唐磲，熊彬，等. 长裙竹荪托盖液修复大鼠免疫损伤的实验研究 [J]. 中药材，2006，29（2）: 174-176.

[34] 刘虎成，齐东梅，宋大安. 广州食品工业科技 [J]. 2000，16（2）: 40-41.

[35] 林海红，林浪，陈碧. 长裙竹荪对大鼠血脂的影响 [J]. 福建农业大学学报，2000，29（2）: 238-241.

食
用
菌
营
养
健
康
功
能
的
现
代
研
究

桑黄

Phellinus spp.

桑黄具有调节免疫、抗肿瘤、抗氧化、抗衰老、保肝、降血糖和抗炎等生物活性，已被应用于功能性食品的开发中。

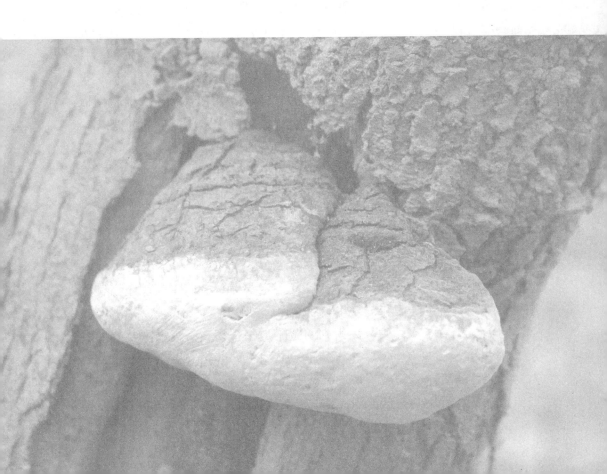

桑黄，又名桑耳、桑臣、胡孙眼，包括火木层孔菌、裂蹄木层孔菌、鲍氏层孔菌3种，是珍贵的药用真菌，通常生长在桑属植物上，子实体为黄褐色，有"森林黄金"之美称。其最早记载于《神农本草经》中，"桑耳，平。黑者。治女子漏下赤白汁，血病，癥瘕积聚，阴痛，阴阳寒热，无子"。《药性论》认为，桑黄味甘、辛，无毒。《本草图经》亦有"桑耳一名桑黄，有黄熟陈白者，又有金色者，皆可用"的记载。中医学认为，桑黄性甘平，味微苦、辛，归肝、膀胱经，用于治疗痢疾、盗汗、血崩、血淋、肌腹涩痛、脱肛泻血、带下、闭经等[1]。

桑黄的活性成分

多糖

多糖是桑黄的主要化学成分之一，具有抗肿瘤、提高免疫力、降血糖的功效，主要由甘露糖、半乳糖、葡萄糖和木糖等组成。

研究表明，桑黄子实体多糖主要由葡萄糖和甘露糖组成，以 β-（1-3）- 葡萄糖苷键为主链，以 β-（$1 \rightarrow 6$）- 甘露糖苷键为侧链[2]。有研究从桑黄子实体中分离出两种多糖组分，其中一种由岩藻糖、葡萄糖、甘露糖、半乳糖和 3-O-Me- 半乳糖组成，另一种由岩藻糖、甘露糖、半乳糖和 3-O-Me- 半乳糖组成，甘露糖、半乳糖和 3-O-Me- 半乳糖以（$1 \rightarrow 6$）- 糖苷键和（$1 \rightarrow 4$）- 糖苷键组成主链，岩藻糖或葡萄糖以 1,2- 糖苷键组成侧链[3, 4]。还有研究从桑黄子实体中分离得到一种杂多糖组分，其由阿拉伯糖、甘露糖、葡萄糖和半乳糖组成，以 β-（$1 \rightarrow 3$）- 连接的葡萄糖和 α-（$1 \rightarrow 6$）- 连接的半乳糖为主链，阿拉伯糖、甘露糖和半乳糖以（$1 \rightarrow 6$）- 糖苷键组成侧链[5]。

黄酮

桑黄中黄酮类化合物种类非常丰富，主要为二氢黄酮类，还含有黄烷类黄酮，具有抗肿瘤和抗氧化等活性。

目前从桑黄子实体中分离得到的黄酮类化合物和衍生物主要有柚皮素、樱花亭、二氢荭菲素、7- 甲基氧基二氢荭菲素、北美圣草素、5，7，4'- 三羟基 -6- 邻羟苄基二氢黄酮、5，7，4'- 三羟基 -8- 邻羟苄基二氢黄酮[6]、异甲基桑黄黄酮 A、甲基桑黄黄酮 A、甲基桑黄黄酮 B、异桑黄黄酮 A 和桑黄黄酮等黄酮类化合物[7]，以及桑黄素 C、桑黄素 D、二聚桑黄素、桑黄素 J 等化合物[8]。

萜类

桑黄中的萜类成分有倍半萜、二萜及三萜等，具有降血脂、抗氧化等功能。倍半萜类化合物主要有 tremulenolide A、tremulenolide B、tremulenedia、二苄基缩醛、银线草二醇 A、银线草二醇 B、银线草二醇 C、tremuladienol 等[8, 9]。二萜化合物有 6-abietanolide，12-hydroxy-7-oxo-5，8，11，13-tetraene-18、6-abitanolide，8，11，13-abietad-ien-18-oic 和 8（19），14-labdad-ien-13-ol 等[7]。三萜化合物是桑黄中的常见化合物，主要有四环三萜和五环三萜，目前分离得到的三萜类化合物有羊毛甾醇、羊毛甾-8，25-二烯-3-醇、苯丙烯酸、javeroic acid、羊毛甾-8，23，25-三烯-3，22-二酮-23，26-环氧、natalic、孕甾-8-烯-20-羧酸-4，4，14-三甲基-3-氧代、阿尔伯酸、松针酸、羊毛甾-3b-羟基-8，24-二烯-21-酸、gilvsins A、gilvsins B、gilvsins C、gilvsins D、24-亚甲基羊毛甾-8-烯-3b, 22-二醇、原人参二醇、白桦脂醇、乌苏酸、伊乳香酸等[10]。

桑黄的药理作用

调节免疫

研究表明，桑黄多糖具有增强免疫的功效。将桑黄子实体多糖组分腹腔注射于环磷酰胺导致免疫低下小鼠后发现，该多糖组分能显著提高正常小鼠的脾指数和胸腺指数，提高正常和免疫低下小鼠巨噬细胞的吞噬能力，显著促进脾细胞体外增殖能力[11]。有研究将桑黄子实体粗多糖对正常小鼠灌胃给药后发现，粗多糖低、中、高剂量均能明显提高小鼠腹腔巨噬细胞的吞噬指数与吞噬率、外周血淋巴细胞的转化率及血清溶血素的水平，提高血清中细胞因子 TNF-α 含量[12]。给 D-半乳糖所致衰老小鼠灌胃桑黄酸性多糖后发现，其能增加小鼠的胸腺和脾脏指数，促进小鼠脾淋巴细胞增殖，提高小鼠血清中 TNF-α、IL-6 的含量，显著提高 TLR4、MyD88、TRAF6、NF-κB、P-C-Jun 的 mRNA 表达水平[13]。

抗肿瘤

桑黄多糖和桑黄黄酮均具有抗肿瘤作用。桑黄多糖可通过激活免疫而起抗肿瘤作用。通过体内实验研究桑黄多糖对 H22 肝癌、S180 肉瘤和 Lewis 肺癌小鼠的抑制作用，发现桑黄多糖对 3 种肿瘤均有明显的抑制作用，其通过激活吞噬细胞，增强吞噬细胞的吞噬功能，诱导巨噬细胞产生和分泌肿瘤坏死因子而产生作用[14]。有研究将从桑黄中分离得到的黄酮化合物进行抑制肿瘤细胞的实验，发现 3- 羟基木栓烷 -3-烯 -2- 酮和麦角甾 -4，6，8（14），22- 四烯 -3- 酮对髓性白血病细胞系 NOMO-1 效果较好，其 IC50 值分别为 0.7955μmol/L 和 1.828μmol/L[15]。有研究将 S180 小鼠灌胃给药桑黄多糖和桑黄黄酮，结果发现低、中、高剂量的桑黄多糖和桑黄黄酮对小鼠 S180 肉瘤均有抑制作用，并且同等生药量下，桑黄黄酮的抑瘤活性高于桑黄多糖，但桑黄多糖在提高荷瘤小鼠胸腺指数和脾脏指数方面优于桑黄黄酮[16]。

抗氧化和抗衰老

桑黄中的黄酮类化合物被证实具有显著的抗氧化作用。通过比较桑黄子实体中水提物、醇提物、粗多糖和醇沉上清干物的抗氧化活性，结果发现抗氧化活性物质主要存在于醇提物中，酚类、黄酮可能为桑黄主要的抗氧化物质[17]。桑黄子实体的醇提物中有含量较多的黄酮类物质，具有清除 DPPH 自由基的活性和抑制脂质过氧化的作用[18]。从桑黄子实体乙酸乙酯和正丁醇萃取物中发现了一种具有显著清除自由基和抗氧化活性的吡喃酮类化合物[19]。通过比较 10 种食药用菌的抗氧化和抗衰老活性，发现桑黄醇提物的清除超氧阴离子和过氧化氢自由基的能力以及对 PC12 细胞的衰老修复作用均优于其他食药用菌；桑黄的乙酸乙酯和正丁醇萃取物还表现出显著的抑制叠氮钠所致的 Neuro-2A 神经元细胞衰老的作用[20, 21]。

保肝

研究表明，桑黄对肝损伤和肝纤维化具有一定程度的保护作用。将桑黄粗提物灌胃给药用于四氯化碳所致肝损伤小鼠后，发现桑黄治疗组大鼠的肝细胞变性明显减轻，肝组织结构完好，血清氨基酸转移酶水平显著降低，蛋白合成能力增强，血清活性氧显著减少，肝组织超氧化物歧化酶活性提高，血清 IL-4 水平降低，IFN-γ 显著增高[22]。桑黄还能抑制肝纤维化大鼠肝脏内胶原纤维增生，明显降低血清氯基酸转移酶水平和胶原成分含量，促进人外周血单个核细胞生成 IFN-γ，并且呈浓度依赖性特征[23]。

降血糖

研究发现，桑黄多糖具有一定程度的降血糖作用。有研究将桑黄多糖作用于链脲佐菌素所致的 1 型糖尿病小鼠，灌胃给药第 3 周后，高剂量组小鼠的体重显著高于糖尿病模型组，接近空白组，饮水量有所下降，并且高剂量组（80mg/kg·bw）小鼠的血糖值较糖尿病组下降23.96%；实验末期，高剂量组葡萄糖耐量与糖尿病组相比提升31.02%，肝脏指数较糖尿病组提升 55.03%[24]。通过高脂肪、高果糖饮食诱导小鼠出现典型的糖尿病和胰岛素抵抗研究桑黄多糖的降血糖作用，结果发现桑黄多糖可显著降低小鼠的空腹血糖水平，改善糖耐量；恢复模型组降低的磷脂酰胆碱与磷脂酰乙醇胺的比例以及 S- 腺苷甲硫氨酸与 S- 腺苷高半胱氨酸的比例；刺激肠道细菌中卟啉单胞菌的增殖，并上调模型组血浆中的维生素 B_{12} 水平[25]。

抗炎

研究发现，桑黄及其活性成分具有较好的抗炎作用。将桑黄提取物作用于 LPS 刺激后的 RAW264.7 巨噬细胞和 3T3-L1 肥大脂肪细胞，结果发现桑黄提取物可抑制细胞中炎症介质 NO、TNF-α、IL-6 和 MCP-1 的产生，抑制巨噬细胞和脂肪细胞之间的相互作用，从而减轻脂肪组织中的炎症反应[26]。通过研究桑黄中分离得到的多酚类成分 hispolon 对 LPS 诱导的急性肺损伤小鼠的抗炎作用，发现小鼠肺部组织中炎症介质 NO、TNF-α、IL-1β 和 IL-6 的产量，组织学改变和蛋白质含量均下降，支气管肺泡灌洗液中的总细胞数也下降[27]。

桑黄的产品和应用

桑黄具有多种保健功效，可广泛应用于食品、药品和化妆品等多个领域。目前，桑黄主要以中药饮片的形式在市场销售，具有活血、止血、化饮、止泻的功效。同时也有不同类型的以桑黄为原料的功能性食品，如经超微粉碎后制成的桑黄超微粉和桑黄粉片，与其他成分复配后组成的桑黄汤剂组分茶、桑黄固体饮料和桑黄酸枣仁蜜丸等。桑黄菌粉还被用于口服液、胶囊、桑黄酒、桑黄茶等产品的开发。在韩国，桑黄被制成抗肿瘤药品、护肤品、桑黄清酒等。在日本，桑黄经超微粉碎后制成胶囊，或用于利尿剂的开发。美国也将桑黄制剂作为膳食补充剂进行销售，得到广大消费者的青睐。

参考文献

[1] 江苏新医学院. 中药大辞典 [M]. 上海: 海科学技术出版社. 1995.

[2] Baker JR, Kim JS, Park SY. Composition and proposed structure of a water-soluble glycan from the Keumsa Sangwhang mushroom (*Phellinus linteus*) [J]. Fitoterapia, 2008, 79（5）: 345-350.

[3] Yang Y, Zhang J, Liu Y, et al. Structural elucidation of a 3-O-methyl-D-galactose-containing neutral polysaccharide from the fruiting bodies of *Phellinus igninrlus*[J]. Carbohydrate Research, 2007, 342（8）: 1063-70.

[4] Yang Y, Ye L, Zhang J, et al. Structural analysis of a bioactive polysaccharide, PISP1, from the medicinal mushroom *Phellinus igniarius*[J]. Bioscience, Biotechnology, and Biochemistry, 2009, 73（1）: 134-9.

[5] Sun Y, Huo J, Zhong S, et al. Chemical structure and anti-inflammatory activity of a branched polysaccharide isolated from *Phellinus baumii*[J]. Carbohydrate Polymers, 2021（268）: 118214.

[6] 莫顺燕, 杨永春, 石建功. 桑黄化学成分研究 [J]. 中国中药杂志, 2003, 28（4）: 339-341.

[7] 吴长生. 药用真菌桑黄化学成分的研究 [D]. 济南: 山东大学, 2011.

[8] Ym RH, Zhao ZZ, Chen HP, et al. Tremulane sesqmterpenes from cultures of the fungus *Phellinus igniarius*, and their vascular-relaxing activities[J]. Phytochemistry Letters, 2014（10）: 300-303.

[9] Wu X, Lin S, Zhu C, et al. Homo-and heptanor-sterols and tremulane sesquiterpenes from cultures of *Phellinus igniarius*[J]. Journal of Natural Products, 2010, 73（7）: 1294-1300.

[10] 闫国卿. 中药桑黄和鼠妇化学成分研究 [D]. 合肥: 安徽大学, 2014.

[11] 刘安军, 任寅, 王稳航, 等. 水溶性桑黄多糖 PS1 的分离提取及免疫活性的研究 [J]. 现代生物医学进展, 2006, 6（11）: 14-17.

[12] 金培勇, 靳凤琳, 张海燕. 桑黄粗多糖对小鼠免疫功能影响的研究 [J]. 泰山医学院学报, 2010（6）:443-445.

[13] 石光, 安丽萍. 桑黄酸性多糖对 D- 半乳糖诱导小鼠的免疫调节作用研究 [J]. 中国免疫学杂志, 2022, 38（2）: 175-179.

[14] 张敏, 纪晓光, 贝祝春, 等. 桑黄多糖抗肿瘤作用 [J]. 中药药理与临床, 2006, 22（3）: 56-58.

[15] 丁云云, 刘锋, 施超, 等. 桑黄化学成分及体外抗肿瘤活性研究 [J]. 中国中药杂志, 2016, 41（16）: 3042-3048.

[16] 吕辉. 桑黄多糖及黄酮抗肿瘤活性比较研究 [J]. 中医学报, 2018, 33（1）: 27-29.

[17] 钱骅, 赵伯涛, 陈斌, 等. 桑黄子实体多糖、黄酮和多酚含量与抗氧化活性相关性 [J]. 食品工业科技, 2015, 36（12）: 104-108.

[18] Song YS, Kim SH, Sa JH, et al. Anti-angiogenic, antioxidant and xanthine oxidase inhibition activities of the mushroom *Phellinus linteus*[J]. Journal of Ethnopharmacology, 2003, 88（1）: 113-6.

[19] 王钦博, 杨焱, 冯娜, 等. 桑黄抗氧化活性化合物的分离纯化及结构解析 [J]. 天然产物研究与开发, 2013, 25（1）: 17-21.

[20] 汪雯翰, 张劲松, 杨焱, 等. 桑黄等十种食药用菌抗氧化和延缓衰老功效的比较研究 [J]. 天然产物研究与开发, 2013, 25（8）: 1027-1032.

[21] 汪雯翰, 张劲松, 杨焱, 等. Neuro-2A 神经元衰老细胞模型的构建及桑黄活性成分的筛选研究 [J]. 营养学报, 2012, 34（2）: 172-176.

[22] 张万国, 胡晋红, 蔡溱, 等. 桑黄对四氯化碳致大鼠肝损伤的保护作用 [J]. 中国药房, 2003, 14（5）: 267-269.

[23] 张万国, 胡晋红, 蔡溱. 桑黄调节细胞因子及其在抗肝纤维化中的意义 [J]. 中国新医药, 2003, 2（6）: 19-20.

[24] 史君君, 崔清美, 齐欣, 等. 桑黄多糖对 I 型糖尿病小鼠模型的影响 [J]. 延边大学农学学报, 2017, 39（3）: 33-38.

[25] Feng H, Zhang S, Wan JM, et al. Polysaccharides extracted from *Phellinus linteus* ameliorate high-fat

high-fructose diet induced insulin resistance in mice[J]. Carbohydrate Polymers, 2018（200）: 144-153.

[26]Zhang M, Xie Y, Su X, et al. *Inonotus sanghuang* polyphenols attenuate inflammatory response via modulating the crosstalk between macrophages and adipocytes[J]. Frontiers in Immunology, 2019（10）: 286.

[27]Huang CY, Deng JS, Huang WC, et al. Attenuation of lipopolysaccharide-induced acute lung injury by hispolon in mice, through regulating the TLR4/PI3K/Akt/mTOR and Keap1/Nrf2/HO-1 pathways, and suppressing oxidative stress-mediated ER stress-induced apoptosis and autophagy[J]. Nutrients, 2020，12（6）: 1742.

牛肝菌

Bolutus

牛肝菌不仅味道鲜美，而且具有保健功能和营养价值。其含有多种生物活性成分，如多糖、甾醇、多酚、黄酮、倍半萜等，具有抗肿瘤、调节免疫、抗氧化、保肝、抗菌等作用，深受大众的喜爱。

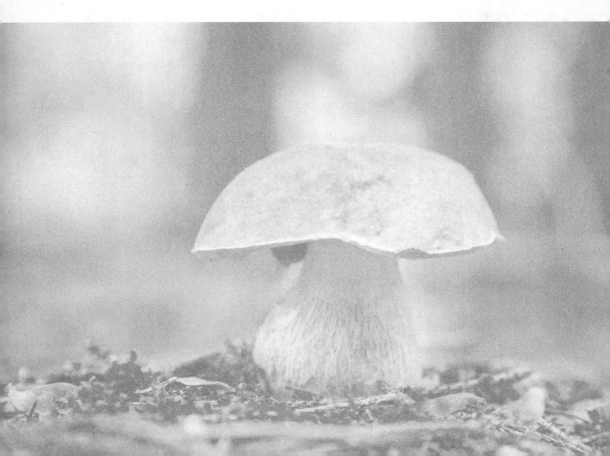

牛肝菌是伞菌目（Agaricales）牛肝菌科（Boletaceae）牛肝菌属（Boletus）大型真菌，肉质肥厚，因质地似牛肝而得名。牛肝菌属于外生菌根菌，是一种与高等植物共生的菌根真菌，对所寄生的植物具有选择特异性，菌根发育因素复杂，很难实现子实体在人工培养基上栽培，主要依靠采集野生资源获得。牛肝菌香气、味道、质地独特，是世界性美味野生食用菌，在全世界范围内均有分布，具有重要的食药用和经济价值。在我国，牛肝菌主要分布在云、贵、川、粤等地区，其中云南省牛肝菌产量最大、品质最优。牛肝菌科中最具经济价值的是小美牛肝菌（见手青、风手青、粉盖牛肝菌、华美牛肝菌）、铜色牛肝菌（黑牛肝）、黄皮疣柄牛肝菌（黄牛肝、黄癞头）、美味牛肝菌（大脚菇、白牛肝）等。

牛肝菌的活性成分

多糖

多糖是牛肝菌的主要活性成分之一，含量较高，具有调节免疫、抗氧化、抗疲劳、抗肿瘤等作用。

云南美味牛肝菌菌盖和菌柄多糖都是由阿拉伯糖、木糖、甘露糖、葡糖糖、半乳糖和鼠李糖组成[1]。从云南产铜色牛肝菌中提取的水溶性多糖 BAP，总糖和蛋白含量分别为 55.35% 和 16.78%，并含有少量糖醛酸和还原糖；BAP 主要由甘露糖、葡萄糖、半乳糖和岩藻糖组成。对 BAP 进行分离纯化，得到 3 种主要组分，即 BAP-1b、BAP-2a 和 BAP-3a，均为杂多糖且单糖组成相似，均含有甘露糖、葡萄糖、半乳糖和岩藻糖，但组成比例有所不同，均为含有 α 型和 β 型糖苷残基的吡喃糖[2]。从黑牛肝菌中分离纯化得到中性多糖 PPBAP Ⅰ 和酸性多糖 PBAP Ⅱ，二者多糖含量均大于 90%，是由葡萄糖、果糖、木糖和少量鼠李糖聚合而成的杂多糖[3]。黄皮疣柄牛肝菌多糖的结构中单糖组成为甘露糖、葡萄糖醛酸、半乳糖醛酸、葡萄糖、半乳糖、木糖、岩藻糖，重均分子量为 1.54×10^5 g/mol，是含有 α-1，6- 糖苷键以及 β- 型糖苷键的吡喃型多糖[4]。从牛肝菌中分离得到一种新型的冷水溶多糖 BEP，分子量为 6.0×10^6 g/mol，由半乳糖、葡萄糖、木糖、甘露糖、葡萄糖醛酸和半乳糖醛酸组成，为含有 α- 和 β- 葡萄糖苷键的酸性多糖，可通过线粒体途径抑制 MDA-MB-231 和 Ca761 细胞增殖并诱导其凋亡[5]。从野生美网柄牛肝菌中纯化得到的 BRS-X 多糖，分子量为 $1.5 \times 10^5 g/mol$，解析出其结构是以 α-1, 6- 半乳糖为主链，在半乳糖的 2 位碳上连接葡萄糖支链，且半乳糖与葡萄糖的比例为 5：1[6]。

甾醇

甾醇是一类重要的天然有机物质，对生物体生命代谢活动具有协同和调节作用，也是牛肝菌主要的活性成分之一，具有抗癌、抗菌、抗病毒等多种生物活性。

从云南考夫曼网柄牛肝菌分离得到了麦角甾醇、β- 谷甾醇和 5α, 8α- 过氧麦角甾醇等化合物，其中麦角甾醇具有较好的清除 DPPH 自由基能力[7]。从云南华丽牛肝菌中分离出了麦角甾 -7, 22- 二烯 -3β, 5β, 6β-3 醇、麦角甾 -4, 6, 8（14），22- 四烯 -3- 酮、麦角甾 -5, 7, 22- 三烯 -3β- 醇和麦角甾 -7, 22- 二烯 -3β- 醇等 7 种化合物[8]。从美柄牛肝菌中分离出了 3 种甾体类化合物，即 3β- 羟基 - 麦角甾醇 -5, 7, 22- 三烯、3β- 羟基 -5α, 8β- 过氧化麦角甾醇 -6, 22- 二烯和麦角甾 -7, 22- 二烯 -3β, 5α, 6α-3 醇[9]。远东疣柄牛肝菌色素的主要成分是麦角甾醇类化合物，显色物质是麦角甾 -4, 6, 8（14），22- 四烯 -3- 酮[10]。从云南紫色粉孢牛肝菌中可分离出麦角甾醇、麦角甾醇过氧化物等甾体化合物[11]。从栗色圆孔牛肝菌分离出了 3 种甾醇类化合物，即 β- 麦角甾醇、5α, 8α- 过氧化麦角甾 -6, 22- 二烯 -3β- 醇和麦角甾 - 二烯 -3β, 5β, 8β-3 醇[12]。从远东疣柄牛肝菌得到了 5 种甾体类化合物，即麦角甾 -7, 22- 二烯 -3β, 5α, 6β- 三醇、麦角甾醇过氧化物、麦角甾醇、麦角甾 4, 6, 8（14），22- 四烯 -3- 酮、麦角甾 -5, 7- 二烯 -3β- 醇[13]。从细粉绒牛肝菌中发现了（22E）- 麦角甾 -5, 7, 9（11），22- 四烯 -3β- 醇、麦角固醇、麦角甾 -5, 7- 二烯 -3β- 醇、（22E）- 麦角甾 -5, 8, 22- 三烯 -3- 醇、（22E）- 麦角甾 -7, 22- 二烯 -3β- 醇和麦角甾 -7- 烯 -3β- 醇等 7 种甾体化合物[14]。

多酚

牛肝菌中含有多酚化合物，具有抗氧化、抗衰老、抗肿瘤、抗炎、防辐射等多种生物活性。

从灰黑拟牛肝菌新鲜子实体中发现了 8 种酚类成分，分别是 3-（4-乙酰氧基苯）-1，2，4，7，8- 五乙酰氧基二苯并呋喃、3-（4- 乙酰氧基苯 -1，2，4- 三乙酰氧基 -7，8- 二羟基二苯并呋喃、3-（4- 羟基苯）-1，2- 二乙酰氧基 -4，7，8- 三羟基二苯并呋喃、2，3- 二乙酰氧基 -4'，4″，5，6- 四羟基对联三苯、对苯二酚、对羟基苯甲酸、茴香酸、对羟基苯甲醛[15]。从橙牛肝菌中得到了绒盖牛肝菌酸与彩斑酸化合物[16]。从粗网柄牛肝菌中发现了结构新颖的酚类化合物 ornatipolide[17]。此外，研究发现，点柄粘盖牛肝菌子实体中含有活性成分粘盖牛肝菌素，厚环粘盖牛肝菌中含有酚类成分厚环乳牛肝菌酚，红绒盖牛肝菌中的酚性成分绒盖牛肝菌酸和彩斑酸是该菌变蓝的主要原因。对铜色牛肝菌、双色牛肝菌、美味牛肝菌和灰褐牛肝菌 4 种云南野生牛肝菌中的 5- 磺基水杨酸、没食子酸、槲皮素、苯甲酸、儿茶素、咖啡酸、芦丁、绿原酸、原儿茶酸、肉桂酸等 10 种多酚类成分进行检测，发现不同牛肝菌中多酚的种类和含量有所差异，其中 5- 磺基水杨酸、儿茶素和肉桂酸在 4 种牛肝菌中均被检出，5- 磺基水杨酸含量最高，其含量分别为 986.88mg/100g、679.00mg/100g、1369.25mg/100g、1268.5mg/100g[18]。对黄牛肝菌、黄皮疣柄牛肝菌、美味牛肝菌和黑牛肝菌等 4 种牛肝菌子实体中的 18 种多酚类物质进行分析测定，发现 4 种牛肝菌子实体中所含多酚类物质的种类和含量存在差异，其中 5 - 磺基水杨酸、儿茶素和肉桂酸在 4 种牛肝菌中均被检出，5- 磺基水杨酸含量最高[19]。

黄酮

目前，关于牛肝菌黄酮类化合物的研究较少。黄酮化合物可将活泼有害的自由基还原为稳定无害的产物，能够有效清除体内的氧自由基。

研究表明，波兰黑褐牛肝菌和褐绒盖牛肝菌 80% 甲醇提取物中黄酮含量分别为 0.52mg/g 和 0.47mg/g[20]。土耳其美味牛肝菌中黄酮含量为 0.458μg/mg，红绒盖牛肝菌中黄酮含量为 0.442μg/mg，两种牛肝菌的甲醇提取物具有较高的金属离子螯合作用和 DPPH 自由基清除能力[21]。通过 D101 大孔树脂纯化工艺将黄酮纯度由 16.52% 提高到 49.77%，纯化后美味牛肝菌总黄酮的抗氧化能力显著增强[22]。

倍半萜

牛肝菌中含有萜类成分。从美柄牛肝菌子实体中鉴定出了 3 种倍半萜类化合物，即 O- 乙酰环核苷 A、cyclocalopin、环松醇[23]。从美柄牛肝菌中分离得到了 cyclocalopin D[24]。此外，还发现条孢牛肝菌中含有一系列的二萜和倍半萜化合物，如小牛肝菌素 A、小牛肝菌素 B、小牛肝菌素 C、小牛肝菌素 D、小牛肝菌素 E、香叶醇和金合欢醇衍生物[25]。

牛肝菌的药理作用

调节免疫

目前有关牛肝菌免疫调节功能的研究主要集中在牛肝菌多糖。黑牛肝菌精多糖（RBAP）对环磷酰胺免疫抑制小鼠的免疫功能有一定增强作用，与模型组相比，RBAP 能显著提高免疫抑制小鼠的脾脏和胸腺指数、碳粒廓清指数以及小鼠血清中细胞因子 IL-2 和 IFN-γ 的含量[3]。从野生美网柄牛肝菌中纯化得到的 BRS-X 多糖，在体外具有明显的免疫活性，能显著提高 T 细胞、B 细胞和 RAW264.7 细胞的增殖率，促进 B 细胞分泌免疫球蛋白，增强 RAW264.7 细胞的吞噬活性[6]。灌胃给予野生牛肝菌的提取液，能提高环磷酰胺免疫抑制小鼠血清溶血素、碳粒廓清指数、小鼠足趾迟发型变态反应（DTH）等指标，对环磷酰胺所致的免疫损伤小鼠的细胞免疫、体液免疫、非特异性免疫功能有明显的改善作用[26]。美味牛肝菌粗多糖可使正常小鼠体重显著提高，提高胸腺、脾脏的器官指数，提高小鼠血清中 IFN-γ、TNF-α 的含量，降低血清 CRP（C 反应蛋白）、IL-6 的含量；荧光定量 PCR（聚合酶链式反应）基因表达分析结果发现，美味牛肝菌粗多糖在 mRNA 水平上可提高 IL-8R 基因的相对表达量，降低 IL-6、TNF-α、CRP 基因的相对表达量，说明美味牛肝菌粗多糖可以通过调节细胞因子，控制调节免疫功能的基因表达量，从而发挥提高免疫作用[27]。

抗肿瘤

铜色牛肝菌水溶性多糖 BAP 可有效抑制 S180 实体瘤的生长并保护免疫器官，提高 S180 荷瘤小鼠的脾脏细胞因子水平，提高 T 淋巴细胞亚群的分布并减轻宿主炎症反应，诱导 S180 肿瘤细胞凋亡。水溶性多糖 BAP 与 CTX 在体内对 S180 细胞具有显著的协同抗肿瘤作用，并可缓解 CTX 产生的副作用[2]。黑牛肝菌精多糖 RBAP 能抑制荷瘤小鼠肉瘤增殖，显著提高荷瘤小鼠的脾脏、胸腺指数，以及血清中细胞因子 IL-2 和 TNF-α 的含量，对 S180 荷瘤小鼠的免疫功能有一定增强作用，并可能通过免疫调节来抑制肿瘤增殖[3]。从黄白粘盖牛肝菌乙酸乙酯粗取物中分离得到的粘盖牛肝菌素，对人肿瘤细胞增殖具有明显抑制作用，尤其对人肝癌细胞的增殖抑制作用最为明显，并且增殖抑制的作用机制主要是通过诱导细胞凋亡的途径实现的[28]。腹腔注射美味牛肝菌多糖可显著增加 S180 荷瘤小鼠中枢免疫器官胸腺和脾脏器官质量，促进淋巴细胞增生，提高机体的免疫功能；增加供试小白鼠外周血中的白细胞总数，显著提高红细胞中 SOD 的活性，促进脾淋巴细胞转化，延长 S180 荷瘤小鼠的生命，具有明显的抗 S180 肿瘤效应[29]。

抗氧化

牛肝菌中的多糖、黄酮、多酚等都具有抗氧化作用。通过测定小鼠血清、心脏、肝脏及肾脏中蛋白质含量、TAOC、MDA 含量、SOD 活性和 GSH-Px 活性等，发现美味牛肝菌黄酮提取物有助于增强机体清除自由基的能力，具有抗氧化作用[30]。牛肝菌多酚抗氧化活性强，不同种类牛肝菌多酚抗氧化活性高低不同，其中黄牛肝菌对自由基吸收能力和细胞抗氧化活性均最高[31]。铜色牛肝菌、双色牛肝菌、美味牛肝菌和灰褐牛肝菌 4 种云南野生牛肝菌多酚对 DPPH 自由基、ABTS 自由基和羟自由基都具有很好的清除能力，并且清除能力与多酚浓度呈现量效关系，其中铜色牛肝菌多酚的抗氧化活性最好，灰褐牛肝菌相对其他牛肝菌抗氧化活性较差[18]。黑牛肝菌多糖能有效提高 SOD 活性，降低 MDA 含量，对急性酒精损伤小鼠的心脏和脾脏有一定的保护作用[32]。美味牛肝菌、乳牛肝菌和褐绒盖牛肝菌 3 种野生牛肝菌乙醇提取物具有较强的还原力和抗脂质过氧化作用，并有一定的清除自由基能力，其中多酚是主要的抗氧化物质[33]。美味牛肝菌多糖在浓度为 0.1g/L 时具有较强的清除自由基能力，并且随浓度的增大其抗氧化作用增强[34]。

保肝

美味牛肝菌多糖可降低血清谷草转氨酶和谷丙转氨酶的活性及肝脏丙二醛的含量，提高肝脏抗氧化能力，对四氯化碳引起的小鼠急性肝损伤具有一定的保护作用[35]。同时，美味牛肝菌多糖还可降低 2 型糖尿病大鼠的血脂含量以及血清中肝内酶的活性，有效减轻 2 型糖尿病大鼠的肝损伤[36]。

抗菌

黄皮疣柄牛肝菌乙醇提取物可以有效延缓五花肉中细菌总数的增加，延长食品的货架期[19]。黄牛肝菌粗提物对异丝腐霉、黑胫病菌和青枯病菌均有抑制活性[37]。红柄牛肝菌提取液对金黄色葡萄球菌、大肠埃希菌、枯草芽孢杆菌均有明显的抑制效果[38]。

其他作用

美味牛肝菌粗多糖可降低小鼠血清中尿素氮的含量，提升小鼠血清中血糖含量及乳酸脱氢酶的活性，并能延长小鼠负重游泳的时间，具有抗疲劳的功效[39]。黄牛肝菌分离得到的黄牛肝菌凝集素，可快速凝集兔血红细胞[40]。小美牛肝菌能显著降低高脂血症大鼠血清中 TC、LDL-C、TG 的含量，并能显著提高 HDL-C 的含量，具有明显的降血脂功能[41]。

牛肝菌的产品和应用

目前，市场上以牛肝菌为原料开发的产品多以初加工为主（如新鲜牛肝菌经简单清洗、分拣、包装后便可进入市场；牛肝菌经热风干燥或冷冻保藏可加工成半成品，以便于长期贮存；还可简单加工成调味料、风味酱及发酵酒等常见的产品形式，其中干制和罐制牛肝菌产品占比最大），尚缺乏牛肝菌精深加工产品，以牛肝菌生物活性成分开发的保健食品、药品及化妆品等产品的开发较滞后。

参考文献

[1]Zhang L, Hu Y, Duan XY, et al. Characterization and antioxidant activities of polysaccharides from thirteen boletus mushrooms[J]. International Journal of Biological Macromolecules, 2018（113）：1-7.

[2] 郑金玲. 铜色牛肝菌多糖的制备及其小鼠体内抗肿瘤活性的研究 [D]. 昆明：昆明理工大学，2021.

[3] 喻晨. 黑牛肝菌多糖对小鼠免疫活性作用的影响 [D]. 南京：南京师范大学，2017.

[4] 樊莹润，郑婷婷，李泽林，等. 黄皮疣柄牛肝菌多糖结构鉴定及对小鼠盲肠与粪便中短链脂肪酸影响 [J]. 食品科学，2022，43（11）：7.

[5]Meng T, Yu SS, Ji HY, et al. A novel acid polysaccharide from Boletus edulis: extraction, characteristics and antitumor activities in vitro [J]. Glycoconjugate Journal, 2021（38）：13-24.

[6] 粟思源. 美网柄牛肝菌的鉴定及其多糖（BRS-X）的结构鉴定、免疫活性及抗肿瘤活性机制的研究 [D]. 重庆：西南师范大学，2019.

[7] 王林，孔凡栋，马青云，等. 考夫曼网柄牛肝菌子实体的化学成分 [J]. 热带生物学报，2017，8（4）：466-473.

[8] 胡琳，刘吉开，王芳芳. 华丽牛肝菌子实体的化学成分 [J]. 云南民族大学学报（自然科学版），2015，24（2）：94-97.

[9] 左伟，罗都强. 美柄牛肝菌子实体的化学成分研究 [J]. 安徽农业科学，2010，38（5）：2356-2357，2361.

[10] 方琼. 远东疣柄牛肝菌色素的提取、性质、成分分析及发酵条件优化 [D]. 重庆：西南大学，2012.

[11] 吴少华，陈有为，杨丽源，等. 紫色粉孢牛肝菌化学成分研究 [J]. 中药材，2009，32（2）：226-228.

[12] 万辉，孙荣奇，吴达俊，等. 栗色圆孔牛肝菌中的三种甾醇成分 [J]. 天然产物研究与开发，1999，11（6）：18-21.

[13] 高锦明，沈杰，张鞍灵，等. 远东疣柄牛肝菌的化学成分 [J]. 有机化学，2003，23（8）：853-857.

[14]Toi K, Yaoita Y, Kikuchil M. Constituents of mushrooms. XXVII. sterol constituents from the fruiting body of Boletus pulverulentus [J]. Journal of Tohoku Pharmaceutical University, 2007（54）：49-52.

[15] 胡琳，丁智慧，刘吉开. 灰黑拟牛肝菌的化学成分 [J]. 云南植物研究，2002，24（5）：667-670.

[16]Kahner L, Dasenbrock J, Spiteller P, et al. Polyene pigments from fruit-bodies of Boletus laetissimus and B. rufo-aureus（basidiomycetes）[J]. Phytochemistry, 1998（49）：1693-1697.

[17]Shibas H, Fukda T, Wada T, et al. A novel phenolic metabolite from the basidiomycete, Boletus ornatipes [J]. Bioscience Biotechnology & Biochemistry, 1996, 62（7）：1432-1434.

[18] 徐胜平，刘雨阳，吴素蕊，等. 4 种云南野生牛肝菌的多酚含量及其抗氧化活性 [J]. 中国食用菌，2015，34（6）：54-59.

[19] 侯玉艳. 牛肝菌多酚的提取及生物活性研究 [D]. 昆明：昆明理工大学，2015.

[20]Gasecka M, Rzymski P, Mleczek M, et al. The relationship between metal composition, phenolic acid and flavonoid content in Imleria badia from non-polluted and polluted areas [J]. Journal of Environmental Science and Health, Part B, 2017, 52（3）：171-177.

[21]Sarikurkcu C, Tepe B, Yamac M. Evaluation of the antioxidant activity of four edible mushrooms from the Central Anatolia, Eskisehir-Turkey: Lactarius deterrimus, Suillus collitinus, Boletus edulis, Xerocomus chrysenteron[J]. Bioresource Technology, 2008, 99（14）：6651-6655.

[22] 郭磊，加依达尔·努尔哈买提，岳家梦，等. 美味牛肝菌总黄酮大孔树脂纯化工艺及抗氧化活性研究 [J]. 中国食品添加剂，2020（1）：85-91.

[23] 左伟，罗都强. 美柄牛肝菌子实体的化学成分研究 [J]. 安徽农业科学，2010，38（5）：2356-2357，2361.

[24]Hellwing V, Dasenbrock J, Graf C, et al. Calopins and cyclocalopins-bitter principles from Boletus calopus and related mushrooms[J]. European Journal of Organic Chemistry, 2002（17）：2895-2904.

[25]Toyota M, Hostettmann K. Antifungal diterpenic esters from the mushroom Boletinus cavipes [J]. Phytochemistry, 1990, 29（5）：1485-1489.

[26] 刘佳，高敏，殷忠，等. 野生牛肝菌营养成分分析及对小鼠免疫功能的影响 [J]. 微量元素与健康研究，2007，24（1）：5-7.

[27] 刘晏瑜. 美味牛肝菌抗肿瘤作用及免疫功能初步探究 [D]. 长春：吉林农业大学，2014.

[28]Liu FY, Luo KW, Yu ZM, et al. Suillin from the mushroom Suillus placidus as potent apoptosis inducer inhuman hepatoma epG2 cells [J]. Chemico-biological interactions, 2009, 181（2）：168-174.

[29] 唐薇，鲁新成. 美味牛肝菌多糖的生物活性及其抗 S-180 肿瘤的效应 [J]. 西南师范大学学报（自然科学版），1999，24（4）：478-481.

[30] 崔福顺，张华，李官浩，等. 美味牛肝菌黄酮类提取物体内抗氧化作用研究 [J]. 食品科技，2014，39（8）：201-205.

[31] 王晶波，杨倬，秦文，等. 牛肝菌多酚细胞抗氧化活性评价模型研究 [J]. 中国食品学报，2021，21（6）：273-279.

[32] 赵云霞，陶明煊，郭永月，等. 黑牛肝菌多糖对酒精性损伤小鼠心脏及脾脏抗氧化作用的研究 [J]. 南京师大学报，2014，37（1）：133-136.

[33] 李娟，李平，卜可华. 几种牛肝菌抗氧化能力的研究 [J]. 中国食品添加剂，2007（1）：49-53.

[34] 李志洲. 美味牛肝菌多糖的抗氧化性 [J]. 食品与发酵工业，2007，33（4）：49-51.

[35] 郑俏然，张恒，李文峰，等. 美味牛肝菌多糖对急性肝损伤小鼠的保肝作用 [J]. 食品与机械，2019，35（12）：141-145.

[36] 肖艳红，徐倩，周晓慧，等. 美味牛肝菌多糖对 2 型糖尿病大鼠肝损伤的改善作用 [J]. 食品工业科技，2018，39（11）：297-300+313.

[37] 高现亮，罗华元，梅友坤，等. 多种食用菌粗提液对烟草病原菌的抑制效果 [J]. 中国食用菌，2014，33（3）：34-37.

[38] 王丰，范余娟. 5 种长白山有毒真菌提取液的抑菌杀虫活性 [J]. 江苏农业科学，2015，43（3）：126-129.

[39] 李娜. 泰山美味牛肝菌多糖提取纯化及功能研究 [D]. 泰安：山东农业大学，2008.

[40] 鲍小敏，卢帮敏，鲍锦库. 黄牛肝菌凝集素的分离纯化及部分性质 [J]. 四川大学学报（自然科学版），2015，52（2）：409-415.

[41] 王一心，杨桂芝，狄勇华. 华美牛肝菌对高脂血症大鼠血脂及抗氧化作用的影响 [J]. 现代预防医学，2004，31（4）：479-480.

食用菌
营养健康功能的现代研究

白灵菇

Pleurotus tuoliensis

白灵菇含有丰富的蛋白质、多糖、脂肪酸等多种营养成分，还含有丰富的维生素（主要含维生素D）、食用纤维，以及钙、铁、锌、锰等多种矿质元素和微量元素，具有镇咳、消炎、防治肿瘤、降血脂、降血糖、抗氧化、改善免疫系统等功效。近年来，白灵菇被列为我国最具开发潜力的十大珍稀食用菌之一，是上佳的天然绿色保健食品，受到市场的广泛欢迎。

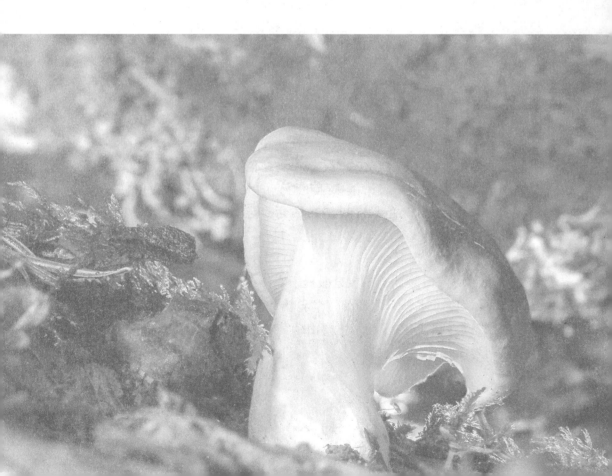

白灵菇是白灵侧耳的商品名，又名天山神菇、翅鲍菇、白灵芝菇、克什米尔神菇等，因其形状近似灵芝、全身纯白色而得名，是一种珍稀的食药用大型真菌。白灵菇子实体洁白如雪，开如灵芝，食如鲍鱼，肉质鲜嫩，口感脆滑，味道鲜美，风味独特，有"草原上的牛肝菌"之美誉。白灵菇是一种腐生或寄生性菌类，在自然界中常生长在伞形科阿魏植物根茎上，是干旱草原上具有代表性的珍稀食用菌。1983年，我国对其进行组织分离，驯化栽培获得成功，取名阿魏蘑。1996年，北京引种试栽成功，经鉴定确认为白灵侧耳，后取商品名为白灵菇。目前，我国年产量可达几十万吨。

白灵菇的活性成分

多糖

多糖是白灵菇中含量很高的活性成分之一。白灵菇多糖主要由甘露糖、葡萄糖、半乳糖组成，在体内和体外均表现出较好的免疫活性和抗氧化、抗肿瘤活性，能够增强人体免疫力、调节人体生理平衡、延缓衰老。

白灵菇中不同多糖组分的分子量大小及单糖组成差异明显。白灵菇多糖 PNPA 的分子量为 1.05×10^5 g/mol，由 1，3-葡萄糖、1，3，6-半乳糖和末端甘露糖组成[1]。白灵菇菌丝体酸提多糖（Ac-MZPS）和碱提多糖（Al-MZPS）均由甘露糖、半乳糖和葡萄糖组成，二者的摩尔比不同；而酶提多糖（En-MZPS）主要由阿拉伯糖、甘露糖、半乳糖和葡萄糖组成[2]。从白灵菇发酵液中纯化得到的大分子量多糖 PNPS，分子量为 5.01×10^6 g/mol，主要由 89.22% 的葡萄糖、5.6% 的甘露糖和 5.18% 的半乳糖组成，糖残基的连接方式包含 1，4-β-D-葡萄糖、T-α-D-葡萄糖、1，6-α-D-半乳糖、1，3，6-α-D-甘露糖、1，3-β-D-葡萄糖和 1，6-α-D-葡萄糖[3]。白灵菇酸提子实体多糖的分子量为 1.97×10^6 g/mol，由鼠李糖、木糖、葡萄糖、半乳糖和甘露糖组成[4]。从白灵菇发酵液中制备得到的胞内多糖，主要由葡萄糖、半乳糖、甘露糖组成，其含量分别为 32%、39%、23%[5]。

蛋白质

白灵菇子实体干品中蛋白质含量约占 15%，富含 17 种氨基酸，其中含人体必需氨基酸 8 种，占氨基酸总量的 35%，并且赖氨酸、苯丙氨酸和谷氨酸含量明显高于其他侧耳属品种，必需氨基酸和非必需氨基酸的比值为 0.66，氨基酸组成合理，可以作为氨基酸补充剂的原料来源。

白灵菇蛋白 WOMP，得率为 10.28%，含有 17 种氨基酸，总氨基酸含量为 810.40mg/g，必需氨基酸含量为 322.86mg/g，必需氨基酸占总氨基酸的比例为 39.84%。WOMP 的二级结构中 α- 螺旋的相对含量为 53%，β- 折叠的相对含量为 11%，β- 转角的相对含量为 14%，无规卷曲的相对含量为 23%，其分子质量分别为 48.9kDa、26.3kDa、16.4kDa、10.9kDa[6]。从白灵菇中分离纯化到一种溶血蛋白，其分子量为 27kD，具有很强的兔血细胞溶血活性，能够诱导肿瘤细胞凋亡和抗 HIV-1[7]。白灵菇中的溶血蛋白对 Lu-04 肺癌细胞、Bre-04 乳腺癌细胞、HepG₂ 肝癌细胞均有较强的抑制作用。

风味成分

白灵菇中的风味物质主要包括硫类、醇类、醛类、酮类以及少量其他物质，其中醇类是对其风味产生主要影响的成分，包括 1- 辛烯 -3- 醇、2- 辛烯 -1- 醇、香叶醇、正辛醇、2- 壬烯 -1- 醇等，占风味成分总量的 30.90%。

1- 辛烯 -3- 醇具有土味及蘑菇味，普遍存在于所有的食用菌中，是白灵菇预煮液中含量最多的挥发性成分，也是白灵菇味道鲜美，得有"素鲍鱼"之称的主要原因之一，同时也是其具有浓郁蘑菇风味的主要原因之一[8]。采用超临界 CO_2 萃取白灵菇中的挥发性风味成分，通过气相色谱 – 质谱联用技术（GC–MS）分析萃取物，鉴定出 16 种主要成分，包括（Z）-9- 十六碳烯酸、十六烷酸、亚油酸、8- 十八碳烯酸等，其中亚油酸的含量最高，占挥发性风味成分总量的 64.7%[9]。

其他成分

从白灵菇中分离得到了白灵侧耳纤溶酶，其最适温度为 25℃，pH 为 8。通过与尿激酶的对比发现，该酶不仅对纤维蛋白平板有溶解能力，而且对加热过的纤维蛋白平板也具有溶解能力，表明其具有纤溶酶和激活纤溶酶原的作用[10]。白灵菇中含有多酚氧化酶PPO，其最适pH为5.6、最适温度为40℃，加热可钝化其活性[11]。

从白灵菇中分离纯化得到9种化合物，分别是麦角甾醇、尿嘧啶、麦角甾醇–3–O–β–D–葡萄糖苷、啤酒甾醇、脑苷脂B、5'–甲基硫代腺苷、腺嘌呤核苷、尿嘧啶核苷、次黄嘌呤[12]。从白灵菇液体发酵及固体发酵物中分离得到9种化合物，即环（苯丙氨酸–脯氨酸）二肽、α–葡萄糖、月桂酸、10，12–二羟基–8（E）–十八碳烯酸、化合物5、邻苯二甲酸正丁酯、邻苯二甲酸异丁酯、新肌醇、β–D–葡萄糖等，其中化合物10，12–二羟基–8（E）–十八碳烯酸对肿瘤细胞MCF–7、B16和S180的增殖具有显著抑制作用[13]。白灵菇还富含钾、钠、钙、磷、镁、锰、锌、铜、硒等多种矿物元素，其中钙、镁的含量分别高达19.95mg/kg和67.34mg/kg。

白灵菇的药理作用

调节免疫

目前，有关白灵菇免疫调节功能的研究主要集中在白灵菇多糖。在体内和体外实验中，白灵菇多糖均表现出较好的免疫活性，具有特异性以及非特异性免疫活性。白灵菇多糖对小鼠脾淋巴细胞的增殖具有促进作用，随着样品浓度的提高，其对小鼠脾淋巴细胞的增殖活性的促进作用逐渐增强[14]。白灵菇多糖组分PN-S可以诱导巨噬细胞RAW264.7的增殖[15]。白灵菇多糖PN50G组分具有双向免疫调节作用，可以增强巨噬细胞RAW264.7的吞噬作用，诱导巨噬细胞产生TNF-α、IL-6、IL-10、诱导型iNOS，促进信使RNA表达，从而提高免疫活性。在过度免疫实验模型下，PN50G呈剂量依赖性地降低脂多糖诱导的RAW264.7巨噬细胞的促/抗炎（IL-6/IL-10、TNF-α/IL-10、NO/IL-10）细胞因子分泌比例，抑制LPS诱导的巨噬细胞免疫过度活性[16]。

抗肿瘤

白灵菇多糖具有明显的抗肿瘤功能。研究表明，白灵菇多糖PN50G组分可以诱导A549肺腺癌细胞的线粒体凋亡，导致A549细胞自噬，从而抑制肿瘤生长，其作用机制主要是通过线粒体介导途径以及抑制雷帕霉素的靶点 mTOR 通路（AMPK/PI3K/AKTmTOR）实现的[17, 18]。白灵菇的石油醚以及乙酸乙酯萃取物都具有抗氧化活性，其粗提物对人卵巢癌 HO-8910 及人肝癌细胞 7721 均具有抑制作用[19]。白灵菇多糖 PNA-2 对 HepG2 肝癌细胞具有显著的抑制作用，能够诱导 HepG2 细胞凋亡，对 HepG2 细胞的 DNA 造成显著伤害，并将其阻滞在 G0/G1 期；通过线粒体膜电位和 qRT-PCR 结果分析，PNA-2 可能通过线粒体途径诱导 HepG2 凋亡[20]。白灵菇粗多糖可以明显抑制肉瘤 S180 细胞生长，腹膜内注射可以使 S180 荷瘤小鼠的寿命延长 11.76%~27.06%[21]。用 0.2g/kg、0.4g/kg、0.8g/kg 3 个剂量的白灵菇子实体多糖对荷 S180 实体瘤小鼠进行灌胃，结果发现其对肿瘤的抑制率分别达 65.4%、68.7% 和 50.1%，同时能明显提高荷瘤小鼠的胸腺指数和脾指数，表明其是一种具有开发前途的抗肿瘤活性多糖[22]。白灵菇中的溶血蛋白对 Lu-04 肺癌细胞、Bre-04 乳腺癌细胞、HepG2 肝癌细胞均有较强的抑制作用[7]。甾体类化合物麦角甾醇、麦角甾醇 -3-O-β-D- 葡萄糖苷、啤酒甾醇和脑苷脂类化合物脑苷脂 B 可以不同程度地抑制乳腺癌细胞 MCF-7 增殖，并且随化合物浓度的增大抑制作用逐渐增强，其中麦角甾醇抑制乳腺癌细胞 MCF-7 活性最好，可能是通过阻滞细胞周期以及通过线粒体途径诱导细胞凋亡而发挥抑制乳腺癌细胞 MCF-7 增殖作用的[12]。

抗氧化

目前，关于白灵菇抗氧化活性研究主要集中在多糖。白灵菇多糖在体外和体内都表现出较强的抗氧化能力，部分小分子化合物也表现出一定的抗氧化活性。白灵菇多糖可有效提高力竭游泳小鼠的抗疲劳能力，减轻运动引起的心肌、肝脏、骨骼肌和氧化应激损伤，提高机体的抗氧化能力。白灵菇多糖溶液以浓度依赖性方式提高小鼠的力竭游泳时间，降低小鼠血清 AST、ALT 和 CK 水平，并显著减少骨骼肌的病理变化，升高力竭游泳小鼠体内 SOD、CAT 和 GSH-PX 的水平，并降低 MDA 水平，提高小鼠血清总抗氧化活性[23]。通过超声波辅助提取法得到的白灵菇多糖在质量浓度 4mg/ml 时，清除羟基自由基和 DPPH 自由基的能力分别为 98.39% 和 60.8%，具有较强的体外抗氧化活性[24]。白灵菇菌丝体酸提多糖（Ac-MZPS）、碱提多糖（Al-MZPS）和酶提多糖（En-

MZPS）都具有较强的抗氧化能力，其中 Ac–MZP 清除羟基自由基的能力最强，En–MZPS 的还原力和清除 DPPH 自由基的能力较强[2]。白灵菇中的小分子成分如白灵菇乙酸乙酯萃取物，对 DPPH·、ABTS+·、·O_2^-以及·OH4 种自由基都具有较强的清除效果，并呈现剂量 – 效应关系，具有较强的抗氧化能力[12]。

抗衰老

白灵菇多糖还具有延缓衰老、改善记忆能力的功效，其机制可能是通过抗氧化活性发挥作用的。在培养基中添加 0.5% 的白灵菇多糖能明显延长果蝇的寿命，用 0.5% 的白灵菇多糖喂养果蝇 30 天后，雌性和雄性果蝇体重分别比对照组显著增加 12.02% 和 18.77%，逆重力爬行能力分别显著提高 44.71% 和 34.80%。果蝇体内抗氧化性测定结果显示，用 0.5% 的白灵菇多糖喂养 30 天的雌性和雄性果蝇，其体内 SOD、CAT 活性均升高，MDA 含量下降，推测白灵菇多糖可通过提高抗氧化酶活性、减少脂质过氧化作用，从而达到延缓果蝇衰老、延长其寿命的作用[25]。白灵菇多糖中、高剂量组可改善 D- 半乳糖致衰老模型小鼠的学习记忆能力，与衰老小鼠模型组比较，正常对照组、吡拉西坦（脑复康）治疗组以及白灵菇多糖中、高剂量组小鼠脑组织 SOD 活性明显增强、MDA含量明显减少，推测其改善学习记忆能力的作用可能与多糖的抗氧化作用有关[26]。

抗疲劳

白灵菇多糖具有延缓疲劳，延长机体运动时间的功能。研究表明，白灵菇多糖可浓度依赖性地提高小鼠的力竭游泳时间，有效提高力竭游泳小鼠的抗疲劳能力，减轻运动引起的心肌、肝脏、骨骼肌和氧化应激损伤[23]。白灵菇多糖能够加强机体的恢复能力，延长机体运动时间，显著增强肝组织线粒体 Na^+–K^+–ATP 酶和 Ca^{2+}–Mg^{2+}–ATP 酶的活性；恢复 12 小时后，肝组织中 NOS 活性、NO 含量恢复原指标；灌胃白灵菇多糖后大鼠力竭时间显著延长[27]。以白灵菇开发运动饮料，小鼠经灌胃运动饮料 30 天后，小鼠负重游泳时间显著延长，游泳 10 分钟及游泳10 分钟休息 20 分钟后，小鼠灌胃剂量越大，小鼠血乳酸值下降越大，表明白灵菇运动饮料具有抗运动性疲劳功能，可有效减少运动员的疲劳

食用菌
营养健康功能的现代研究

感，有助于长跑运动员的疲劳恢复[28]。另外，白灵菇多糖还能降低血液中肌酸激酶的含量，减少肌酸分泌，减轻肌肉酸痛和肌肉疲劳[29]。

降血脂

研究表明，白灵菇多糖可使高脂血症小鼠的脂代谢得到改善，具有降血脂、保肝护肝和预防肝损伤的作用[2]。灌服白灵菇菌丝体多糖能够显著改善高脂血症小鼠肝脏中 GSH-Px、SOD、CAT 的活性和 TAOC，降低 MDA 和 LPO 的含量。小鼠血清中 ALT、AST、ALP 和 LDL-C、VLDL-C（极低密度脂蛋白胆固醇）、TC、TG 水平均显著降低，HDL-C 水平显著升高；小鼠肝脏形态学及组织病理学切片随白灵菇锌多糖浓度的增加而逐渐趋于正常。

其他作用

研究表明，白灵菇多糖可通过改善内源性抗氧化物质和抑制心肌细胞凋亡而对心肌缺血 / 再灌注损伤起保护作用，具有保护心血管的功效[30]。白灵菇中的维生素 D_2 等生物组分可减少胸腺和脾脏细胞凋亡，具有很好的抗辐射作用。白灵菇蛋白质、热水提取物和多糖成分可明显降低血浆总胆固醇和收缩压水平，具有抗高血压的功效。

白灵菇的产品和应用

白灵菇组织紧实，肉质爽滑细嫩，嚼劲齿感，近似鲍鱼；耐炒耐煲，涮炖皆宜，味道独特；外观洁白、无公害；菇体粗纤维含量高，保鲜性能好、耐贮藏。目前，市场上以白灵菇为原料开发的产品种类较少，多以初加工为主，包括白灵菇保鲜产品、干品（干片）、速冻产品、罐头产品、盐渍产品、复合调味品、休闲食品以及菇酒、熟食菇片、汤料等系列产品。

参考文献

[1]Yan BJ, Jing LY, Wang J. A polysaccharide（PNPA）from *Pleurotus nebrodensis* offers cardiac protection against ischemia‐reperfusion injury in rats[J]. Carbohydrate Polymers, 2015（133）: 1-7.
[2]许诺. 白灵菇菌丝体锌多糖抗氧化和降血脂能力研究 [D]. 泰安: 山东农业大学, 2017.
[3]Gao YY, Guo QB, Zhang KL, et al. Polysaccharide from *Pleurotus nebrodensis*: Physicochemical, structural characterization and in vitro fermentation characteristics[J]. International Journal of Biological

Macromolecules, 2020, 165（Pt B）: 1960-1969.

[4] 董洪新，吕作舟. 阿魏侧耳酸提水溶性多糖的研究 [J]. 微生物学报，2004，44（1）: 101-103.

[5] 李赟. 五种中草药提取液对白灵菇深层发酵多糖的影响 [D]. 兰州: 甘肃农业大学，2009.

[6] 张艳荣，高宇航，刘婷婷，等. 白灵菇蛋白提取及功能特性和结构分析 [J]. 食品科学，2018，39（14）: 42-50.

[7] 孔杨. 白灵菇溶血蛋白（*Pleurotus nebrodensis* hemolysin）的分离纯化及抗肿瘤抗病毒性质研究 [D]. 成都: 四川大学，2007.

[8] 薛淑静，李露，关健，等. 白灵菇预煮液主要营养与风味分析评价 [J]. 农产品加工学刊（下），2013（10）: 81-83.

[9] 兰蓉，危晴，马越，等. 白灵菇风味成分的超临界 CO_2 萃取研究及 GC-MS 分析 [J]. 食品科技，2012，37（3）: 283-286.

[10] 鞠秀云，曹成亮，蒋继宏，等. 白灵侧耳纤溶酶的纯化及酶学性质分析 [J]. 菌物学报，2010，29（3）: 403-408.

[11] 李慧慧，李超，薛志辉，等. 白灵菇多酚氧化酶的特性研究 [J]. 农业机械，2013（3）: 82-84.

[12] 郝静凤. 白灵菇中小分子活性成分的分离纯化及其生物活性研究 [D]. 天津: 天津大学，2017.

[13] 李天舟. 白灵侧耳发酵产物化学成分的研究 [D]. 长春: 吉林农业大学，2015.

[14] 李志涛，孙金旭，王倩，等. 白灵菇多糖的提取及其免疫活性研究 [J]. 食品研究与开发，2017，38（7）: 3.

[15] Cui HY, Wang CL, Wang YR, et al. The polysaccharide isolated from *Pleurotus nebrodensis*（PN-S）shows immune-stimulating activity in RAW264.7 macrophages[J]. Chinese Journal of Natural Medicines, 2015, 13（5）: 355-360.

[16] Wang CL, Cui HY, Wang YR, et al. Bidirectional immunomodulatory activities of polysaccharides purified from *Pleurotus nebrodensis* [J]. Inflammation, 2014, 37（1）: 83-93.

[17] Cui HY, Wang CL, Wang YR, et al. *Pleurotus nebrodensis* polysaccharide induces apoptosis in human non-small cell lung cancer A549 cells[J]. Carbohydrate Polymers, 2014（104）: 246-252.

[18] Cui HY, Wu SF, Shang YF, et al. *Pleurotus nebrodensis* polysaccharide（PN50G）evokes A549 cell apoptosis by the ROS/AMPK/PI3K/AKT/mTOR pathway to suppress tumor growth[J]. Food & Function, 2016（7）: 26-45.

[19] 郑琳，蒲训，毕玉蓉. 白阿魏侧耳子实体抗氧化活性的研究 [J]. 中国食用菌，2003，22（1）: 23-26.

[20] 孙艳萍. 白灵菇碱提多糖的纯化及其抗癌活性的研究 [D]. 天津: 天津科技大学，2015.

[21] Cha YJ, Alam N, Lee JS, et al. Anticancer and immunopotentiating activities of crude polysaccharides from *Pleurotus nebrodensis* on mouse sarcoma 180[J]. Mycobiology, 2012, 40（4）: 236-243.

[22] 辛晓林，黄清荣，王淑芳. 白灵侧耳子实体多糖抗肿瘤活性研究 [J]. 江苏农业科学，2003（4）: 83-84.

[23] 贾靖. 白灵菇多糖对运动小鼠氧化应激的影响 [J]. 基因组学与应用生物学，2020，39（2）: 895-901.

[24] 王耀辉，王景雪，邱现创，等. 响应面法优化白灵菇多糖超声辅助提取工艺及其体外抗氧化性 [J]. 食品工业科技，2017，38（10）: 6.

[25] 王耀辉. 白灵菇多糖提取工艺优化及其抗氧化活性研究 [D]. 太原: 山西大学，2017.

[26] 李爱红，陈鑫，郭爱松. 白灵菇真菌多糖对衰老模型小鼠学习记忆能力、脑组织超氧化物歧化酶活性和丙二醛含量的影响 [J]. 临床神经病学杂志，2012，25（2）: 3.

[27] 邱娟. 白灵菇多糖对力竭运动大鼠抗疲劳和抗氧化作用研究 [J]. 食品研究与开发，2017，38（17）: 179-182.

[28] 马月群，李洪. 白灵菇运动饮料研制及其抗运动性疲劳功能研究 [J]. 食品研究与开发，2017，38（3）: 109-113.

[29] 王冬生. 白灵菇多糖对长跑运动员疲劳恢复的作用 [J]. 中国食用菌，2020，39（8）: 195-195.

[30] Wang J, Yan BJ. A polysaccharide（PNPA）from *Pleurotus nebrodensis* ameliorates hepatic ischemic/reperfusion（I/R）injury in rats[J]. International journal of biological macromolecules, 2017（105）: 447-451.

食用菌
营养健康功能的现代研究

榆耳

Gloeostereum incarnatum

榆耳具有较好的抑菌作用，对肠炎、痢疾及胃溃疡等疾病
具有较好的治疗效果。此外，榆耳还具有抗肿瘤、抗炎、
抗氧化和调节免疫等多种药理作用，作为药食兼用菌，在
食品添加剂、医药等领域具有较好的产品开发前景。

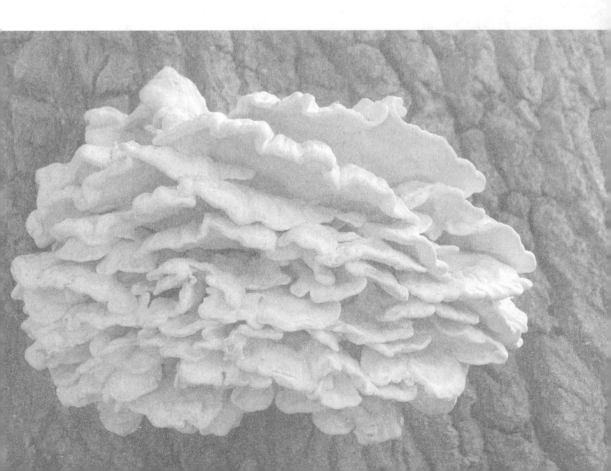

榆耳是一种珍贵的药食两用真菌，俗称榆蘑、肉蘑，学名胶韧革菌，多生长在榆树的树干、树桩、枯枝或树洞处，是分布于我国东北山区以及日本北海道地区的一种稀有野生真菌。榆耳子实体幼时质地柔软、肉质肥厚、半透明、胶质，子实体干时变为深褐色至浅咖啡色，再经水浸能复原肉质，其肉质肥厚、鲜嫩爽口、风味独特，营养价值丰富。我国对榆耳的研究历史悠久，其子实体和发酵菌丝体均可入药，《本草纲目》中有"榆耳，八月采之"的记载，并引《淮南万毕术》云："八月榆檽，以美酒渍曝。同青粱米、紫苋实蒸熟为末。每服三指撮，酒下，令人辟谷不饥。"《盛京通志》称之为榆肉。榆耳性平、味甘，能和中、补虚、固肾气，其制剂常用于治疗痢疾、肠炎、腹泻和消化系统疾病等，具有和中化湿的功效。

榆耳的活性成分

多糖

多糖是榆耳最主要的活性成分之一。榆耳多糖主要由葡萄糖、甘露糖、半乳糖等组成，具有提高机体免疫功能、抗肿瘤、抑菌、抗炎等活性。

从榆耳子实体得到的水溶性多糖 GIA，分子量为 $1.26 \times 10^5 g/mol$，主要由甘露糖和葡萄糖组成，其结构主要为 β-1，3- 甘露糖和 β-1，3-葡萄糖，支链部分由 1，4- 葡萄糖构成，末端残基为 T- 甘露糖、T- 葡萄糖[1]。用 pH 为 2 的盐酸、6% 尿素、3% 三氯醋酸 3 种溶剂从榆耳子实体中分别提取出水溶性多糖 FS- Ⅰ、FS-Ⅱ、FS- Ⅲ[2]，经气相色谱测定，三者均由木糖、甘露糖和葡萄糖组成。从 FS- Ⅲ 中分离纯化可得到的 FS- Ⅲc，分子量为 $1.26 \times 10^5 g/mol$，由甘露糖和葡萄糖组成，结构由 β-1，3- 甘露糖和 β-1，3- 葡萄糖组成，其中 β-1，3- 葡萄糖在 6-O处有分枝，平均每 11 个己糖残基有 2 个分枝，支链部分由 β-1，4- 葡萄糖构成，末端残基为甘露糖、葡萄糖。从榆耳液体深层发酵浸膏中分离纯化得到的多糖 GI1-3 和 GI1-4b[3]，分子量分别为 $1.55 \times 10^5 g/mol$ 和 $3.03 \times 10^4 g/mol$。GI1-3 由半乳糖、葡萄糖、甘露糖、木糖组成，以 β-（1→4）、β-（1→6）、β-（1→3）糖苷键连接；GI1-4b 由葡萄糖、甘露糖和木糖组成，以 β-（1→4）、β-（1→6）糖苷键连接。从榆耳深层发酵液中纯化得到另一种多糖组分 GIP-c1，分子量为 $1.9 \times 10^6 g/mol$，主要由鼠李糖、阿拉伯糖、木糖、甘露糖、葡萄糖、半乳糖组成，其单糖残基的主要连接方式为 1，6- 甘露糖、1，6- 葡萄糖、T- 葡萄糖和 1，6- 半乳糖，还含有少量的 1，3- 葡萄糖、1，3，6- 葡萄糖、1，3- 甘露糖和 1，3，6- 甘露糖[4]。

蛋白质

榆耳子实体含有丰富的蛋白质，其蛋白质的含量介于动物和植物之间。研究表明，人工栽培榆耳的蛋白含量几乎达到了野生榆耳的2倍[5]，表明栽培榆耳是野生榆耳很好的替代品，具有较高的开发价值。对榆耳中氨基酸的组成及功能特性进行分析，发现榆耳的氨基酸种类齐全，含有 17 种氨基酸，其中 7 种是人体必需氨基酸，含量占氨基酸总量的 89.78%，对平衡及补充氨基酸种类很有益处[6]；含有构成胶原蛋白必需的甘氨酸和脯氨酸，含量为 0.67%，榆耳中胶原蛋白的提取率达 2.94%；含有稳定蛋白质必需的半胱氨酸，含量为 6.48%；含有减缓肌肉疲劳必需的支链氨基酸，尤其是缬氨酸，含量达 76.24%。另外，榆耳含有高 F 值低聚肽，F 值为 22.67，榆耳低聚肽中含有丰富的支链氨基酸缬氨酸、亮氨酸、异亮氨酸，含量占 34.8%[7]。

其他成分

榆耳发酵液和子实体中含有较高含量的化合物 Hirsutanol A、Hirsutanol C、倍半萜类和有机酸等[8~10]，榆耳中倍半萜化合物 Hirsutanol A 具有抑制小鼠 B16 黑色素瘤细胞增殖的活性，其 IC_{50} 为 $25\mu M$。

榆耳中含有丰富的甘露醇，含量为 2.1%[11, 12]。甘露醇具有保护心脑血管、降血压、利尿护肾的活性，甘露醇注射液已经作为脑部疾病抢救药物在临床中使用。从榆耳发酵液中发现一种抗炎活性化合物 6'- 氯代 -1-6'-O- 蔗糖[2]。同时，榆耳中还含有 β- 谷甾醇、反丁烯二酸、1，8- 二羟基蒽醌、1- 油酰基 -2- 亚油酸 -3- 棕榈酸甘油、麦角甾醇、甘露醇和 11-α- 戊烯基 -2，9，16- 十八碳三烯等化合物[11, 12]，其中 11-α- 戊烯基 -2，9，16- 十八碳三烯为新化合物，不仅具有抑菌活性，还可作为特征性成分用于对榆耳的鉴定。此外，榆耳子实体中还含有多种微量元素，如 Zn、Fe、Ca、Mn、Cu、Mg 等。野生的榆耳与栽培的榆耳相比较，其 Al、Cr、Ni、La、Ti 的含量高出栽培品含量的 10 倍以上。

榆耳的药理作用

调节免疫

榆耳多糖具有很好的免疫调节活性。研究表明，榆耳多糖具有提高动物免疫力的作用，高剂量组与对照组相比，淋巴细胞增殖实验、体液免疫实验及免疫器官脾脏重量实验均有显著差异[13]。榆耳多糖 GIPS 对免疫系统具有正向调节作用，GIPS 能显著逆转 CTX 诱导小鼠的体重减轻，增加胸腺指数，促进 T 淋巴细胞增殖，显著提高血清免疫球蛋白 IgA、IgG 的表达水平，促进脾脏中 IL-2、IL-3 和 IL-6 等白介素，IFN-α、IFN-γ 等干扰素，单核细胞趋化蛋白的表达，加速免疫抑制的恢复[14]。榆耳发酵上清液多糖可提高正常小鼠的免疫器官、非特异性免疫、体液免疫及细胞免疫水平，对小鼠具有良好的免疫增强功效；低剂量组可显著提高巨噬细胞吞噬率和 T 淋巴细胞转化率，中、高剂量组对血清溶血素水平、巨噬细胞吞噬率、T 淋巴细胞转化率及 CD4$^+$/CD8$^+$ 比值等 4 项免疫指标有显著或极显著增高。此外，液体发酵的榆耳多糖安全无毒[15]。

抗肿瘤

榆耳多糖具有抗肿瘤活性，能显著抑制肿瘤的增殖，提高荷瘤小鼠脾脏、胸腺指数以及血清细胞因子 IL-2、IFN-γ 和 TNF-α 的水平。同时，榆耳多糖可以促进 Bax 蛋白表达、抑制 Bcl-2 蛋白表达，从而导致 H22 细胞凋亡[16, 17]。榆耳多糖 GI、GI1-3 及 GI1-4b 对人胃癌细胞 SGC7901、人肺腺癌细胞 SPC-A-1、人乳腺癌细胞 MCF-7 的增殖均具有一定的抑制作用[3]；纯化后多糖的抗肿瘤活性明显强于粗多糖，大分子量多糖的抑制率高于小分子量多糖的抑制率。给药榆耳多糖 GIPS 能够有效逆转结肠癌小鼠体重的下降及肝脏损伤，使结肠组织肿瘤数目显著减少、肿瘤体积有所减小。抗体芯片测定 GIPS 对 308 种细胞因子表达水平的影响，发现其中 89 种出现显著变化，并可能通过炎症相关通

食用菌
营养健康功能的现代研究

路、白介素信号通路、Wnt 信号通路、细胞凋亡及血管生成等相关通路发挥作用，有效抑制肿瘤细胞增殖、肿瘤内微血管生成、肿瘤的侵袭和转移，尤其在 Wnt/β–catenin 通路上，GIPS 可在细胞膜水平上抑制 Wnt 信号及相关受体的表达，在细胞质内促进 β– 连环蛋白的降解，进而达到抑制结肠癌的作用[18]。

抗氧化

研究发现，从榆耳深层发酵浸膏95% 乙醇提取物中得到了6种组分，均具有抗氧化活性[19]。榆耳的甲醇提取物对羟基自由基和 DPPH 自由基具有很强的清除作用，并且其抗氧化活性与浓度呈正相关[12]。榆耳多糖亦具有较强的抗氧化活性，榆耳多糖 GI–Ⅱ 表现出较强的还原力和对羟基、DPPH 自由基的清除能力，0.1mg/ml 的 GI–Ⅱ 还原力相当于同剂量维生素 C 的 75%；对羟基自由基的清除作用明显，超过了维生素 C 的清除能力；对 DPPH 自由基同样具有很好的清除效果[20]。榆耳菌丝体中含有一种大分子量多糖 GIP–c（1.19×10^7g/mol），对 DPPH 自由基的清除率可达 83.64%，与 0.1mg/ml 的维生素 C 相当。榆耳活性多糖 GIP–Ⅱ 对 DPPH、羟基自由基具有较强的清除活性[21]。榆耳的蛋白质也具有明显的抗氧化活性，蛋白质及其水解产物低聚肽对超氧自由基和亚硝酸盐都有很好的清除效果，并且蛋白质抗氧化活性优于低聚肽[7]。

抑菌

现代研究发现，榆耳子实体提取液、菌丝体发酵液、水提液、醇提液以及分离出的化合物都具有明显的抑菌活性，并且抑菌谱广。榆耳发酵液中的多糖和蛋白质等大分子物质不具有抑菌活性，其抑菌活性成分是具有一定极性的小分子物质，主要为挥发油倍半萜类、酚和有机酸等化合物[10]。榆耳子实体水提物、榆耳子实体水煎液、榆耳发酵液浸膏对大肠埃希菌、痢疾杆菌、铜绿假单胞菌、伤寒杆菌、出血性大肠埃希菌、变形杆菌、痢疾志贺氏菌、金黄色葡萄球菌、枯草杆菌和肠炎沙门氏杆菌等致病菌均有较好的抑制作用[2, 22-25]，并且抑菌活性成分具有较好的热稳定性[15]。榆耳的抑菌活性成分主要为极性小分子物质[23, 24]，脱多糖、脱蛋白、脱脂的子实体水提液和发酵液均表现出良好的抑菌活性，去多糖的浸提液比未去多糖的浸提液抑菌作用要明显，其抑菌活性成中可能含有呋喃唑酮成分。榆耳水煎液中的抑菌活性成分是一种糖苷类物质[25]。榆耳的发酵产物具有开发成食品防腐剂的潜力，可作为天然防腐剂替代苯甲酸钠和山梨酸钾使用[11]。

抗炎

研究表明，榆耳水煎剂和发酵水提物对治疗痢疾和肠炎具有很好的疗效。榆耳水提物和榆耳发酵液中提取的总多糖 GP，具有抗炎、抗溃疡作用，对溃疡性结肠炎有明显疗效，并且无毒副作用[2]。榆耳发酵液不同组分及从榆耳发酵液中分离纯化得到的 6'- 氯代 -1-6'-O- 蔗糖有明显抑制角叉菜胶所致的大鼠足肿胀的作用。GP 对大鼠幽门结扎型溃疡有极明显抑制作用，能显著降低溃疡时胃液的总酸度和游离酸度；对大鼠乙酸性结肠炎具有保护肠黏膜的作用，可减轻炎症程度，并具有效量依赖效应，有望开发成治疗急性肠炎和溃疡性结肠炎的产品。榆耳发酵液醇沉物（多糖部分）具有明显的抑制急性胃炎、保护胃黏膜及抗胃溃疡作用；高剂量组对二甲苯所致小鼠耳肿胀及对大鼠棉球肉芽肿有抑制作用，与空白对照组比较均有显著差异，具有抗炎作用[26, 27]。

其他作用

榆耳中含有较多的支链氨基酸，其能通过血液进入大脑，降低大脑 5- 羟色胺的产生，而 5- 羟色胺可使人产生疲倦感，因而通过减少 5- 羟色胺的含量可减轻脑力疲劳[6]。榆耳胶原蛋白具有很好的吸水性和吸油性，以及较好的吸水能力、保水能力及乳化能力，可直接作为基料用于生产美容食品，也可作为保湿剂、乳化稳定剂等[28]。

榆耳的产品和应用

目前，市场上以榆耳为原料开发的产品种类极少，多以子实体干品为主，可煮食或煎汤，或用榆耳汤和面烙饼，亦可研末食用。民间很早就有以榆耳为主的方剂，主治红白痢疾，如利用榆耳水煎液治疗痢疾、肠炎，将榆耳与鸡蛋共煮或炒治疗白痢等。榆耳作为我国东北地区的名贵食药兼用真菌，在保健食品和功能性食品方面具有较大的开发与应用潜力和价值。

参考文献

[1] 王述声，刘丹，梁忠岩，等. 榆耳水溶性多糖的结构特征 [J]. 分子科学学报，2005，21（1）：36-40.

[2] 李典忠. 榆耳（*Gloeostereum incarnatum*）子实体及发酵液化学成分和药理活性研究 [D]. 长春：吉林农业大学，2002.

[3] 柳洪芳，王新宇，吕金超，等. 榆耳多糖的分离纯化、结构鉴定及抗肿瘤活性研究 [J]. 中国生化药物杂志，2010，31（5）：293-296.

[4] 蒋春燕. 榆耳菌丝体多糖的分离纯化及结构的初步研究 [D]. 大连：大连工业大学，2013.

[5] 齐彦秋，马珊珊，包海鹰. 榆耳的研究概况 [J]. 人参研究，2016，（3）：53-55.

[6] 常桂英. 榆耳中氨基酸的组成及功能特性分析 [J]. 轻工科技，2012（3）：3-4.

[7] 常桂英，于加平，高桂凤. 榆耳低聚肽的制备及抗氧化活性研究 [J]. 江苏农业科学，2017，45（20）：225-227.

[8] 高炬，岳德超，程克棣，等. 榆耳发酵液中新倍半萜－榆耳三醇的结构 [J]. 药学学报，1992：33-36.

[9] Asai R，Mitsuhashi S，Shigetomi K，et al. Absolute configurations of（-）-hirsutanol A and（-）-hirsutanol C produced by *Gloeostereum incarnatum*[J]. Journal of Antibiotics，2011，64（10）：693-696.

[10] 陶申傲. 榆耳液体发酵工艺及其抑菌活性的研究 [D]. 北京：北京化工大学，2006.

[11] 马珊珊. 榆耳（*Gloeostereum incarnatum*）的生药学研究 [D]. 长春：吉林农业大学，2008.

[12] 齐彦秋. 榆耳化学成分与抗氧化活性研究及新产品研制 [D]. 长春：吉林农业大学，2014.

[13] 翁丽丽，翁砚，邱金文. 榆耳多糖对动物免疫功能的影响 [J]. 吉林中医药，2009（7）：626-627.

[14] Wang D，Li Q，Qu Y D，et al. The investigation of immunomodulatory activities of polysaccharides in cyclophosphamide-induced immunosuppression mice[J]. Experimental and Therapeutic Medicine，2018（15）：3633-3638.

[15] 崔京春，郭海勇，邢效瑞，等. 榆耳发酵液多糖对小鼠免疫功能的影响 [J]. 食品工业科技，2013，34（16）：342-350.

[16] 王红，赵岩，蔡恩博，等. 榆耳尿素溶多糖对小鼠 H22 肝癌移植瘤的抑瘤作用 [J]. 中药材，2017，40（8）：1940-1943.

[17] 王红，赵岩，蔡恩博，等. 榆耳酸溶性多糖对肝癌 H22 小鼠的抑瘤作用研究 [J]. 世界科学技术－中医药现代化，2017，19（1）：142-148.

[18] 何佳伟. 榆耳多糖通过 Wnt 通路抗结肠癌活性的研究 [D]. 长春：吉林农业大学，2020.

[19] 李雨婷，宋慧，李艳秋，等. 榆耳深层发酵浸膏醇提物的抗氧化活性研究 [J]. 菌物研究，2010，8（2）：90-92，102.

[20] 王应男. 榆耳多糖的分离纯化及活性研究 [D]. 大连：大连工业大学，2012.

[21] Zhang ZF，Lv GY，Jiang X，et al. Extraction optimization and biological properties of a polysaccharide isolated from *Gloeostereum incarnatum*[J]. Carbohydrate Polymers，2015（117）：185-191.

[22] 周建树，邢瑛，王志学. 榆耳提取液抑菌作用的研究 [J]. 微生物学杂志，1994（2）：34-37.

[23] 张亚楠. 榆耳子实体和发酵液的抑菌活性的研究 [D]. 长春：东北师范大学，2010.

[24] 刘瑞君，李风珍. 榆耳的抗炎性研究 [J]. 中国食用菌，1990，91（3）：9-10.

[25] 李士怡. 榆耳的药用价值研究 [J]. 实用中医内科杂志，2005，19（3）：216.

[26] 翁丽丽，邱金文，宋启印. 榆耳发酵液醇沉物对动物胃黏膜损伤的保护作用 [J]. 吉林中医药，2007，27（9）：57-58.

[27] 翁丽丽，邱金文，宋启印. 榆耳发酵液醇沉物抗炎作用 [J]. 吉林中医药，2007，27（10）：56.

[28] 刘小岭，卞利权，常桂英. 榆耳胶原蛋白分离纯化及食品功能特性研究 [J]. 吉林农业科技学院学报，2013，22（2）：8-10.